Dr. med. Nikola Klün

# Kompass Kinderernährung



Mit Rezepten und Tipps für die täglichen Herausforderungen beim Essen

## Gesund und gut versorgt in jeder Altersstufe

südwest

*Für meine Kinder Valentin und Charlotte, meine größten Lehrer und mein größtes Glück. Und für meine Eltern, die mich ein Leben lang unterstützt und meinen Rucksack mit Urvertrauen vollgepackt haben.*

# Inhalt

# Gesunde Ernährung – Grundstein für das ganze Leben

Kindern gesunde Ernährung näherzubringen ist nicht nur eine der Aufgaben der Elternschaft. Gesunde Ernährung in der Kindheit bedeutet, den Weg für ein langes, gesundes Leben zu ebnen. Kardiovaskuläre Erkrankungen, also Herz-Kreislauf-Erkrankungen, sind weltweit Todesursache Nummer eins, und die Ernährung mitsamt ihren positiven sowie negativen Auswirkungen trägt maßgeblich zum Risikoprofil kardiovaskulärer Erkrankungen bei. Typischerweise beginnen Gefäßverkalkungen nicht erst im späten Erwachsenenalter: Die ersten Veränderungen lassen sich bereits im Kindesalter feststellen; hier sammeln sich unter der Innenschicht der betroffenen Arterien mit Cholesterin gefüllte Zellen an.

## Zahlreiche gesundheitliche Vorteile

Doch die Vermeidung von Herzinfarkt und Schlaganfall ist nicht der einzige Grund, warum eine gesunde Ernährung für Kinder so immens wichtig ist. So gibt es beispielsweise immer mehr Hinweise darauf, dass der regelmäßige Verzehr von Gemüse und Obst das Risiko für bestimmte Krebsarten wie Lungen-, Brust-, Darm-, Magen- und Speiseröhrenkrebs senken könnte.

Diese Zusammenhänge verdeutlichen die elterliche Verantwortung für die gesunde Ernährung ihres Nachwuchses im Kindesalter, sie können aber auch Druck ausüben. Besonders die Eltern kritischer oder mäkeliger Esser können sich von der Aufgabe überfordert fühlen.

## Das Was und das Wie

In diesem Buch möchte ich dir nicht nur näherbringen, WAS dein Kind essen darf, ich möchte dir auch Strategien an die Hand geben, WIE du die Ernährung zu einem positiven Aspekt des Familienalltags gestalten kannst. Ich bespreche Schritt für Schritt anhand der Entwicklung deines Kindes, wie typische Hürden genommen werden können und gesunde Ernährung ihren Platz findet. Dabei werden alle Altersgruppen bis zur Pubertät mit ihren ganz eigenen Bedürfnissen und Herausforderungen berücksichtigt.

Du wirst überrascht sein, dass du die Essgewohnheiten deines Kindes tatsächlich verbessern und damit DEN Beitrag dazu leisten kannst, dass dein Kind ein lebenslanger gesunder Esser bleibt. Ich möchte dich in den folgenden Kapiteln dafür sensibilisieren, problembehaftetes Essverhalten frühzeitig zu erkennen und einem solchen Essverhalten gegenzusteuern. Dieses Buch soll dir den Weg zu entspannten Familienmahlzeiten aufzeigen.

## Mein Weg zu diesem Buch

Meine Lebensgeschichte und meine Ausbildung brachten mich zu diesem Buch. Als Kind war ich eine eher zurückhaltende, aber gesunde Esserin. Soweit ich mich erinnere, habe ich mir über Essen in dieser sehr glücklichen Zeit meines Lebens wenig Gedanken gemacht. Ich aß, wenn ich Hunger hatte, und hörte damit auf, wenn ich satt war. Ab und zu war ich so in meine Spiel- und Traumwelt versunken, dass ich ganz vergaß zu essen.

In der Pubertät und Studienzeit verlor ich nach und nach den gesunden Bezug zum Essen und dachte wie so viele Frauen meiner Generation ständig über Essen und meinen sich verändernden Körper nach. Es gab Zeiten, da aß ich mehr, als mein Körper brauchte, in wiederum anderen Zeiten aß ich weniger und in wieder anderen Zeiten verlor ich den Fokus »gesund« ganz aus den Augen. Lange Zeit hatte ich das Gefühl, nicht in meinem Körper zu sein, nicht fit zu sein, kurz: Ich fühlte mich in meinem Körper nicht wohl.

Die Beschäftigung mit gesunder Ernährung, das Erlernen einiger Fertigkeiten in der Küche und gemeinsame Kochabende mit meinem Mann brachten mir die Freude am Essen wieder zurück. Und sobald Essen wieder zu einer freudigen Angelegenheit geworden war, veränderte sich mein Körper auch mehr »zu mir«. Ich lernte, was ich als Kind längst gekonnt hatte: zu essen, wenn ich Hunger hatte, und aufzuhören, wenn ich satt war. Ernährung und die Beschäftigung mit ihr sind mittlerweile ein wichtiger Teil meines Lebens. Deswegen ließ ich mich auch zur Ernährungsmedizinerin ausbilden – und weil ich überzeugt davon bin, dass die Ernährung einen der wichtigsten Beiträge zu unserer lebenslangen Gesundheit leistet.

## Eigene Erfahrungen

Als ich Mutter wurde und die Beikostzeit meines Sohnes begann, wollte ich auf dem Gebiet alles richtig machen. Ich wollte ihm Genuss und Experimentierfreudigkeit vermitteln. Tatsächlich musste ich mich bei ihm vor allem anfangs kaum anstrengen, um diese Ziele zu erreichen. Er aß von Anfang an mit großer Freude, aß alles, was ich ihm vorsetzte, blitzschnell auf, und ich fragte mich, warum es all diese Ratgeber zur Beikostzeit gab.

Als meine Tochter anderthalb Jahre später ihre Reise in die Kulinarik antrat, war ihr Ansatz deutlich zurückhaltender. Fast ein Jahr lang nahm sie außer Muttermilch wenig zu sich. Sie blieb ungern im Hochstuhl sitzen; wenn sie es doch tat, warf sie die liebevoll von mir zubereitete Mahlzeit Stück für Stück auf den Boden. Ziemlich zeitgleich kam mein Sohn in eine Phase, in der er am liebsten den ganzen Tag nur Snacks zu sich nahm und jegliche Vitamine energisch ablehnte. So kam es, dass ich mich auf einer völlig neuen Ebene mit dem Thema Kinderernährung befasste. Ich wusste zwar, WAS ich meinen Kindern theoretisch anbieten sollte, merkte aber, dass das WIE genauso entscheidend ist. Nachdem ich mein Wie bei beiden Kindern umgestellt, an mir gearbeitet und dazugelernt hatte, veränderte sich auch das Essverhalten meiner Kinder. Ich war ungeheuer überrascht, wie groß mein Einfluss war – und das, obwohl ich keine Anweisungen gab, sondern lediglich meine Einstellung zum Thema geändert hatte.

## Mit Freude genießen

Als Ärztin in der Kindermedizin und Ernährungsmedizinerin konnte ich andere Eltern selbstbewusster beraten. Und ich konnte das theoretische Wissen über das WAS mit den praktischen Erfahrungen über das WIE verbinden. Dabei fiel mir auf, dass mein Konzept auch an anderen Familientischen funktionierte. Die Eltern waren begeistert und dankbar, denn endlich hatten sie wieder größeren Einfluss auf die Ernährung ihres Kindes und konnten damit auch einen größeren Beitrag zur Gesundheit des Kindes leisten.

Die Methoden, die du in diesem Buch von mir lernen wirst, werden sich für dich zunächst vielleicht etwas befremdlich anfühlen. Das liegt daran, dass wir als Kind von unseren Eltern mit entgegengesetzten Ansichten konfrontiert wurden. Wer wurde nicht aufgefordert, nicht mit dem Essen zu spielen, den Teller zu leeren und erst etwas Gesundes vor der Nachspeise zu essen? Doch wenn die Zeit am Familientisch angenehmer wird, wird sich diese gute Stimmung bald auch auf andere Lebensbereiche ausdehnen. Umgekehrt kann die Stimmung am Familientisch auch symbolisch für die Stimmung innerhalb der Familie stehen.

Der Spaß sollte beim Essen auf keinen Fall zu kurz kommen. Oft sind wir Eltern so in einer Verantwortungsspirale gefangen, dass wir vor lauter guten Vorsätzen vergessen, die Zeit (beim Essen) mit unseren Kindern zu genießen. Diese geheime Zutat kann ich dir also schon im Vorhinein verraten: Mit Spaß und Freude beim Essen erreichst du genau das, was du dir wünschst – einen genussreichen, freudigen Esser.

Essen darf meiner Meinung nach nicht als separates Erziehungsgebiet angesehen werden. Die Einstellung, mit der wir unseren Kindern beim Essen gegenübertreten, zeigt sich in allen anderen Lebensbereichen wie eine Blaupause. Nach der Lektüre dieses Buchs wirst du der Art und Weise, wie dein Kind die Kulinarik entdeckt, neugierig, entspannt und selbstbewusst gegenüberstehen. Du wirst gelernt haben, dass dein Kind Essen mit Körper, Kopf und Seele erleben will. Ich darf dich einladen, in den nächsten Kapiteln das Was und Wie der entspannten Kinderernährung zu erlernen. Dabei wünsche ich dir viel Spaß und guten Appetit!

*Hinweis: Aus Gründen der besseren Lesbarkeit wird bei Personenbezeichnungen und personenbezogenen Hauptwörtern in diesem Buch die männliche Form verwendet. Entsprechende Begriffe gelten im Sinne der Gleichbehandlung grundsätzlich für alle Geschlechter. Die verkürzte Sprachform hat nur redaktionelle Gründe und beinhaltet keine Wertung.*

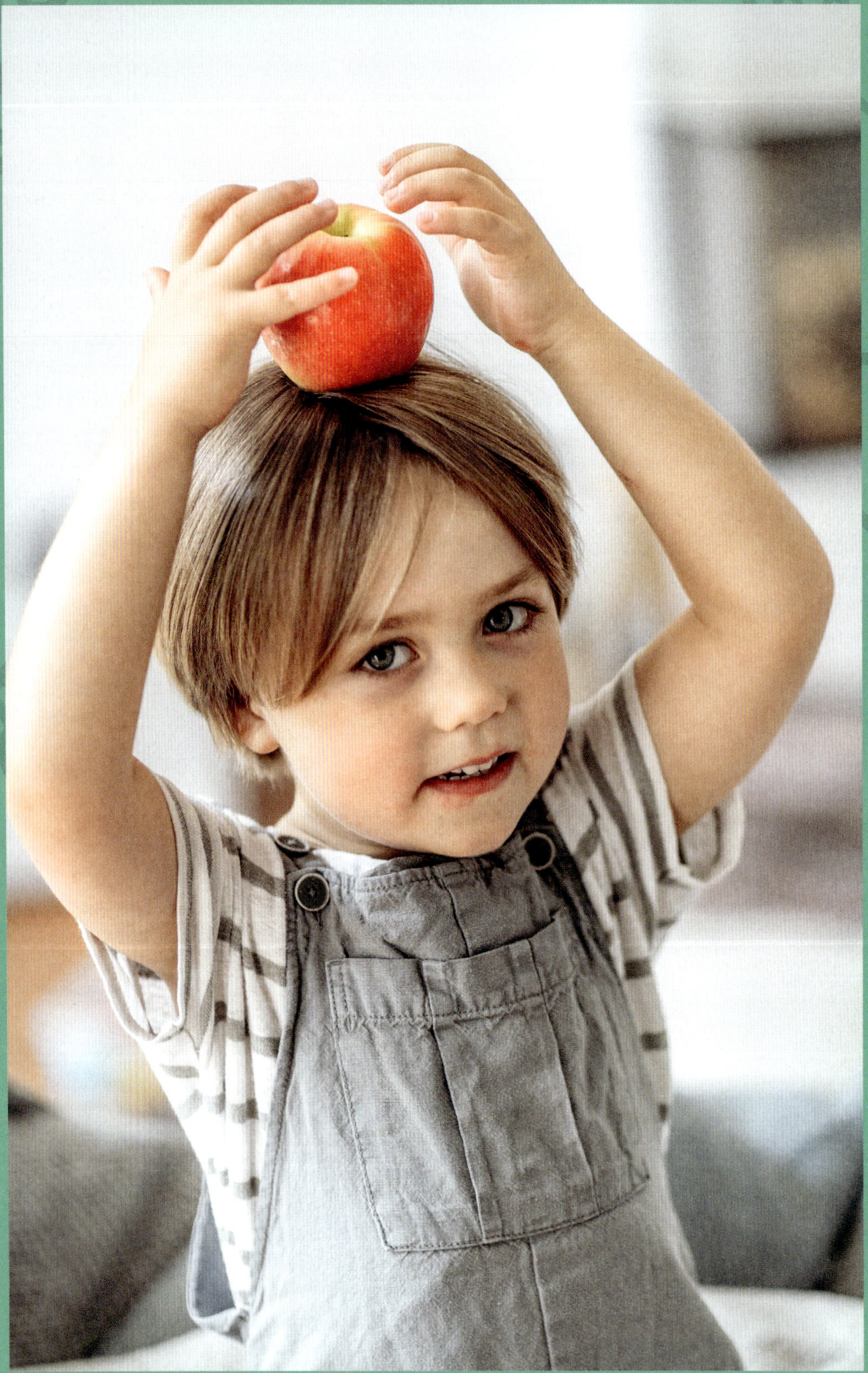

Teil 1

# Die Grundlagen der kindlichen Ernährung

Die Weichen für unser späteres Essverhalten werden bereits in der Kindheit gestellt, und in dieser Zeit ist die optimale Versorgung mit Nährstoffen zudem besonders wichtig. Eltern fühlen sich deshalb häufig unter Druck gesetzt, wollen sie ihren Kindern doch den bestmöglichen Start ins Leben bereiten. Der erste Teil dieses Buchs bietet dir einen Überblick darüber, worauf du bei der Ernährung deines Kindes vor allem achten solltest.

# Kinder sind keine kleinen Erwachsenen

Früher wurden Kinder häufig als kleine Erwachsene betrachtet, auf ihre speziellen Bedürfnisse wurde eher wenig Rücksicht genommen. Das hat sich geändert: Heute weiß man, dass man die Dinge nicht einfach maßstabsgetreu kleiner rechnen darf, damit sie für Kinder passen. Kinder haben andere Bedürfnisse als Erwachsene – auch in puncto Ernährung.

## Ausflug in die Sinneswelt deines Kindes

Gibt es Lebensmittel, bei denen sich dir gewissermaßen die Zehennägel aufstellen, die du einfach nicht hinunterbringst? Ich persönlich kann diese Lebensmittel an den Fingern einer Hand abzählen, ich bin eine experimentierfreudige Esserin.

Dennoch würde ich trotz aller Höflichkeit bei einer Essenseinladung mit einem kleinen Grausen in der Magengegend nicht umhinkommen, Gorgonzola, Austern und Innereien abzulehnen. Mein Mann hingegen sieht mich entgeistert an, wenn ich einen ganzen geräucherten Saibling verdrücke und mir hinterher eine Mandarine schäle. Ich möchte, dass du nun einmal an dein »Graus-Lebensmittel« denkst, um dich besser in dein Kind hineinversetzen zu können.

Das Sinnessystem deines Kindes schlägt genauso Alarm, und dabei ist es völlig normal, dass es das bei einer großen Anzahl von Lebensmitteln tut. Evolutionsbiologisch ist dieses überempfindliche Alarmsystem durchaus sinnvoll. Die Skepsis gegenüber neuen Lebensmitteln entsteht meist nach dem ersten Geburtstag. Zu diesem Zeitpunkt wird das Menschenkind langsam mobil und hat sich vom sicheren Busen und Körper der Mutter weggewagt. Von nun an wächst das Misstrauen gegenüber neuen Lebensmitteln stetig, bis es im besten Fall aufgrund positiver Erfahrungswerte und Vorbilder nach und nach abgeschüttelt werden kann. Vor allem grüne Lebensmittel bargen über Tausende von Jahren hinweg die Gefahr, unreif und somit für den kindlichen Körper potenziell giftig zu sein – kein Wunder, dass bei Gemüse also erst einmal vehement protestiert wird.

### Eine andere Wahrnehmung der Welt

Die evolutionsbiologisch eingebaute Skepsis wird durch ein überaus sensitives Sinnessystem unterstützt. Wir Erwachsene machen uns manchmal nicht klar, wie anders Babys und Kinder unsere Welt wahrnehmen. Während ich diese Zeilen tippe, leistet mein Gehirn bei der Bewertung meiner Sinnesinformationen Unglaubliches. Im Hintergrund läuft leise Musik, sie stört mich aber nicht in meiner Konzentration, sondern versetzt mich in eine produktive Stimmung. Bei genauerem Hinfühlen stelle ich fest, dass mein Pulli am Handgelenk etwas kratzig ist und meine Füße zu kalt sind. Das neue Parfüm kitzelt ein wenig in der Nase, eine gelöste Strähne aus meinem Zopf streicht beim Schreiben immer wieder über meinen Hals. Der Kaffee neben mir duftet herrlich.

Weil diese Zeilen aber aus mir herausfließen wollen, habe ich beschlossen, all diese Sinneswahrnehmungen in den Hintergrund zu schieben und meinen Fokus auf diesen Inhalt zu richten. Ich kann diese Entscheidung treffen, weil ich all die Eindrücke nun viele Jahre kennengelernt habe; sie sind nicht mehr neu und mein Gehirn hat gelernt, wichtige Eindrücke von weniger wichtigen zu unterscheiden und Letztere herauszufiltern. Mein Sinnessystem hat sich organisiert, es hat verschiedene Schubladen eingerichtet und bewertet und kategorisiert, ohne dass ich mich dafür aktiv entscheiden müsste.

### Überwältigende Vielfalt von Sinneseindrücken

Für dein Kind sind die meisten der Sinneserfahrungen neu, spannend, verwirrend und überwältigend. Es muss nach und nach lernen, Eindrücke einzuordnen und zu sortieren. Ein überempfindliches Nervensystem kann dein Kind und dich vor Herausforderungen beim Essen stellen. Diese Kinder können mit den verschiedenen Beschaffenheiten und Strukturen unserer Nahrung überfordert sein und brauchen etwas mehr Zeit, um sich an starke Eindrücke zu gewöhnen. Umgekehrt können Kinder mit einem unempfindlichen Sinnessystem genauso Probleme beim Essenlernen haben, denn wenn sie zum Beispiel nicht gut spüren, wo im Mund sich die Nahrung befindet, kann das zu Kau- und Schluckproblemen führen. Sowohl bei einem empfindlichen als auch eher unempfindlichen Sinnessystem helfen Eindrücke, Praxiserfahrungen und eine positive, vielseitige Beschäftigung mit Nahrung, Schubladen zu bilden, die Dinge einzuordnen und Überforderung abzubauen.

## Essen – weit mehr als nur schmecken

Am Vorgang des Essens und Essenlernens sind mehr Sinne beteiligt als lediglich der Geschmackssinn, wie das sprichwörtliche »Das Auge isst mit« beweist. Erstaunlich ist jedoch, wie viele Sinne tatsächlich beteiligt sind.

### Der Gleichgewichtssinn

Ein stabiler Gleichgewichtssinn ist die Voraussetzung für das Erlernen der Feinmotorik. Der Pinzettengriff, die Benutzung von Besteck sowie Beißen, Kauen und Schlucken bauen auf einer Grundstabilität des Körpers auf. Deswegen kann eine falsche Position des Kindes im Hochstuhl oder Stuhl das Erlernen des Essens unmöglich machen. Wenn die kleinen Füße keinen festen Boden unter sich haben, wackelt das gesamte Kind; dadurch kann es mit dem Oberkörper auch kaum feine Bewegungen beim Essen ausführen.

## Das propriozeptive System

Mit Propriozeption meint man die Wahrnehmung des eigenen Körpers im Raum. Ohne dass ich hinschauen muss, spüre ich, wie mein rechter Fuß auf dem Boden steht, mein linkes Bein über dem rechten liegt, sich meine Handgelenke beim Tippen leicht auf den Schreibtisch legen; und ohne dass ich hinschauen muss, weiß ich ungefähr, wie kräftig ich die Finger auf der Tastatur bewegen muss. Durch die Rückmeldung der propriozeptiven Signale meines Körpers lerne ich, Bewegungen zu steuern, adäquate Kraft einzusetzen und beispielsweise eben auch Gabel und Messer zu benutzen.

## Das visuelle System

Babys und Kinder greifen beim Essen von Anfang an auf ihren Sehsinn zurück. Nicht selten wird die Beikostreife von den Eltern unter anderem daran erkannt, dass große Kinderaugen jeden Bissen von Mama und Papa verfolgen. Der Sehsinn hilft deinem Kleinkind einige Monate später schnell, Essen zuzuordnen (und nicht zuzuordnendes Essen vehement abzulehnen).

## Der Tastsinn

Unsere Hände, unsere Fingerspitzen und unser Mundbereich sind mit einer hohen Tastsensibilität ausgestattet. Deswegen werden interessante Gegenstände oder jede Art von Lebensmittel ertastet und erkundet. Durch Hände und Mund wird Fremdes zu Vertrautem.

## Der Hörsinn

Ja – auch das Hören ist Teil des Sinneserlebnisses Essen. Tatsächlich spielt der Hörsinn sogar eine größere Rolle, als man annehmen würde. Die Geräusche, die knackige Lebensmittel wie Äpfel beim Kauen machen, werden von vielen Kindern als spannend empfunden. Du wirst erleben, dass dein Kind immer wieder einmal mit den Essgeräuschen experimentiert: Mal versucht es etwa, besonders laut zu essen, mal mit offenem Mund.

## Der Geruchssinn

Jeder, der schon einmal eine verstopfte Nase (oder Corona) hatte, weiß, wie eng Geruchs- und Geschmackssinn zusammenhängen. 80 Prozent dessen, was wir als schmecken bezeichnen, leistet eigentlich der Geruchssinn. Er gibt dem Geschmack eine feinere Färbung, durch die Kombination von Geruch und Geschmack entsteht das Aroma. Dabei ist der Geruchssinn eng mit den emotionalen Arealen unseres Gehirns verknüpft. Wer kennt das nicht? Der Duft von Milchreis versetzt uns innerhalb von Sekunden in die Kindheit zurück, durch einen positiv erlebten Geruch entsteht augenblicklich ein wohliges Gefühl in der Bauchgegend.

## Der Geschmackssinn

Auf der Zunge und im Gaumen befinden sich 2000 bis 5000 Geschmacksknospen, bei Babys ungefähr doppelt so viele. Das bedeutet, dass der Geschmackssinn der am besten ausgeprägte Sinn deines Babys ist. Die Geschmacksknospen können die Qualitäten süß, bitter, salzig, sauer und umami unterscheiden. Einige Wissenschaftler glauben, dass es sogar noch einen sechsten Grundgeschmack, den Fettgeschmack, gibt.

Die Geschmacksrichtungen stimulieren die Geschmacksrezeptorzellen auf unterschiedliche Weise und erzeugen nach einer biochemischen Kaskade zusammen mit dem Geruchssinn im Gehirn ein Geschmackserlebnis. Das Geschmackserleben und dementsprechend unsere Vorlieben werden zum einen von den Genen und zum anderen von unseren Geschmackserfahrungen geprägt. So kommt es auch, dass die indischen Babys schnell und mit großer Begeisterung an stark gewürzte Gerichte herangeführt werden, die japanischen Babys Misosuppe schlürfen und Algen knabbbern und manche westliche Kinder durch zu viel Fast Food verlernen, wie vielfältig Geschmack sein kann. Die Entwicklung des Geschmacks ist also weit mehr als lediglich ein genetisches Schicksal: Sie hängt maßgeblich von unseren positiven Geschmackserfahrungen ab.

Info

### Störung der Sinnesverarbeitung

Kinder, die von einer Störung der Sinnesverarbeitung betroffen sind, können möglicherweise Probleme beim Essenlernen haben. Die Sinneserfahrungen, die sie beim Riechen, Fühlen und Schmecken der Nahrung machen, können für sie zu intensiv oder zu wenig intensiv sein.

Sprich mit deinem Kinderarzt, wenn dein Kind:

- häufig würgt oder sich bei bestimmten Lebensmitteln erbricht.
- bestimmte Lebensmittel vollständig meidet.
- ängstlich wirkt, wenn es neue Lebensmittel kennenlernt.
- nur Nahrungsmittel mit einer bestimmten Temperatur zu sich nehmen kann.
- nur mildes Essen bevorzugt.
- sehr schlecht oder gar nicht kaut.
- sich den Mund ständig vollstopft.
- nur schlucken kann, wenn es nach dem Essen trinkt.
- sehr stark oder gar nicht auf Gerüche reagiert.
- keine gute Wahrnehmung von Hunger oder Sattheitsgefühlen hat.

### Interozeption: Signale aus dem Körperinneren wahrnehmen

Mit Interozeption meint man, dass Signale wie Hunger, Durst, Sattheit oder der Blasendrang wahrgenommen werden und man sich entsprechend verhalten kann. Babys kommen mit einem natürlichen Umgang mit ihren inneren Signalen auf die Welt: Sie schlafen, wenn sie müde sind, trinken, wenn sie hungrig sind, und hören damit auf, wenn sie zufrieden sind. Leider kommt dieser natürliche Umgang im Laufe des Lebens einigen Menschen abhanden, was dann zu Übergewicht, Krankheit oder emotionalen Beschwerden führt. In diesem Buch werde ich dich deswegen immer wieder ermuntern, die Interozeption deines Kindes zu unterstützen.

## Gesund essen von Anfang an: Die Bedeutung der ersten 1000 Tage

In den ersten 1000 Tagen unseres Lebens – eine Schwangerschaft dauert in der Regel 270 Tage, und die ersten beiden Lebensjahre umfassen jeweils 365 Tage, womit man addiert auf etwa 1000 Tage kommt – werden Geschmack, Vorlieben und damit die lebenslange Gesundheit geprägt.

Im ersten Lebensjahr legt dein Baby eine beachtliche Wachstumsleistung hin. Die meisten Babys verdoppeln ihr Körpergewicht innerhalb von fünf Monaten und verdreifachen es bis zum ersten Geburtstag. Diese beeindruckende Entwicklung wird nur noch durch das Wunder der Entstehung eines Babys aus zwei Zellen im Mutterleib getoppt. Auch im zweiten Lebensjahr kommen wir aus dem Staunen praktisch nicht heraus: Aus einem Einjährigen, der vorsichtig die ersten Schritte wagt, wird ein Kleinkind mit einer entschieden eigenen Meinung, mit eigenen Vorlieben und einem Selbstbewusstsein.

### Extreme Formbarkeit

Schon lange war klar, dass uns diese Frühphase im Leben lebenslang prägt. Unser Urvertrauen, unser Beziehungsverhalten und ein Teil unseres Charakters werden durch diese sensible Anfangszeit im Leben beeinflusst. Mittlerweile zeigen viele Studien, dass auch die Ernährung der schwangeren Mutter und des Kindes in den ersten beiden Lebensjahren einen lebenslangen Effekt auf die weitere Entwicklung des Kindes haben kann. Das Gehirn, seine Synapsen und die Geschmacksknospen sind in der Anfangszeit noch so plastisch, dass die Art der Vernetzung und damit die Prägung auf Vorlieben von der Umwelt im Positiven wie im Negativen massiv beeinflusst werden kann.

In den ersten 1000 Tagen des Lebens werden du und dein Kind eine Basis bauen, auf der die kulinarische Reise deines Kindes bis ins hohe Alter fußt. In diesen ersten 1000 Tagen entwickeln sich maßgebliche Strukturen im Gehirn, die die Weichen für ein gesundes Leben stellen können. Die Lebensstilfaktoren in der Schwangerschaft und in den ersten beiden Lebensjahren beeinflussen das Risiko für spätere Fettleibigkeit (Adipositas), ungesunde Angewohnheiten und Nährstoffdefizite wesentlich. Aber auch chronische Erkrankungen wie beispielsweise Herz-Kreislauf-Erkrankungen, Diabetes mellitus oder Asthma bronchiale werden durch die Ernährung in den ersten 1000 Tage positiv oder negativ beeinflusst, wie der Bericht »Ending childhood obesity« der WHO beeindruckend darstellt.

Umgekehrt können in der ersten Zeit des Lebens positive Effekte mit unglaublicher Reichweite erzielt werden. Der präventive Effekt einer gesunden Ernährung und ausreichender Bewegung in der Schwangerschaft ist durch kein Diätprogramm im späteren Erwachsenenleben aufzuwiegen. Geschmacksvorlieben werden schon im Mutterleib geprägt. Das Fruchtwasser schmeckt je nachdem, was die Mutter zu sich genommen hat, für das ungeborene Baby unterschiedlich.

Drei groß angelegte Studien belegen zudem den Zusammenhang zwischen Ernährung in der Schwangerschaft und kognitiver Entwicklung des Kindes. Frauen, die regelmäßig fetten Seefisch zu sich nahmen und deswegen gut mit Omega-3-Fettsäuren versorgt waren, brachten Kinder mit besserer kognitiver Leistungsfähigkeit auf die Welt und hatten eine geringere Frühgeburtenrate.[1]

## Metabolic Imprinting

Die Ernährung ab der Beikostzeit scheint bei dem Kind eine weitere Weiche für den lebenslangen Appetit auf gesündere oder ungesündere Lebensmittel zu stellen – die Wissenschaft spricht hier vom sogenannten Metabolic Imprinting. Im Fruchtwasser, während der Stillzeit und beim ersten Kontakt mit Lebensmitteln werden bedeutende Schlüsselerfahrungen gesammelt. Mit ihren Eltern als Vorbild lernen die Kinder schon früh, welche Mahlzeiten genießbar sind, und behalten ihr früh erlerntes Essverhalten oft lebenslang bei. Babys sind in dieser Zeit offen für alle Möglichkeiten: Gesunde Lebensmittel werden genauso akzeptiert wie Fast Food oder für unseren

Info

### Stillen und Gesundheit

Stillen beeinflusst die Gesundheit der Babys und der stillenden Mütter ebenfalls nachhaltig. Bei stillenden Müttern sinkt das Risiko für Eierstock- und Brustkrebs deutlich, die gestillten Kinder weisen ein geringeres Risiko für Asthma bronchiale, Diabetes mellitus, Adipositas, Leukämie und Mittelohrentzündungen auf und scheinen auch kognitiv einen Vorsprung zu genießen. Das durchschnittlich höhere Bildungsniveau von stillenden Müttern könnte bei den Vorteilen zu einer leichten positiven Verzerrung beitragen.

»Meine Tochter Lea hat sich so zögerlich an die Beikost herangetraut, dass auch ich zögerlich und ängstlich wurde. Anstatt sie mit Unbekanntem zu konfrontieren, verließ ich mich auf die Angebote, die gut funktionierten, etwa Banane und Brezel.« Mit dieser Strategie befand sich Annika, die Mutter der 18 Monate alten Lea, nicht allein. Aus Angst vor dem Unbekannten verlassen sich viele Eltern auf das, was gut funktioniert. Und verpassen damit ein Fenster der Möglichkeiten. Denn je mehr Lea in diesem Alter kennenlernt, desto eher wird sie im weiteren Leben eine abenteuerlustige Esserin sein. Nach unserem Gespräch begann Annika, neben Wohlfühl-Lebensmitteln auch andere, neue Lebensmittel anzubieten. Dabei machte ich ihr deutlich, dass es zunächst nicht darum geht, dass Lea alles mit großer Freude isst. Es geht darum, dass sie erkennt, dass das Angebot variabel ist und es weit mehr Lebensmittel als Banane und Brezeln gibt.

deutschen Geschmack ungewohnte Angebote wie Algen oder Innereien. Das Kind lernt wie in allen Lebensbereichen am Vorbild. Am besten begreifst du deswegen diese entscheidende Zeit als ein »Fenster der Möglichkeiten«. Trau dich, in diesem Zeitfenster ein breites, vielseitiges und gesundes Ernährungsangebot zu machen, und lege dich nicht auf »Wohlfühl«- oder »Kinderessen« fest. Ich werde dir aufzeigen, wie sich der unbekannte Bereich für alle Beteiligten immer noch gemütlich und vertraut genug anfühlen kann.[2]

## Die elterliche Verantwortung als Chance begreifen

Wie du dein Kind in die Welt der Geschmäcker einführst, was du deinem Kind kochst und wovon du dich als schwangere oder stillende Mutter ernährst, ist also weit mehr als eine gesundheitliche Frage im Hier und Jetzt. Die Entscheidungen, die du heute für dich und dein Kind triffst, haben lebenslange Auswirkungen. Trotz aller Aufklärung liegt die Obst- und Gemüsezufuhr bei Kindern nach wie vor unter den empfohlenen Mengen. Durch diese neuen Erkenntnisse wird die Verantwortlichkeit, die wir Eltern beim Thema Kinderernährung haben, noch einmal immens in den Fokus gerückt. Diese Verantwortung soll dich nicht lähmen; du kannst sie im Gegenteil als Chance begreifen.

Wie viel dein Kind von den dir ausgewählten Nahrungsmitteln zu sich nimmt, darfst du komplett deinem Baby und Kleinkind überlassen. Babys kommen mit einem wunderbaren Hunger-Sattheits-Gefühl auf die Welt. Dieses wurde noch nicht durch zucker- und salzhaltiges Essen verfälscht und durch antiintuitives Essen torpediert. Sie melden sich, wenn sie Hunger haben, und hören auf zu essen, wenn sie satt sind. Solange du deinem Kind die richtigen Lebensmittel anbietest, musst du dir über die Menge wenig Gedanken machen.

# Kinder mit Nährstoffen versorgen

Ob es sich um ein Baby handelt, das ausschließlich Muttermilch trinkt, um ein Kleinkind, das am liebsten nur Nudeln isst, oder um ein Schulkind, bei dem die Eltern den Überblick über die Ernährung verlieren – die elterlichen Gedanken drehen sich viel darum, ob das Kind gut mit Nährstoffen versorgt ist. Um zu verstehen, was mit einer guten Nährstoffversorgung gemeint ist, müssen wir etwas genauer hinsehen.

## Makro- und Mikronährstoffe

Wir unterscheiden Makro- und Mikronährstoffe. Als Makronährstoffe bezeichnet man lebensnotwendige Nahrungsbestandteile wie Kohlenhydrate, Fette und Eiweiße (Proteine), die als Grundbaustein der Ernährung unter anderem zur Energiegewinnung genutzt werden. Mikronährstoffe sind Nahrungsbestandteile, die in sehr kleinen Mengen benötigt werden und nur indirekt bei der Verwertung der Makronährstoffe als Energielieferant dienen. Zu den Mikronährstoffen gehören Vitamine und Mineralstoffe. Sie sind ebenfalls lebenswichtig und spielen eine große Rolle für die Stoffwechselprozesse, das Immunsystem, die Zellteilung, den Schutz vor freien Radikalen, die Weiterleitung von Nervenreizen und die Bildung von Botenstoffen.

### Vitamine – essenzielle Nährstoffe

Vitamine sind organische Stoffe, was bedeutet, dass sie von lebenden Organismen (Pflanzen, Bakterien und Tieren) gebildet werden und vom Menschen, wenn überhaupt, nur in geringer Menge selbst produziert werden können. Vitamine müssen mit der Nahrung aufgenommen werden, und weil der Mensch auf diese Aufnahme angewiesen ist, werden sie auch als essenzielle Nährstoffe bezeichnet. Eine Ausnahme stellt das Vitamin D dar, weil es vom Körper mithilfe von UV-Strahlung in nennenswerter Menge selbst produziert werden kann. Auch Vitamin K und Vitamin $B_{12}$ werden durch Bakterien im menschlichen Darm selbst produziert, allerdings nicht in ausreichender Menge.

Grob werden fett- und wasserlösliche Vitamine unterschieden. Zu den fettlöslichen Vitaminen zählen die Vitamine A, D, E und K. Sie brauchen Fett, um vom Darm gut aufgenommen werden zu können. Zu den wasserlöslichen Vitaminen zählen die Vitamine $B_1$ (Thiamin), $B_2$ (Riboflavin), $B_3$ (Niacin), $B_6$ (Pyridoxin), $B_7$ (Biotin), Folsäure, $B_{12}$ (Cobalamin) und C (Ascorbinsäure).

### Mineralstoffe – wichtige anorganische Helfer

Als Mineralstoffe bezeichnet man lebensnotwendige anorganische Verbindungen, die vom Körper mit der Nahrung aufgenommen werden müssen. Die Mineralstoffe werden in Mengen- oder Makroelemente sowie in Spuren- oder Mikroelemente eingeteilt; Erstere kommen im Körper in einer höheren Konzentration als 50 Milligramm pro Kilogramm Körpergewicht vor, Letztere sind in einer Konzentration von weniger als 50 Milligramm pro Kilogramm Körpergewicht vorhanden. In größeren Mengen werden Natrium, Chlorid, Kalium, Kalzium, Phosphor und Magnesium benötigt, einen kleinen Anteil haben beispielsweise die Spurenelemente Eisen, Jod, Fluorid, Zink, Selen, Kupfer, Mangan, Chrom und Molybdän. Ein Mineralstoffmangel ist bei einer ausgewogenen Ernährung sehr selten; bei einer vegetarischen, veganen oder einseitigen Ernährung sollte besonders darauf geachtet werden (siehe S. 30ff.).

## Die Nährstoffversorgung von Kindern in Deutschland

Die gute Nachricht vorweg: Ein Nährstoffmangel bei Kindern ist in Deutschland eher selten. Dennoch machen sich viele Eltern Sorgen um das Essverhalten ihrer Sprösslinge: Gerade bei zögerlichen Essern entsteht schnell der Eindruck, dass unmöglich alle relevanten Nährstoffe aufgenommen werden.

Die Sorgen bezüglich der optimalen Nährstoffversorgung beginnen häufig schon im ersten Lebensjahr, und besonders die gestillten Babys zeigen im zweiten Lebenshalbjahr oft kaum Interesse an der Beikost. Trotzdem bleibt die Muttermilch oder die Pre-Milch im zweiten Lebenshalbjahr ein essenzieller Nährstofflieferant und deckt auch bei vorsichtigen Essern (fast) den gesamten Bedarf ab.

Um zu berechnen, ob Kinder in Deutschland im Schnitt gut mit Nährstoffen versorgt sind, müsste der genaue Bedarf bekannt sein. Leider ist die Studienlage dazu lückenhaft. Ist der genaue Bedarf nicht bekannt, werden Schätzwerte für eine an-

Tipp

### »Eat the Rainbow«

Einem Nährstoffmangel kann am besten vorgebeugt werden, wenn man dem Kind ein vielfältiges und abwechslungsreiches Nahrungsangebot macht. Als Faustregel dabei gilt: Biete deinem Kind beim Essen alle Farben des Regenbogens an (»Eat the Rainbow«). Kinder zeigen von Natur aus ein abwehrendes Verhalten gegenüber allzu bunten Lebensmitteln. Vor allem grüne Lebensmittel werden gern abgelehnt, und farblose Lebensmittel (Nudeln, Reis, weißes Brot) werden bevorzugt. Dennoch lohnt es sich, am Rainbow-Prinzip festzuhalten: Die (unermüdliche) Präsentation bunter Lebensmittel aus verschiedenen Lebensmittelgruppen führt beim Kind dazu, sich eher an fremde Lebensmittel heranzutrauen.

gemessene Zufuhr von Erwachsenen auf Kinder oder Babys übertragen. Bei anderen Nährstoffempfehlungen legt man sich genauer fest, aber auch hier kann unmöglich der individuelle Nährstoffbedarf deines Kindes ermittelt sein, da dieser von der Konstitution, der Ernährung, der Aktivität und der Tagesform abhängt.

Die wenigsten Kinder in Deutschland leiden an einem echten Nährstoffmangel. Solltest du aber bemerken, dass dein Kind nicht gedeiht, dass es schlapp wirkt oder ungewöhnlich häufig zu Infekten neigt, würde ich dir auf jeden Fall empfehlen, einen Kinderarzt aufzusuchen.

Generell kannst du davon ausgehen, dass dein Kind bei normalem Wachstum und einer normalen Entwicklung gut mit allen Nährstoffen versorgt ist. Der Kinderarzt sagt dann, dass dein Kind »entlang seiner Perzentile« wächst (siehe dazu auch S. 27ff.) und die Meilensteine der Entwicklung gut erreicht.

Die Deutsche Gesellschaft für Ernährungsmedizin (DGEM) stellt auf ihrer Website Nährstoffreferenzwerte für alle Altersgruppen zur Verfügung. Beim Blick auf diese Tabellen kann einem schon schwindelig werden: Wie behalte ich da den Überblick? Muss ich alle Nährstoffe ausrechnen, um zu sehen, ob mein Kind gut versorgt ist? Nein, keine Panik! Die meisten Kinder sind gut versorgt. Einige wenige Nährstoffe können kritisch werden; diese möchte ich im Folgenden genauer vorstellen.

## Genauerer Blick auf potenziell kritische Nährstoffe

Wie bereits erwähnt, sind Kinder bei einem ausgewogenen Nahrungsangebot in der Regel mit allen wichtigen Nährstoffen gut versorgt. Bei einigen Nährstoffen kann es jedoch mitunter zu einem Mangel kommen; zu diesen Nährstoffen gehören insbesondere Eisen, Jod, Kalzium, Eiweiß, Vitamin D und Omega-3-Fettsäuren.

### Eisen – wichtig für den Sauerstofftransport

Eisen ist ein zentraler Bestandteil des roten Blutfarbstoffs Hämoglobin, der im Körper für den Sauerstofftransport zuständig und deswegen für die Gehirnentwicklung unabdingbar ist.

#### Zur Unterversorgung mit Eisen

Eine Eisenmangelanämie, also ein verminderter Eisengehalt im Körper, kommt in Deutschland bei weniger als drei Prozent aller Babys vor. Die kritische Lebensphase für einen Eisenmangel hält etwa bis zum 36. Lebensmonat an. Anschließend werden die gewünschten Zufuhrempfehlungen meist erreicht. Knapp wird es wieder in der Pubertät: bei den Mädchen, weil sie aufgrund ihrer beginnenden Menstruation einen höheren Eisenbedarf aufweisen, und bei den Jungen, weil sie aufgrund der größeren Muskelmasse einen höheren Bedarf entwickeln.

Ein Eisenmangel kann zu einer erhöhten Infektneigung, einer blassen Hautfarbe sowie zu Abgeschlagenheit und Appetitlosigkeit führen. Ist er besonders ausgeprägt oder besteht er über längere Zeit, kann er zu einer Verzögerung der körperlichen und kognitiven Entwicklung des Kindes führen.

Da die Symptome eines Eisenmangels relativ unspezifisch sind, wird er häufig von den Eltern nicht erkannt. Bei einem Großteil des diagnostizierten Eisenmangels in den ersten 24 Lebensmonaten kam die Diagnose zustande, weil ein aufmerksamer Kinderarzt eine laborchemische Untersuchung veranlasste. Besonders die Appetitlosigkeit wird gelegentlich als Desinteresse an der Beikost fehlinterpretiert.

Bei Verdacht auf Eisenmangel bestimmt der Kinderarzt den Eisenspeicherwert gemeinsam mit dem Hämoglobinwert im Blut. Bei einem Eisenmangel ohne Blutarmut (Anämie) sind lediglich die Eisenspeicher erschöpft. Dies hat minimale bis keine gesundheitlichen Auswirkungen, bedeutet aber ein stark erhöhtes Risiko für eine Eisenmangelanämie. Bei einem reinen Eisenmangel wird der Kinderarzt zunächst versuchen, den Mangel über die Ernährung auszugleichen. Bei einem Eisenmangel mit Anämie hingegen sind die Eisenspeicher so erschöpft, dass sich die Hämoglobinmenge in den roten Blutkörperchen verringert und damit der Sauerstofftransport im Blut eingeschränkt ist. Geht der Eisenmangel mit einer Anämie einher, wird der Kinderarzt eine orale Eisensubstitution einleiten, also entsprechende Nahrungsergänzungsmittel verschreiben.

**Eisenbedarf im ersten Lebensjahr**

Babys kommen mit einem Eisenspeicher in der Leber auf die Welt. Dieser scheint ungefähr bis zum vierten oder sechsten Lebensmonat zu reichen, und zwar sowohl bei gestillten als auch bei mit Flaschenmilch ernährten Kindern. Der Eisenspeicher hängt individuell von anderen Faktoren wie Geburtsgewicht, Eisenstatus der Mutter in der Schwangerschaft, Zeitpunkt der Abnabelung, Infektionskrankheiten und Art der Entbindung ab. Bei einigen Risikogruppen ist besonders auf den Eisenspiegel zu achten, etwa bei zu früh geborenen Babys, bei Babys von Müttern mit Eisenmangel in der Schwangerschaft und bei Babys mit einem geringen Geburtsgewicht.

Im zweiten Lebenshalbjahr steigt der Eisenbedarf aufgrund der (Gehirn-)Wachstumsrate enorm an und ist in dieser Zeit höher als jemals wieder – etwa ein Milligramm pro Kilogramm Körpergewicht und Tag. Das bedeutet, dass ein Kind zwischen vier und zwölf Monaten ungefähr acht Milligramm Eisen täglich aufnehmen sollte.

Die Muttermilch hat unabhängig von der Ernährung und vom Eisenstatus der Mutter einen niedrigen Eisengehalt (0,3 mg/l). In früheren Jäger-Sammler-Kulturen war ein hoher Eisengehalt der Muttermilch aber auch nicht notwendig, denn die Beikost enthielt vermutlich deutlich mehr Eisen als heute. Tatsache ist, dass der Eisengehalt der Muttermilch im zweiten Lebenshalbjahr nicht ausreicht. Das Baby muss jetzt seine Eisenspeicher aus der Beikost auffüllen.

Die Europäische Gesellschaft für Pädiatrische Gastroenterologie, Hepatologie und Ernährung (ESPGHAN) rät deswegen dazu, die Einführung der Beikost nicht länger als bis sechs Monate hinauszuzögern. Die Amerikanisch-Pädiatrische Akademie (AAP) geht sogar weiter und empfiehlt eine Eisensupplementation bei allen Babys, die länger als vier Monate ausschließlich gestillt werden oder ihre Nahrung zu mehr als der Hälfte aus Muttermilch decken. Diese Empfehlung ist in anderen Fachgesellschaften durchaus umstritten.

**Auf eine eisenreiche Beikost achten**

Um einem Eisenmangel vorzubeugen, empfiehlt es sich, auf eine eisenreiche Beikost zu achten. Die Empfehlung von acht Milligramm Eisen täglich ist so berechnet, dass damit der Bedarf von 97,5 Prozent aller Babys gedeckt wäre. Die durchschnittliche Aufnahme von Eisen bei Babys liegt mit etwa sechs Milligramm täglich unter der Empfehlung; trotzdem entwickeln weniger als drei Prozent aller Babys eine Eisenmangelanämie. Ob dein Baby also tatsächlich acht Milligramm Eisen täglich braucht, ist fraglich.

Der weltweite Eisenmangel in den ersten Lebensjahren lässt sich dadurch erklären, dass in vielen Kulturen der eisenarme Getreidebrei einen Hauptbestandteil der Ernährung in dieser Lebenszeit ausmacht. Wird dieser Getreidebrei dann noch mit Kuhmilch angemischt, kann noch weniger Eisen aufgenommen werden, da Kuhmilch die Eisenaufnahme hemmt.

Eine eisenreiche Beikost lässt sich durch ein regelmäßiges Angebot von Fleisch und Fisch gestalten. Tierische Produkte enthalten das gut vom Körper verwertbare zweiwertige Eisen, auch Häm-Eisen genannt. Auch viele pflanzliche Produkte enthalten Eisen: dreiwertiges Eisen, das sogenannte Non-Häm-Eisen. Pflanzliche Eisenquellen wie etwa Hirse, Hafer, Linsen und Kichererbsen werden idealerweise mit Vitamin C verabreicht. In Deutschland wird industriell hergestelltes Babygetreide häufig mit Eisen angereichert, um einem Eisenmangel entgegenzuwirken. Die Anreicherung von Babygetreide mit Eisen erfährt auch immer wieder Kritik, denn theoretisch wäre die erforderliche Eisenaufnahme auch mit unbehandelten, natürlichen Lebensmitteln zu erreichen.

Babys, die mit dem sogenannten BLW, also dem Baby-led Weaning (siehe S. 79ff.), ernährt werden, bekommen statt Fleischgläschen von den Eltern gern Fleisch zum Nuckeln und nach und nach auch kleine, weiche Fleischstückchen. Zwei Studien beschäftigen sich damit, ob BLW-ernährte Kinder ausreichend Eisen aufnehmen. Dabei zeigt eine Studie (Daniels et al., 2018), dass BLW-ernährte Kinder deutlich weniger Eisen (1,6 mg täglich) aufnehmen als Babys, die mit Brei ernährt werden (3,6 mg täglich). Beide Gruppen nehmen aber insgesamt deutlich zu wenig Eisen auf. In einer anderen Studie (Morrison et al., 2015) wurden die Eltern der BLW-ernährten Babys angeleitet, wie sie den Eisengehalt der Beikost durch Fleisch oder angereichertes Getreide erhöhen können. Anschließend war der Eisengehalt sowohl bei der BLW-Gruppe als auch bei der konventionell ernährten Gruppe gleich hoch, aber jeweils immer noch zu niedrig.

Das lässt zwei Schlüsse zu: Wenn Babys mit BLW ernährt werden, sollten die Eltern besonders gut auf den Eisengehalt der Nahrung achten. Aber auch bei konventionell ernährten Babys muss auf eisenhaltige Kost geachtet werden. Wenn dein Kind die eisenhaltige Beikost noch nicht gut akzeptiert, kann es helfen, sie mehrmals täglich in kleinen Portionen und nicht als Ersatz einer Stillmahlzeit anzubieten.

Die Eisenaufnahme deines Babys hängt nicht nur davon ab, wie viel Häm- und Non-Häm-Eisen es aufnimmt. Die begleitenden Lebensmittel können die Eisenaufnahme fördern oder hemmen. Damit der Körper das Eisen besser aufnehmen kann, empfiehlt es sich, eisenhaltige Lebensmittel gemeinsam mit Vitamin-C-haltigem Obst oder Saft (Orangensaft) anzubieten. Besonders die Bioverfügbarkeit von pflanzlichem Eisen, etwa in Hirse, kann so mehr als verdoppelt werden. Wie du im Beikostalter die Eisenzufuhr fleischlos sicherstellen kannst, erfährst du im Kapitel über die vegetarische Ernährung im Beikostalter (siehe S. 68f.).

**Eisenmangel in der Kleinkind- und Kindergartenzeit**

Ein Eisenmangel kann bei entsprechendem Ernährungsmuster auch nach der Beikostzeit auftreten, häufig bei Kindern, die nur sehr ausgewählt essen und einen großen Teil ihres Kalorienbedarfs über die Kuhmilch decken. Auch bei diesen Kindern gilt Folgendes:

- Auf ein regelmäßiges Angebot eisenhaltiger Lebensmittel achten.
- Eisenhaltige Lebensmittel gemeinsam mit Vitamin C anbieten.
- Eisenhaltige Lebensmittel nicht gemeinsam mit Kuhmilch anbieten.

Sollte der Eisenmangel so ausgeprägt sein, dass er mit einer Blutarmut einhergeht, muss neben der Umstellung der Ernährungsgewohnheiten eine vorübergehende Supplementation erfolgen.[3]

## Jod – wichtig für die Schilddrüse

Jod wird für den Aufbau der Schilddrüsenhormone gebraucht. Diese regulieren den Stoffwechsel sowie das Wachstum und sind an der Gehirnreifung beteiligt. Babys und Kleinkinder neigen zu Jodmangel. Aus diesem Grund laufen sie Gefahr, an einer Verzögerung der Skelettreifung und des Wachstums zu leiden. Jodmangel im Baby- und Kleinkindalter kann eine Entwicklungsstörung oder eine Verminderung des Intelligenzquotienten nach sich ziehen.

**Jodversorgung im Babyalter**

Für nicht gestillte Babys wird die Formulanahrung mit Jod angereichert (10 bzw. 13 µg/100 ml). Durch die kommerzielle Beikost nimmt das Baby pro fleischhaltiger

Info

## Jodbedarf von Kindern und Erwachsenen

Säuglinge: 50–80 µg täglich

Kinder bis zum 9. Lebensjahr: 100–140 µg täglich

Jugendliche und Erwachsene: 180–200 µg täglich

Mittagsmahlzeit durchschnittlich 14 Mikrogramm Jod, mit einem Milch-Getreide-Brei 33 Mikrogramm Jod und mit einem Getreide-Obst-Brei 38 Mikrogramm Jod auf. Etwa die Hälfte der kommerziellen Beikostgläser ist mit Jod angereichert, was jedoch auf der Zutatenliste leider häufig nicht ausgewiesen ist. Wird ein Baby mit Formulanahrung und kommerzieller Beikost ernährt, ist davon auszugehen, dass die empfohlene Zufuhr von 80 Mikrogramm pro Tag bei fünf bis zwölf Monate alten Babys leicht erreicht wird.

Bei gestillten Babys hängt die Jodzufuhr von der Jodaufnahme der Mutter ab. Lebt die Mutter in einem Jodmangelgebiet und/oder ernährt sie sich jodarm bzw. verzichtet sie auf Jodsupplemente, kann die Muttermilch so jodarm sein, dass die empfohlene Tageszufuhr nicht erreicht wird. Bei gestillten Babys von Eltern, die die Beikost noch selbst herstellen und dabei beispielsweise jodarme Biomilch verwenden, könnte die Jodzufuhr des Babys unter 40 Mikrogramm pro Tag betragen. Damit wäre das Baby eindeutig jodunterversorgt. Wird das Baby also gestillt und mit selbst hergestellter Beikost in Bioqualität ernährt, sollte eine Jodsupplementation von 50 Mikrogramm pro Tag erfolgen, etwa über hoch dosierte Jodtropfen.

**Jodversorgung in der weiteren Kindheit**

Die Deutsche Gesellschaft für Ernährung (DGE) gibt an, dass 50 bis 80 Prozent der Lebensmittel mit jodiertem Speisesalz zubereitet werden müssen, um den Jodbedarf zu decken.

Weil vor allem in der Kleinkindphase (jodiertes) Salz zurückhaltender verwendet wird, sollte man zusätzlich auf alternative Jodquellen wie Milch, Milchprodukte oder Algen achten. Bei Algen sollten nur Produkte mit deklariertem Jodgehalt verwendet werden, denn sie schwanken stark in ihrem Jodgehalt. Wenn diese Produkte ebenfalls nicht infrage kommen, kann der Bedarf über jodiertes Mineralwasser, Zahnpasten oder Jodtropfen gedeckt werden.

## Kalzium – wichtig für Knochen und Zähne

Kalzium ist ein lebenswichtiger Mineralstoff, der im Körper fast ausschließlich in Zähnen und Knochen vorkommt und für deren Stabilität mitverantwortlich ist. Kalzium erfüllt aber auch zahlreiche andere Funktionen im Körper. So spielt es z. B. eine

Rolle in der Blutgerinnung und ist an der Weiterleitung von Nervensignalen in den Muskeln beteiligt. Kalzium kann vom Darm nur zusammen mit Vitamin D aufgenommen werden. Wer also auf eine ausreichende Vitamin-D-Versorgung achtet, sorgt gleichzeitig für eine bessere Kalziumabsorption.

Milch und Milchprodukte haben einen guten Ruf als Kalziumlieferant Nummer eins, und das zu Recht: Milch und Joghurt enthalten rund 120 Milligramm Kalzium pro 100 Milliliter bzw. Gramm. So decken bereits geringe Mengen an Milchprodukten den täglichen Kalziumbedarf.

Außer in Milch und Milchprodukten findet sich Kalzium auch in Gemüsesorten wie Brokkoli, Grünkohl und Rucola sowie in Sesam- und Mandelmus und in mit Kalzium angereicherten Mineralwässern. Auch Spinat enthält viel Kalzium. Zudem ist er aber auch reich an Oxalsäure, die die Kalziumresorption wiederum hemmt.

Eine ausgewogene Ernährung auch mit kalziumreichen Lebensmitteln ist für die Knochengesundheit unserer wachsenden Kinder wichtig. Trotzdem wird die Knochengesundheit nicht nur durch die reine Kalziumaufnahme geformt. Bewegung ist ein genauso entscheidender Faktor für starke Knochen.[4]

**Kalziumversorgung im Babyalter**

Säuglinge im Alter von vier bis unter zwölf Monaten benötigen 330 Milligramm Kalzium täglich. Doch Achtung: Kuhmilch sollte im Säuglingsalter wegen des hohen Proteingehalts eine Tagesmenge von 200 Millilitern nicht überschreiten. Selbst wenn dein Baby nicht die Empfehlung von 330 Milligramm Kalzium täglich erreicht, sollten nicht mehr Kuhmilchprodukte angeboten werden; setze stattdessen lieber auf pflanzliche Alternativen oder angereicherte Mineralwässer.

**Kalziumversorgung im Kindesalter**

Kinder zwischen einem und vier Jahren benötigen 600 Milligramm, Kinder zwischen vier und sieben Jahren 750 Milligramm Kalzium täglich. Auch hier gilt: Ein Übermaß an Kuhmilchprodukten ist aufgrund des hohen Proteingehalts nicht erwünscht. Die DGE empfiehlt für Kinder zwischen einem und vier Jahren eine Gesamtmenge von einem Gramm Eiweiß pro Kilogramm Körpergewicht täglich, bei Kindern zwischen vier und sieben Jahren 0,9 Gramm Eiweiß pro Kilogramm Körpergewicht täglich. Bei einem zehn Kilogramm schweren Kleinkind wäre damit der Eiweißbedarf mit 300 Milliliter Kuhmilch bereits gedeckt.

## Eiweiß – nicht zu viel und nicht zu wenig

Jedes sechste Kind und jeder sechste Jugendliche in Deutschland sind übergewichtig, jedes 20. Kind ist adipös. Die Ernährung in der Schwangerschaft der Mutter und in der frühen Kindheit hat enorme Auswirkungen auf die lebenslangen Nahrungspräferenzen und den Body-Mass-Index (BMI) des Kindes. Vor allem der Proteinge-

Info

### Eiweiß und Kalzium – hier ist Vorsicht geboten

Wird der Körper mit einer zu hohen Eiweißzufuhr konfrontiert, scheidet er gleichzeitig vermehrt Kalzium über den Urin aus. Das führt wiederum dazu, dass vermehrt Kalzium aus den Knochen freigesetzt wird. Den gleichen Effekt beobachten wir bei einer mangelnden Kalziumzufuhr: Sobald der Körper nicht ausreichend mit Kalzium versorgt wird, greift er auf knocheneigenes Kalzium zurück. Besonders in der sensiblen Wachstumsphase der Kindheit kann das zu einem Verlust an Knochensubstanz führen.

Neben Kuhmilchprodukten darf deswegen gern zusätzlich auf andere Kalziumlieferanten wie Gemüse (Brokkoli, Kohl), Nüsse (oder altersentsprechend Nussprodukte), Getreide, Leinsamen und angereicherte Mineralwässer (mindestens 30 mg Kalzium/100 ml) zurückgegriffen werden.

halt der Nahrung in den ersten beiden Lebensjahren scheint im späteren Leben mit Übergewicht zu korrelieren. Muttermilch ist proteinarm. Deswegen scheinen gestillte Babys später weniger häufig an Übergewicht zu leiden als flaschenernährte Babys.

Trotzdem werden Proteine im richtigen Maß für ein gesundes Wachstum sowie für die Hormone und das Immunsystem benötigt. Um deinem Baby und Kleinkind nicht zu viele Proteine zuzuführen, solltest du dich vor allem an die Maximalmengen für Milchprodukte halten. Bei vegetarisch oder vegan ernährten Kindern ist besonders auf die richtige Auswahl des pflanzlichen Eiweißes zu achten.

## Vitamin D – wichtig für den Knochenstoffwechsel

Vitamin D ist wichtig für den Knochenstoffwechsel, denn es hilft, Kalzium und Phosphat aus dem Darm aufzunehmen und als wichtige Substanzen in die Knochen einzubauen. Dementsprechend kann es bei einer Unterversorgung zu einer mangelnden Knochendichte kommen. Bei Kindern spricht man dann von Rachitis, bei Erwachsenen von Osteomalazie.

Säuglinge und Kleinkinder bilden selbst kaum Vitamin D, weil sie weder viel der Sonne ausgesetzt sind oder sein sollen noch über die Milchnahrung ausreichend Vitamin D aufnehmen können. Der moderne Lebensstil und die geografische Lage Deutschlands führen dazu, dass etwa 36 Prozent der Kinder über Vitamin-D-Konzentrationen im Blut verfügen, die unterhalb des gewünschten Zielbereichs liegen.

Die DGE empfiehlt, Säuglingen und Kleinkindern bis zum zweiten erlebten Sommer Vitamin D zusätzlich zu verabreichen: Säuglingen 400 bis 500 IE (Internationale Einheiten) pro Tag und Kindern ab einem Jahr 600 bis 800 IE pro Tag.

**Vitamin D nach dem ersten Geburtstag**

Dass es keine Empfehlung für die Vitamin-D-Substitution nach dem zweiten Lebensjahr gibt, liegt an der Studienlage. Derzeit gibt es keine Studien, die belegen, dass die Einnahme von Vitamin D bei älteren Kindern als Prophylaxe eine Verbesserung der Vitamin-D-Versorgung und somit einen Mehrwert für die Gesundheit bringen würde. Deshalb wäre es unprofessionell, wenn Mediziner leichtfertig dazu raten würden. Überdosierungen können erhebliche Nebenwirkungen wie Muskelkrämpfe und Herzrhythmusstörungen haben. Dennoch bleibt die Annahme gerechtfertigt, dass eine Substitution von Vitamin D nach dem zweiten erlebten Winter sinnvoll sein kann und, sofern diese gewissenhaft durchgeführt wird, eher zu einem gesundheitlichen Nutzen als zu Nebenwirkungen führt.

## Omega-3-Fettsäuren – viele positive gesundheitliche Effekte

Bei den Fettsäuren steigen wir nun tief in eine jahrzehntelange Debatte ein. Eine Zeit lang ging man davon aus, dass Fett allgemein ungesund sei. Differenzierter wurde der wissenschaftliche Diskurs um Fettsäuren, als man begann, zwischen »guten« ungesättigten Fettsäuren und »schlechten« gesättigten Fettsäuren zu unterscheiden. Heute wissen wir, dass auch ungesättigte Fettsäuren, nämlich Omega-6-Fettsäuren, einen negativen Effekt auf die Gefäßgesundheit haben können. Auch der Konsum von Transfetten, die man in festen Bratfetten und tierischem Fett findet, hängt nachgewiesenermaßen mit Herz-Kreislauf-Erkrankungen zusammen. Dagegen werden Omega-3-Fettsäuren im Allgemeinen positive Effekte auf die (kindliche) Gesundheit zugeschrieben.

Omega-3-Fettsäuren sind Teil unserer menschlichen Zellmembran und werden für die Produktion einiger Hormone benötigt. Sie spielen eine Rolle bei der Immunabwehr und der Heilung von Entzündungsprozessen. Mit Omega-3-Fettsäuren meint man im Wesentlichen die pflanzliche, kurzkettige Omega-3-Fettsäure ALA (alpha-Linolensäure) sowie die marinen Fettsäuren DHA (Docosahexaensäure) und EPA (Eicosapentaensäure). ALA ist eine essenzielle Fettsäure: Sie kann vom Körper nicht hergestellt werden. EPA und DHA sind semi-essenzielle Fettsäuren: Führt man dem Körper ausreichend alpha-Linolensäure zu, kann er aus dieser EPA und DHA selbst herstellen. Allerdings ist die Umwandlung nicht besonders effektiv.

Die Versorgung mit Omega-3-Fettsäuren unterstützt nicht nur unsere Herzgesundheit. Mehr und mehr Studien unterstreichen den präventiven Effekt einer guten Omega-3-Versorgung bei degenerativen Hirnerkrankungen.[5]

Nicht vegetarisch ernährten Kindern wird empfohlen, 1- bis 2-mal wöchentlich Fisch zu essen, um den Bedarf an DHA und EPA zu decken. Fisch ist deswegen reich an EPA und DHA, weil er sich selbst von Mikroalgen ernährt, den eigentlichen EPA- und DHA-Quellen. Dabei enthält Lachs beispielsweise drei Gramm EPA/DHA pro 100 Gramm. Fisch genießt deswegen zu Recht einen gesundheitsförderlichen Ruf.[6]

Info

## Welche Supplemente braucht mein Baby?

**Vitamin K:** Dein Baby bekommt 3-mal 2 mg Vitamin K zur Prophylaxe von Blutungen.

**Vitamin D:** Dein Baby bekommt ab der zweiten Lebenswoche bis zum zweiten erlebten Frühjahr 400 bis 500 IE täglich.

**Fluorid:** Bei Neugeborenen bis zu dem Moment, wenn der erste Milchzahn zu sehen ist, verabreichst du 1-mal täglich 1 Tablette mit 0,25 mg Fluorid. Ab Zahndurchbruch gibst du 1-mal täglich 1 Tablette mit 0,25 mg Fluorid (und 400 bis 500 IE Vitamin D) und putzt bis 2-mal täglich die Zähne ohne Zahncreme oder mit fluoridfreier Kinderzahnpasta oder gibst 1-mal täglich 1 Tablette Vitamin D ohne Fluorid (mit 400 bis 500 IE) und putzt bis 2-mal täglich die Zähne mit einer reiskorngroßen Menge Kinderzahnpasta (1000 ppm Fluorid).

**Jod:** Dein Baby sollte 50 µg täglich erhalten, wenn nach dem sechsten Lebensmonat gestillt und selbst zubereitete Beikost angeboten wird.

In den letzten Jahren haben sich Hinweise gemehrt, dass nicht nur die langkettigen marinen Fettsäuren aus dem Fisch für einen gesundheitlichen Benefit ausschlaggebend sind, sondern dass auch kurzkettige pflanzliche Fettsäuren einen ähnlich positiven Effekt auf unsere Gesundheit ausüben können.[7]

## Wachstumskurven als Messparameter für eine gute Nährstoffversorgung

Um das Wachstum deines Kindes zu beurteilen, hält der Kinderarzt Größe und Gewicht in sogenannten Perzentilen – Wachstumskurven – fest. »Perzentile« ist ein Begriff aus der Mathematik; er bedeutet, dass eine Verteilung in 100 kleine Teile (Perzentilen) zerlegt wird. Liegt dein Kind mit seinem Gewicht auf der zehnten Perzentile, heißt das, dass zehn Prozent der gleichaltrigen Kinder leichter und 90 Prozent der gleichaltrigen Kinder schwerer sind. Dabei sind alle Kinder zwischen der dritten und 97. Perzentile per se erst einmal im normalen Bereich.

Wichtig anzumerken ist allerdings, dass auch ein Kind auf der fünften Größenperzentile mit zwei kleinen Eltern nicht unbedingt Anlass zur Sorge geben muss. Umgekehrt kann aber ein Kind, das stets auf der 60. Perzentile lag und plötzlich auf die 30. Perzentile absinkt, durchaus Anlass zur weiteren Diagnostik geben. Größen- und Gewichtsperzentilen müssen deswegen immer im Gesamtkontext interpretiert werden und stellen ein Puzzleteil von vielen hinsichtlich des gesundheitlichen Zustands

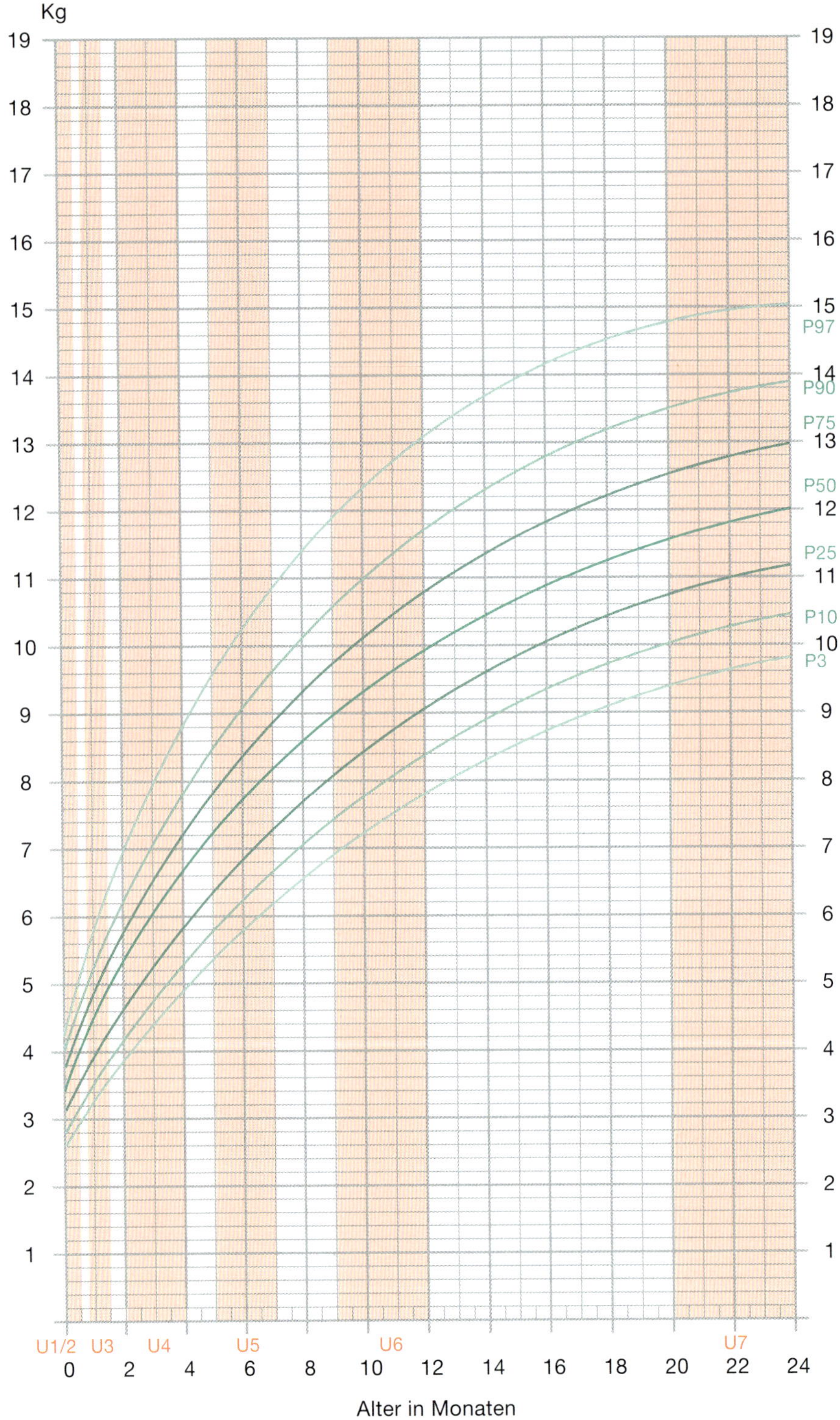


*Die Perzentilenkurven dienen als Maßstab, um die Entwicklung eines Kindes in Bezug auf Größe, Gewicht oder Kopfumfang im Vergleich zu anderen Kindern im gleichen Alter einzuordnen.*

deines Kindes dar. Das Verhältnis zwischen Größen- und Gewichtsperzentile gibt Aufschluss darüber, ob Gewicht und Größe ungefähr zueinanderpassen oder ob eine Diskrepanz genauer hinsehen lassen sollte.

Man unterscheidet dabei zwischen den Wachstumskurven der WHO, die auf gestillte Kinder genormt wurden, und den deutschen Wachstumskurven aus dem Untersuchungsheft, bei denen die Kinder teils gestillt und teils mit der Flasche ernährt wurden. Die im Untersuchungsheft verwendeten Größenperzentilen für Kinder und Jugendliche basieren auf Daten aus 17 Studien, die zwischen 1985 und 1999 in unterschiedlichen Regionen Deutschlands durchgeführt wurden, die Größenperzentilen der WHO basieren auf der sogenannten Multi Growth Reference Study (1963–1994).

Interessanterweise sind die Daten, die den Wachstumskurven zugrunde liegen, 20 bis 60 Jahre alt. Das ist insofern problematisch, als dass das Wachstum einer Bevölkerung von vielen Faktoren wie Ernährung, Bewegung und Lebensstil abhängt und sich mit dem Wandel der Zeit durchaus verändern kann. Wir beobachten seit einigen Jahrzehnten einen sogenannten säkularen Trend. Damit meint man, dass durch die verbesserte Hygiene, Ernährung und medizinische Versorgung die Körpergröße seit Mitte des 19. Jahrhunderts zunimmt. Das veranschaulicht gut, wie sehr Wachstum und Gesundheit zusammenhängen. Damit soll aber auch gesagt sein, dass Perzentilen nicht das Maß aller Dinge sind; dennoch können sie dem Kinderarzt eine wertvolle Orientierung über die Größen- und Gewichtsentwicklung des betreffenden Kindes bieten.

## Vorsorgeuntersuchungen und Untersuchungsheft

Bei den Vorsorgeuntersuchungen erhebt der Kinderarzt standardmäßig Gewicht, Größe und Kopfumfang deines Kindes und trägt die Werte anschließend in das U-Untersuchungsheft ein. Das regelmäßige Vermessen deines Kindes mag dir unnötig oder belastend vorkommen. Dem Kinderarzt gibt der Verlauf eine wertvolle Information darüber, ob dein Kind innerhalb seiner Perzentile gedeiht. Ein schlechtes Gedeihen oder sogar eine Gedeihstörung kann vielerlei Ursachen haben, von der Nährstoffunterversorgung über Wachstums- und Stoffwechselstörungen bis hin zu chronischen Erkrankungen und psychischen Beeinträchtigungen; es bzw. sie sollte deswegen unbedingt bemerkt werden.

Trotzdem müssen kleine Abweichungen nicht gleich verunsichern, sondern sollten zunächst einmal dazu führen, Gewicht und Größe engmaschiger zu kontrollieren. Vor allem in den ersten beiden Lebensjahren ist eine leichte Abweichung der Perzentilen häufig zu beobachten und hat nicht zwangsläufig einen krankhaften Wert. Kinder in den ersten beiden Lebensjahren haben eben eine Unmenge an Entwicklungsaufgaben zu bewältigen. In dieser Zeit kann es völlig normal sein, dass der Fokus deines Kindes eine Zeit lang auf beispielsweise motorischen Herausforderungen liegt und Essen (vor allem tagsüber) weniger Faszination ausübt.[8]

# Vegetarisch oder vegan ernährte Kinder

Für Kinder, die vegetarisch oder vegan ernährt werden, gelten besondere Hinweise bezüglich der Nährstoffversorgung. Im Folgenden ist die Studienlage kurz zusammengefasst, dann wird näher auf einzelne Nährstoffe eingegangen.

## Wissenschaftlicher Diskurs und die Position der DGE

Die Deutsche Gesellschaft für Ernährung positioniert sich zur veganen Ernährung im Kindesalter ganz eindeutig: »Für Schwangere, Säuglinge, Kinder und Jugendliche wird eine vegane Ernährung […] nicht empfohlen. Wer sich dennoch vegan ernähren möchte, sollte dauerhaft ein Vitamin-$B_{12}$-Präparat einnehmen, auf eine ausreichende Zufuhr vor allem der kritischen Nährstoffe achten und gegebenenfalls angereicherte Lebensmittel und Nährstoffpräparate verwenden. Dazu sollte eine Beratung von einer qualifizierten Ernährungsfachkraft erfolgen und die Versorgung mit kritischen Nährstoffen regelmäßig ärztlich überprüft werden.«[9]

Hintergrund der zurückhaltenden Position der DGE ist unter anderem die im internationalen Vergleich fehlende Anreicherung der Böden mit Mineralien oder eine nur vorsichtige Anreicherung bestimmter Lebensmittel (Mehl, Pflanzendrink), um die ausreichende Nährstoffversorgung von Veganern sicherzustellen.

Spannend an dieser klaren Positionierung ist die Diskrepanz zu anderen fundierten internationalen Empfehlungen. Beispielsweise gibt die Academy of Nutrition and Dietetics (USA) klar an, dass eine gut geplante vegetarische UND vegane Ernährung gesundheitliche Vorteile in der Prävention und Behandlung chronischer Erkrankungen haben kann und in allen Phasen des Lebens angemessen ist. Dabei wird nicht nur der präventive Effekt bei Herzinfarkt, Diabetes Typ 2, Bluthochdruck, Krebs und Fettleibigkeit hervorgehoben, sondern auch der Umweltaspekt einer pflanzenbasierten Ernährung betont. Ins gleiche Horn stößt die British Nutrition Foundation, die ebenfalls die positiven gesundheitlichen Effekte beschreibt, vorausgesetzt, die Ernährung ist gut geplant und wird begleitet.

In Portugal ist es für Schulen sogar gesetzlich verpflichtend, ein rein pflanzliches Gericht in der Kantine anzubieten. Kurz: Die Einstellung gegenüber vegetarischer und veganer Ernährung im Kindesalter unterscheidet sich international deutlich von den deutschen Empfehlungen.

### Zur Studienlage

Frühere Studien zur veganen Kinderernährung ließen Zweifel an dieser Ernährungsform aufkommen. Hier fiel auf, dass vegan ernährte Kinder eher kleiner waren als omnivore (mischköstlich ernährte) Kinder und nicht alle Nährstoffreferenzwerte für Energie, Kalzium, Vitamin D, Vitamin $B_2$ und Vitamin $B_{12}$ erreicht wurden.[10]

Allerdings haben sich die veganen Ernährungsgewohnheiten und die Vielfalt angereicherter Lebensmittel in den letzten Jahren deutlich zum Positiven gewandelt. Mittlerweile zeichnen zwei große deutsche Studien ein anderes, ermutigenderes Bild: die VeChi-Diet-Studie und die VeChi-Youth-Studie.

Dabei beschäftigte sich die VeChi-Diet-Studie mit 430 Kindern im Alter zwischen einem und drei Jahren und die VeChi-Youth-Studie mit 401 Kindern im Alter zwischen 6 und 18 Jahren.[11]

Anhand eines detaillierten Ernährungsprotokolls und der Erfassung bestimmter Körperparameter wie Größe und Gewicht wurde die Ernährung der Teilnehmer auf Makro- und Mikronährstoffe untersucht.

Die gute Nachricht: Grob gesagt gab es keine signifikanten Unterschiede in der Entwicklung der Kinder und Jugendlichen in den verschiedenen Gruppen (omnivor, vegetarisch, vegan). Die Studien konnten zeigen, dass sowohl eine vegetarische als auch eine vegane Ernährung die Kinder und Jugendlichen adäquat mit Energie versorgt und die Deckung mit Makronährstoffen durch eine (überwiegend) pflanzliche Ernährung gewährleistet werden kann. Einige positive Aspekte fielen auf: Vor allem bei vegan ernährten Kindern wurde eine deutlich niedrigere Aufnahme von raffinierten Zuckern festgestellt. Außerdem war die Aufnahme von wertvollen Ballaststoffen

Elisabeth stellte sich mit ihrer Tochter Lilia bei mir vor. Beide Eltern ernähren sich aus ethischen Gründen schon seit Jahren hauptsächlich pflanzlich, Eier und Milch vom Biobauern finden gelegentlich Verwendung. Ihr Kinderarzt habe nun die Sorge geäußert, dass Lilia, die sich nach dem Vorbild ihrer Eltern ernährt, in eine Mangelsituation kommen und nicht mehr ausreichend wachsen könnte.

Gemeinsam mit den Eltern sah ich mir die Wachstumskurven von Lilia an. Wir konnten feststellen, dass Lilia innerhalb ihrer Perzentile wächst. Auch die Nährstoffversorgung von Lilia ist gut. Ihre Eltern haben sich viele Jahre mit vegetarischer Ernährung beschäftigt, sie achten auf eine abwechslungsreiche Kost und supplementieren aktuell Jod und Vitamin $B_{12}$. Ich konnte die Eltern also durchaus beruhigen. Lilia bekommt alle Nährstoffe, was sicher an dem breiten Ernährungswissensschatz liegt, den sich ihre Eltern angeeignet haben. Trotzdem ist Lilia im Wachstum – eine ernährungs- und kindermedizinische Betreuung ist weiterhin sinnvoll.

der der omnivoren Kinder überlegen. Eine vegetarische oder vegane Ernährung im Kleinkindalter stellt anhand dieser Daten nicht nur ein normales Wachstum sicher, sondern geht auch mit einem geringeren Risiko für Adipositas einher. In der Gesamtanalyse wurden bei allen drei Gruppen bei einigen kritischen Nährstoffen eine Unterversorgung festgestellt. Wichtig zu betonen ist, dass die Nährstoffmängel bei allen drei Ernährungsformen gleichermaßen auftraten und in diesen Studien eine vegane oder vegetarische Ernährung nicht mit einem höheren Risiko für einen Nährstoffmangel einherging.

## Was sind kritische Nährstoffe?

Unter den von der DGE erwähnten kritischen Nährstoffen verstehen Fachleute diejenigen Nährstoffe, die häufig in geringeren Mengen zugeführt werden, als es den Empfehlungen entspricht. Hierunter fallen in Bezug auf die Kinderernährung die folgenden Nährstoffe:

- Vitamin $B_{12}$, Vitamin A, Vitamin $B_2$ (Riboflavin)
- Vitamin D
- Eisen, Kalzium, Jod
- Selen
- Langkettige Omega-3-Fettsäuren

Bei allen drei Gruppen wurden in beiden Studien kritische Werte für Vitamin D und Jod festgestellt. Außerdem war die Kalziumzufuhr verhältnismäßig niedrig, vor allem in der Gruppe der Veganer. Die Versorgung mit Vitamin $B_{12}$ und Eisen hingegen war insbesondere bei den Veganern im Durchschnitt gut, was vermuten lässt, dass die veganen Probanden bereits zuverlässig Vitamin $B_{12}$ und Eisen supplementieren. Festgestellt wurde weiterhin, dass vor allem in der Gruppe der vegan ernährten Kinder und Jugendlichen die Nahrungsmittelauswahl sehr abwechslungsreich und dementsprechend gesundheitsförderlich war.

Diese Daten gelten explizit für Deutschland, da in anderen Ländern Nahrungsmittel teilweise bereits mit bestimmten Stoffen angereichert sind. Beispielsweise enthält Milch in den USA fast immer Vitamin D und Kalzium, Tierfutter wird auch in Europa häufig mit Selen versetzt, weshalb tierische Produkte wiederum Selen enthalten (können).

Die Ergebnisse der beiden oben genannten Studien lassen vermuten, dass sowohl die vegetarische als auch die vegane Ernährungsweise für Kinder bei guter Planung sicher ist. Fest steht, dass der Bedarf an Vitamin $B_{12}$ in der rein veganen Ernährung nicht über die Nahrung gedeckt werden kann und ein besonderes Augenmerk auf kritische Nährstoffe gelegt werden muss. Außerdem sollte das Wachstum von vegan ernährten Kindern engmaschig kontrolliert werden, damit bei Wachstumsverzögerungen rechtzeitig reagiert werden kann.

Eine inadäquate vegetarische oder vegane Ernährung birgt Gefahren, allerdings gilt das für eine inadäquate, unausgewogene Ernährung mit Mischkost auch.

### Vegane Ernährung gut geplant

Eine optimierte vegane Ernährungsweise besteht aus jeder Menge Obst und Gemüse sowie Vollkorngetreide. Wegen ihrer guten Nährstoffdichte liegt eine besondere Betonung auf dem Verzehr von Hülsenfrüchten und Nüssen. Bei kleineren Kindern kann wegen des Verschluckungsrisikos auf Nuss- und Samenprodukte wie Nussmus oder Sesammus ausgewichen werden. Fleisch- und Wurstalternativen sind nicht zwingend notwendig und unterscheiden sich stark in ihrer Qualität. Pflanzenöle wie Raps- oder Leinöl liefern wertvolle Omega-3-Fettsäuren.

Das optimale Ernährungsmuster einer gut geplanten veganen Ernährung geht mit einem hohen Anteil an Gemüse, Vollkorngetreide, Hülsenfrüchten und Nüssen einher und weicht damit von der üblichen Ernährungsweise von Kindern und Jugendlichen ab. Die Erfahrung zeigt aber auch: Kinder lernen am Vorbild der Erwachsenen, und Vorlieben können durch Erfahrungen verändert werden.

## Kritische Nährstoffe unter der Lupe

Ist eine vegetarische oder vegane Ernährung nicht gut konzipiert, können Nährstoffminderversorgungen auftreten. Der Schritt zu einer vegetarischen oder veganen Ernährung in einer Lebensphase mit besonderem Nährstoffbedarf muss wohlüberlegt sein. Die Eltern kommen nicht umhin, sich mit den Besonderheiten ihrer Ernährungsform zu beschäftigen und professionell begleiten zu lassen.

Bei der Beratung werden zwei Hauptaspekte für die optimale vegane Ernährung von Kindern berücksichtigt: Kommt das Kind auf die notwendige Gesamtkalorienmenge für sein Körpergewicht und werden die kritischen Nährstoffe ausreichend abgedeckt? Der vergleichsweise höhere Ballaststoffanteil einer veganen Ernährung kann unter Umständen dazu führen, dass ein Sattheitsgefühl schneller erreicht wird und insgesamt weniger Kalorien aufgenommen werden.

Allgemein lässt sich zur Ernährung immer feststellen: Je einseitiger sie ist, desto leichter können Nährstoffmängel auftreten. Deswegen ist der Schritt zu einer pflanzlichen Ernährung besonders bei Kindern mit Lebensmittelallergien, ohnehin schon sehr einseitigem Essverhalten, Gedeihstörungen oder chronischen Erkrankungen besonders sorgfältig zu diskutieren.

Die Abdeckung kritischer Nährstoffe muss über Supplemente oder ein entsprechendes Ernährungsmuster sichergestellt werden. Diese kritischen Nährstoffe nehmen wir im Folgenden genauer unter die Lupe.

## Vitamin $B_{12}$ (Cobalamin)

Vitamin $B_{12}$ ist ein wasserlösliches Vitamin der B-Gruppe und spielt bei verschiedenen Stoffwechselvorgängen im Körper eine Rolle. Es ist an der DNA-Synthese, der zellulären Energieversorgung, der Blutbildung und der Nervenfunktion beteiligt. Weil der Körper Vitamin $B_{12}$ gut speichern kann, ist er nicht auf eine tägliche Zufuhr angewiesen.

Ein ausgeprägter Vitamin-$B_{12}$-Mangel kann zu Erschöpfung, Kraftlosigkeit und Immunschwäche führen. Bei einem schweren Mangel können unter Umständen Gehirnschädigungen, Taubheit, Sehstörungen und Lähmungen folgen. Neurologische und/oder psychiatrische Symptome sind bei einem Vitamin-$B_{12}$-Mangel führend. Häufig zeigt sich außerdem eine Blutarmut mit zu groß gewordenen roten Blutkörperchen, die sogenannte megaloblastäre Anämie.

**Vitamin $B_{12}$ bei vegetarisch oder vegan ernährten Kindern**

Weil Vitamin $B_{12}$ in nennenswerter Menge nur in tierischen Produkten vorkommt, sind vegan ernährte Kinder hinsichtlich eines Vitamin-$B_{12}$-Mangels besonders gefährdet. Deshalb ist dieses Vitamin bei einer pflanzenbasierten Ernährung sicher der kritischste Nährstoff. Ebenfalls anfällig für einen Vitamin-$B_{12}$-Mangel sind Kinder, die von chronischen Erkrankungen wie Zöliakie oder Morbus Crohn betroffen sind. Sie können zwar Vitamin $B_{12}$ aufnehmen, im Dünndarm gegebenenfalls jedoch nicht ausreichend resorbieren.

Vegetarisch ernährte Kinder haben ebenso einen niedrigeren Vitamin-$B_{12}$-Status. Ob die Versorgung gewährleistet ist, hängt stark von der individuellen Ernährung ab. Weil bei Vegetariern als einzige Vitamin-$B_{12}$-Quelle Milchprodukte zur Verfügung stehen (Eier haben nur eine geringe Vitamin-$B_{12}$-Verfügbarkeit), empfiehlt man auch Vegetariern, sicherheitshalber Vitamin $B_{12}$ zu supplementieren.

Bei vegan lebenden Kindern (und Erwachsenen) ist eine tägliche Vitamin-$B_{12}$-Supplementation ab dem ersten Tag einer rein pflanzlichen Ernährung unumgänglich.[12]

Vitamin $B_{12}$ kann beispielsweise im Rahmen eines Multinährstoffpräparats zugeführt werden. Bei älteren Kindern, die Zahnpasta nicht mehr schlucken, greifen Eltern auch gern auf mit Vitamin $B_{12}$ angereicherte Zahnpasta zurück. Die Vitamin-$B_{12}$-Versorgung überprüft der Kinderarzt durch regelmäßige Blutentnahmen und eine Urinkontrolle.

## Kalzium

Kalzium wird von den meisten Menschen mit Kuhmilchprodukten assoziiert. Allerdings konnten wir unseren Kalziumbedarf bis auf die letzten 10 000 Jahre lange Zeit hauptsächlich über pflanzliche Quellen decken, Kuhmilch spielte in der menschlichen Ernährung lange keine Rolle. Auch die weltweit verbreitete Laktoseintoleranz

| DGE-Schätzwerte für Vitamin-$B_{12}$-Zufuhr (µg/Tag) | |
|---|---|
| **Säuglinge** | |
| 0 bis 4 Monate: 0,5 | 4 bis 12 Monate: 1,4 |
| **Kinder und Jugendliche** | |
| 1 bis 4 Jahre: 1,5 | 4 bis 7 Jahre: 2,0 |
| 7 bis 10 Jahre: 2,5 | 10 bis 13 Jahre: 3,5 |
| 13 bis 15 Jahre: 4,0 | 15 bis 19 Jahre: 4,0 |
| Quelle: Deutsche Gesellschaft für Ernährung 2018. https://www.dge.de/wissenschaft/referenzwerte/vitamin-b12/, abgerufen am 06.12.2022. | |

wirft die Frage auf, ob sich der Mensch ein Leben lang von artfremder Milch ernähren sollte.

In der VeChi-Youth-Studie (siehe S. 31f.) fiel bei allen drei Ernährungsformen (vegan, vegetarisch, omnivor) der untersuchten Probanden eine Kalziumunterversorgung[13] auf. Dabei waren vegan ernährte Kinder von dem Mangel in höherem Maß betroffen als vegetarisch und omnivor ernährte Kinder. Auch zeigen andere Studien bei Erwachsenen, dass Veganer häufiger einen Kalziummangel aufweisen und dementsprechend häufiger eine niedrigere Knochendichte zeigen.[14]

Deswegen muss man noch lange nicht davon ausgehen, dass Kinder Kuhmilch brauchen. Sie brauchen Kalzium.[15] Der Kalziumbedarf (siehe dazu auch S. 23ff.) kann durch eine pflanzliche Ernährung gedeckt werden. Kalziumreich sind grünes Gemüse wie Brokkoli und Grünkohl, Chiasamen, Leinsamen und Mandeln bzw. Mandelmus. Um sicherzugehen, dass der Kalziumbedarf gedeckt ist, greifen viele Veganer zu mit Kalzium angereichertem Mineralwasser (400 mg/l) oder Pflanzendrinks.

## Omega-3-Fettsäuren

Für vegetarisch oder vegan ernährte Kinder gibt es folgende pflanzliche Produkte, die reich an Omega-3-Fettsäuren sind:

- Algenöl oder damit angereicherte Lebensmittel wie Margarine (Omega-3-Fettsäure-Gehalt schwankt je nach Hersteller, enthält EPA und DHA)
- Leinsamen (16,7 g/100 g, enthalten alpha-Linolensäure)
- Chiasamen (18 g/100 g, enthalten alpha-Linolensäure)

- Leinöl (55 g/100 g, enthält alpha-Linolensäure)
- Rapsöl (9 g/100 g, enthält alpha-Linolensäure)

Bei Algenöl handelt es sich um ein Nahrungsergänzungsmittel. Es hat den eindeutigen Vorteil, dass daraus DHA und EPA direkt vom Körper verwertet werden können. Leinöl oder Rapsöl enthalten nur alpha-Linolensäure. Aus dieser kann der Körper wie bereits erwähnt zwar DHA und EPA synthetisieren, vermutlich wird aber vor allem DHA besonders bei Kindern nicht ausreichend hergestellt.[16]

Bei einer veganen oder vegetarischen Ernährung wird deshalb für eine ausreichende DHA-Versorgung empfohlen, Algenöl als Nahrungsergänzungsmittel zu geben oder angereichertes Leinöl zu verwenden. Konsequenterweise sollte man dieser Empfehlung auch dann folgen, wenn das Kind mit Mischkost ernährt wird, aber wie so viele Kinder sehr wenig Fisch zu sich nimmt.

## Jod

Eine Unterversorgung mit Jod betrifft in Deutschland abhängig von ihren Ernährungsmustern sowohl mischköstlich als auch vegetarisch oder vegan ernährte Menschen.[17] Pflanzlich ernährte Menschen weisen ein höheres Risiko für einen Jodmangel auf, wenn sie nicht entsprechend auf ihre Ernährung achten. Tierische Produkte können gute Jodlieferanten sein, wenn die Tiere selbst mit Jod angereichertes Futter bekamen. Auch Fische oder Meerestiere sind in der Regel jodreich. Pflanzliche Produkte könnten theoretisch als Jodlieferanten fungieren, wenn die Böden mit Jod angereichert würden (was in Deutschland kaum der Fall ist).

Aus Präventionsgründen sollte die Jodversorgung bei jeder Art der Ernährung über die Verwendung von Jodsalz gedeckt werden. Allerdings geht die Verwendung von Jodsalz in Fertigprodukten zurück. Bei vegan und auch vegetarisch lebenden Menschen kann die Jodversorgung deswegen schlecht eingeschätzt werden. Aus diesem Grund mehren sich die Expertenmeinungen, den Jodbedarf bei einer pflanzlichen Ernährung über Supplemente sicherzustellen.[18]

Ab dem ersten Geburtstag ist eine Deckung über jodiertes Speisesalz ebenso möglich. Hier sind die Eltern dazu angehalten, sich an die vorgegebenen Zufuhrempfehlungen für Salz zu halten und darauf zu achten, wenig Fertigprodukte zu konsumieren und wenig auswärts zu essen. Von der Verwendung von Algen oder Seetang als Jodquelle ist mit Ausnahme von speziell deklarierten Produkten abzuraten, da diese in ihrem Jodgehalt stark schwanken.[19]

## Eisen

Eisen ist anders als oft behauptet nicht nur bei einer pflanzenbasierten Ernährung ein kritischer Nährstoff; auch Mischköstler weisen nicht selten einen Eisenmangel

Info

## Neue Erkenntnisse zum Thema Eisen

Mittlerweile wissen wir, dass der menschliche Körper Eisen auf einem dritten Weg aufnimmt, nämlich als Ferritin-Eisen (Eisenspeichermolekül) über den sogenannten Ferritin-Port. Besonders Hülsenfrüchte weisen einen hohen Anteil an Speichereisen (Ferritin) auf. Der Eisengehalt von Linsen und Steak ist deswegen identisch!

Wird Eisen über diesen dritten Weg aufgenommen, spielen auch mögliche Störfaktoren wie die gleichzeitige Aufnahme von Phytaten oder Kalzium keine Rolle. Der dritte Resorptionsweg lässt vermuten, dass das pflanzliche Eisen dem tierischen Eisen gleichwertiger ist als gedacht. Obwohl diese Erkenntnisse sensationell sind, werden sie in den Empfehlungen für die vegetarische und vegane Ernährung noch kaum berücksichtigt.[20]

Hinzu kommt, dass der Körper seine prozentuale Eisenaufnahme automatisch an seine Eisenversorgung anpasst. Sind die Eisenspeicher gut gefüllt, nimmt der Körper weniger Eisen auf, sind sie leer, wird die Resorptionsrate hochgeregelt.

auf (siehe dazu auch S. 19ff.). Dabei manifestiert sich der Eisenmangel anders als viele andere Mangelerkrankungen genauso in der westlichen Welt wie in Entwicklungsländern.[21] 14 Prozent aller westlichen Kleinkinder zeigen einen Eisenmangel, weil ihr Ernährungsmuster (kleine Auswahl an Nahrungsmitteln, viele Milchprodukte) oft zu einer unzureichenden Eisenaufnahme führt.

### Dreiwertiges versus zweiwertiges Eisen

Viele vegane Lebensmittel verfügen über einen hohen Eisenanteil. Allerdings ging man lange Zeit davon aus, dass das pflanzliche Eisen, das sogenannte dreiwertige Eisen, vom Körper schlechter aufgenommen wird als das tierische Häm-Eisen, das sogenannte zweiwertige Eisen.

Das würde bedeuten, dass es durch die geringere Bioverfügbarkeit von pflanzlichem Eisen bei einer vegetarischen oder veganen Ernährung zu einer geringeren Eisenzufuhr kommen könnte. Man schätzte, dass vegetarisch ernährte Menschen eine etwa 1,8-fach höhere Eisenzufuhr haben müssten, um die geringere Bioverfügbarkeit von pflanzlichem Eisen zu kompensieren.

### Pflanzliche Eisenquellen

(Überwiegend) pflanzlich ernährte Kinder können ihre Eisenaufnahme auf zwei Wegen verbessern. Zum einen sollten sie ihre quanitative Eisenaufnahme durch den Konsum eisenhaltiger Lebensmittel steigern. Zum anderen sollten die Eltern durch einige Regeln auf eine gute Bioverfügbarkeit des Eisens achten.

Um eine bessere Eisenverfügbarkeit zu erreichen, empfiehlt es sich, dass Vegetarier eisenreiche pflanzliche Lebensmittel gemeinsam mit Vitamin C zu sich nehmen. Vitamin C steigert die Aufnahme bis auf das Dreifache.[22] Auch organische Säuren, etwa in Form von Zitronensäure, die sich in Orangen oder Himbeeren findet, und Betacarotin[23] in Süßkartoffeln oder Karotten steigern bei gemeinsamem Verzehr die Eisenaufnahme wesentlich.

Umgekehrt können einige Nährstoffe wie Phytinsäure oder Polyphenole und hohe Mengen an Kalzium oder Zink[24] die Eisenaufnahme verringern. Obwohl Spinat beispielsweise eisenreich ist, hemmt der Anteil an Polyphenolen und Kalzium im Spinat die gute Eisenaufnahme.

Die Steigerung der Eisenaufnahme durch die oben genannten Tricks ist so effektiv, dass man sich bei einer ausgewogenen Ernährung über die Hemmung der Absorption kaum Gedanken machen muss.[25]

Ferritinreiche pflanzliche Nahrungsmittel wie Linsen, Sojabohnen oder Kichererbsen können durchaus als gute Eisenquelle angesehen werden. Weil sie aber insbesondere für Babys aufgrund des hohen Ballaststoffanteils nicht immer gut verträglich sind, empfiehlt es sich, sie geschält zu kaufen und in viel Wasser über Nacht einzuweichen. Wenn dein Baby oder Kind Hülsenfrüchte schlecht verträgt, kann alternativ auf Tofu als ballaststoffarme Eisenquelle ausgewichen werden. Haferflocken, Mandelmus und getrocknete Aprikosen sind weitere pflanzliche Eisenquellen.

## Vitamin $B_2$ (Riboflavin)

Der Bedarf an Vitamin $B_2$ wird bei mischköstlich ernährten Kindern hauptsächlich über Milch und Milchprodukte gedeckt. Das Vitamin ist wichtig für die Energiegewinnung, das Wachstum und die Entwicklung. Als Co-Faktor für antioxidative Prozesse spielt es außerdem eine Rolle für unser Immunsystem.

Gute Vitamin-$B_2$-Quellen für Veganer sind Mandeln bzw. Mandelmus, Hefeflocken, Ölsamen, Grünkohl, Hülsenfrüchte und Champignons. Mittlerweile sind die bei veganer Ernährung beliebten Pflanzendrinks teilweise mit Vitamin $B_2$ angereichert.

## Zink

Weil Zink an über 300 Enzymen des Körpers beteiligt ist, spielt es bei fast allen Vorgängen im Körper eine Rolle: bei der Immunabwehr, der Wundheilung, dem Wachstum, dem Stoffwechsel und der Fortpflanzung.

Dementsprechend kann sich ein Zinkmangel vielseitig bemerkbar machen, von Entwicklungs- und Wachstumsstörungen über Infektanfälligkeit bis hin zu Wundheilungsstörungen oder Stoffwechselproblemen.[26]

**Auch hier kommt es auf die gute Planung an**

Eine gut geplante pflanzliche Ernährung kann den Zinkbedarf decken. Weil Kinder im Wachstum aber einen relativ hohen Bedarf haben, gehört Zink definitiv zu den kritischen Nährstoffen einer pflanzlichen Ernährung im Kindesalter.[27]

Bei einer pflanzlichen Ernährung ist außerdem die Phytinsäurezufuhr – Phytinsäure ist ein rein pflanzlicher Bestandteil – erhöht. Phytinsäure wiederum hemmt die Zinkaufnahme. Deswegen sollten pflanzlich ernährte Menschen eine höhere Zinkzufuhr erreichen als Mischköstler. Bei kleinen Kindern scheint die Zinkaufnahme unabhängiger von der Phytinsäurezufuhr zu sein.[28] Die Zinkzufuhr kann durch die gemeinsame Einnahme mit organischen Säuren wie Zitronensäure aus Zitrusfrüchten, Äpfeln, Birnen oder Himbeeren erhöht werden. Bestimmte Zubereitungsmethoden von zinkreichen Vollkornprodukten wie Einweichen, Keimen oder Sauerteiggärung können die Bioverfügbarkeit von Zink erhöhen.[29]

Ebenso sollte auf eine tägliche angemessene Zufuhr geachtet werden, denn der Körper legt kaum Zinkspeicher an.

Weil vegan ernährte Kinder zur Risikogruppe für einen Zinkmangel gehören, sollte gemeinsam mit dem Kinderarzt besonderes Augenmerk auf eine ausreichende Zinkzufuhr gelegt werden.

Als pflanzliche Zinkquellen sind zu nennen: Vollkorngetreide (Gehalt abhängig vom Ausmahlungsgrad), Pseudogetreide (Buchweizen, Quinoa, Amaranth), Nüsse und Hülsenfrüchte.

| DGE-Schätzwerte für Zinkzufuhr (mg/Tag) | |
|---|---|
| **Säuglinge** | |
| 0 bis 4 Monate: 1,5 | 4 bis 12 Monate: 2,5 |
| **Kinder und Jugendliche** | |
| 1 bis 4 Jahre: 3 | 4 bis 7 Jahre: 4 |
| 7 bis 10 Jahre: 6 | 10 bis 13 Jahre: 9 (M)/8 (J) |
| 13 bis 15 Jahre: 12 (M)/10 (J) | 15 bis 19 Jahre: 14 (M)/11 (J) |
| Quelle: https://www.dge.de/wissenschaft/referenzwerte/zink/?L=0, abgerufen am 06.01.2023. M = Mädchen, J = Jungen. | |

## Selen

Selen ist ein essenzielles Spurenelement. Der Körper benötigt es vor allem zur Unterstützung antioxidativ wirkender Enzyme, für den Schilddrüsenhormonhaushalt und bei der Spermienproduktion. Mit zunehmendem Alter erhöht sich der Selenbedarf.

Ein manifester Selenmangel ist in westlichen Ländern selten. Allerdings werden die optimalen Zufuhrmengen auch von Mischköstlern häufig nicht erreicht. Vegan lebende Menschen erreichen die optimale Zufuhrmenge noch seltener.

Tierfutter wird in Deutschland in der Regel mit Selen angereichert, deswegen gelten Fleisch und Eier beispielsweise als gute Selenquellen. Bei pflanzlichen Lebensmitteln hängt der Selengehalt deutlich vom Selengehalt des Bodens ab, der in Deutschland – anders als in den USA, in Kanada oder in Finnland – niedrig ist.

In vielen vegan orientierten Foren wird die selenhaltige Paranuss als optimale Selenquelle angegeben. Allerdings schwanken Paranüsse deutlich in ihrem Selengehalt und reichern potenziell radioaktives Radium an, weswegen sie nun weder von der DGE noch von Niko Rittenau (veganer Ernährungsexperte) als gute Selenquelle geführt werden. Die selenhaltigen Steinpilze kommen aus ähnlichen Erwägungen nicht als Selenquelle infrage.[30]

Deswegen ist aktuell die sicherste Selenquelle für dein Kind ein selenhaltiges Nahrungsergänzungsmittel.

| DGE-Schätzwerte für Selenzufuhr (µg/Tag) | |
|---|---|
| **Säuglinge** | |
| 0 bis 4 Monate: 10 | 4 bis 12 Monate: 15 |
| **Kinder und Jugendliche** | |
| 1 bis 4 Jahre: 15 | 4 bis 7 Jahre: 20 |
| 7 bis 10 Jahre: 30 | 10 bis 13 Jahre: 45 |
| 13 bis 15 Jahre: 60 | |
| Quelle: https://www.dge.de/wissenschaft/referenzwerte/selen/?L=, abgerufen am 06.01.2023. | |

## Vitamin D

Vitamin D wird von der DGE als kritischer Nährstoff einer veganen und vegetarischen Ernährung genannt, das heißt, Veganer sind in der Regel schlechter mit Vitamin D versorgt als Mischköstler.[31] Das Vitamin kommt in großen Mengen nur in fettreichen Seefischen vor. Als pflanzliche Vitamin-D-Quellen sind etwa Pilze und Avocados zu nennen, die aber den täglichen Bedarf nicht sicher decken können.

**Nicht nur bei Vegetariern und Veganern problematisch**
Andere Studien zeigen auf, dass Vitamin D in Deutschland bei allen Gruppen – omnivor, vegetarisch und vegan ernährte Menschen – ein kritischer Nährstoff sein kann (siehe dazu auch S. 25f.).[32] Außerdem darf man sich im Sinne der Hautkrebsprävention die Frage stellen, ob prinzipiell eine Deckung des Vitamin-D-Bedarfs über die Sonneneinstrahlung angesagt ist.

Bei vegan und vegetarisch ernährten Kindern kommen zwei Faktoren zusammen: Sie werden (richtigerweise) von den Eltern besonders vor direkter Sonneneinstrahlung geschützt und sie nehmen wahrscheinlich einen noch geringeren Anteil Vitamin D über die Nahrung auf als omnivore, also mischköstlich ernährte Kinder. Eine Supplementation mit Vitamin D über ein Nahrungsergänzungsmittel ist (zumindest von Oktober bis März) in aller Regel indiziert.

## Vitamin A

Vitamin A erfüllt viele Funktionen im Körper: Es ist an der Sehfunktion, am Immunsystem, am Wachstum und an der Zellteilung beteiligt und spielt bei der Embryonalentwicklung eine Rolle.

Das Vitamin wird nicht von allen Experten als kritischer Nährstoff bei einer veganen Ernährung angegeben. Trotzdem sollten sich Eltern vegan ernährter Kinder mit Vitamin A beschäftigen. Pflanzliche Nahrungsmittel enthalten kein Vitamin A. Allerdings enthalten sie Betacarotin, das im Körper von den meisten Menschen wunderbar in Vitamin A umgewandelt werden kann. Betacarotin findet sich beispielsweise in dunkelgrünem Blattgemüse, Orangen und Karotten.

Wird ausreichend Betacarotin zugeführt, kann der Körper bei einer veganen Ernährung in aller Regel ausreichend Vitamin A herstellen.[33] Einschränkend muss gesagt werden, dass ein Teil der Bevölkerung genetisch schlechtere Umwandlungsraten aufweist.[34] Deswegen ist es besonders bei vegan ernährten Kindern wichtig, auf eine gute Bioverfügbarkeit von Vitamin A zu achten. Diese kann durch die Kombination mit fetthaltigen Lebensmitteln, die Zerkleinerung der Lebensmittel, schonendes Zubereiten oder eine kühle und lichtgeschützte Lagerung erhöht werden.[35]

Bei einem Vitamin-A-Mangel kann es zu gestörtem Sehvermögen, Augenerkrankungen, Infektanfälligkeit oder Hauterscheinungen kommen. Schwer betroffene Vitamin-A-Mangel-Patienten, beispielsweise in Entwicklungsländern, zeigen außerdem eine erhöhte Sterblichkeit bei Durchfallerkrankungen, Malaria, Masern und Atemwegserkrankungen.

## Ernährungsberatung und medizinische Untersuchungen

Weil in der Baby- und Kleinkindzeit ein hoher Nährstoffbedarf durch das Körper- und Gehirnwachstum zu decken ist, sollte eine vegetarische oder vegane Ernährung in diesem Alter professionell begleitet werden. Genauso sollten aber auch omnivore Kinder begleitet werden, die sich einseitig ernähren.

Nach wie vor gibt es Kinderärzte, die einer pflanzenbasierten Ernährung im Kindesalter kritisch gegenüberstehen oder sich mit dem Thema nur wenig beschäftigt haben. Die meisten vegan lebenden Familien treffen die Entscheidung für ihre Lebensweise aus einer ethischen Motivation heraus. Ein Kinderarzt, der nicht unterstützend tätig ist, wird eine solche Familie im Stich lassen.

Aus diesem Grund sollte schon bei der Wahl des Kinderarztes darauf geachtet werden, dass dieser der Ernährungsform offen gegenübersteht und sich mit dem Thema auseinandergesetzt hat. Manche Kinderärzte tragen wie ich den Zusatztitel Ernährungsmediziner und haben sich in ihrer Laufbahn schon vermehrt mit Ernährung beschäftigt. Andere Kinderärzte lassen sich durch spezialisierte Ernährungsberater unterstützen.

Neben einer Ernährungsberatung durch die einzelnen Lebensphasen hindurch kann es unter Umständen notwendig sein, die Nährstoffversorgung mittels Blutentnahme zu kontrollieren. Die Verbraucherzentrale warnt übrigens vor den im Internet verkäuflichen Test-Kits zur selbst vorgenommenen Vitamin- und Mineralstoffanalyse. Oft gestaltet sich die Handhabung fehlerhaft. Deswegen sollte lieber ein Arzt die Nährstoffversorgung im Blick behalten.[36]

Während der Stillzeit ist eine solche Kontrolle nur dann notwendig, wenn auch bei der Mutter am Ende der Schwangerschaft ein Nährstoffmangel vorgelegen hat und/ oder beim Baby Hinweise auf einen Nährstoffmangel vorliegen. Standardmäßig wird dann zum Beikoststart und um den ersten Geburtstag eine Blutentnahme durchgeführt, anschließend etwa einmal im Jahr. Diese umfasst in der Regel ein kleines Blutbild, den Eisenstatus, das Gesamteiweiß, die Schilddrüsenhormone, das Holotranscobalamin, Vitamin D, Kalzium, Zink und die alkalische Phosphatase. Sie wird von den Krankenkassen nicht standardmäßig übernommen.

# Exkurs: Nahrungsmittelallergien

4,2 Prozent aller Kinder reagieren zumindest einmal im Leben auf ein Nahrungsmittel allergisch. Diese Zahl mag sowohl Eltern als auch ärztlichen Kollegen klein vorkommen. Und sie zeigt: Eine Nahrungsmittelallergie wird häufiger vermutet, als sie in der Realität existiert. Das liegt daran, dass unspezifische Symptome wie Bauchschmerzen, Übelkeit und milde Ekzeme gern in den Zusammenhang mit Nahrungsmittelallergien gestellt werden. Echte Nahrungsmittelallergien zeigen sich aber in der Regel nicht durch chronische Beschwerden, sondern durch heftige, zeitlich assoziierte Symptome.

Dabei unterscheiden sich die Nahrungsmittel, auf die Kinder reagieren können, je nach Altersklasse. Im Baby- und Kleinkindalter sind die häufigsten Lebensmittel, die Allergien verursachen können, Kuhmilch, Hühnerei, Erdnuss, Haselnuss, Cashewkern, Pistazie, Walnuss, Weizen, Fisch, Soja, Sesam, Kiwi und Hülsenfrüchte. Von den Eltern werden in diesem Alter als Allergene häufig Tomate und Erdbeere vermutet, weil diese durch die Säure Hautreaktionen um den Mundbereich herum auslösen. Diese Reaktionen sind jedoch durch die Säure in Kombination mit einer unreifen Hautbarriere bedingt und so gut wie nie allergieassoziiert. Im Schulkindalter zeigen sich Nahrungsmittelallergien gegen Haselnuss, Erdnuss, Walnuss, Fisch, Cashewkern, Pistazie, Krustentiere, Milch und Ei. Je älter die Kinder sind, desto seltener werden echte allergische Reaktionen auf Weizen, Ei und Milch beobachtet. Von echten Nahrungsmittelallergien abzugrenzen sind pollenassoziierte Nahrungsmittelallergien im Sinne einer Kreuzreaktivität (Haselnuss, Apfel, Kiwi, Karotte, Soja, Steinobst, Sellerie).[37] Pollenassoziierte Nahrungsmittelallergien führen in der Regel nicht zu gefährlichen systemischen Reaktionen und zeigen üblicherweise eine mildere Symptomatik. Die Nahrungsmittel der pollenassoziierten Allergien müssen nicht gemieden werden und sind in der Regel im gekochten Zustand gut verträglich.[38]

Leider wird sowohl im ärztlichen Kollegenkreis als auch von alternativmedizinisch Tätigen mitunter die Diagnose Nahrungsmittelallergie gestellt, ohne dass die entsprechend passende Symptomatik beobachtet oder Allergietests durchgeführt wurden. Nahrungsmittelallergien auf Konservierungsmittel, Farbstoffe, Gewürze, Zucker, Fleisch und gekochtes Gemüse kommen so gut wie nicht vor.[39]

Aufmerksam werden solltest du als Elternteil, wenn dein Kind im zeitlichen Zusammenhang nach dem Konsum der oben genannten Lebensmittel allergisch reagiert. Das bedeutet, dass sich in 90 Prozent der Fälle eine akute Hautreaktion zeigt, etwa eine Quaddelbildung, ein Juckreiz, eine Rötung oder eine Schwellung der Lider, der Lippen, der Zunge oder des Rachens. Zudem kann das Kind mit Erbrechen oder Durchfall, Husten oder Atemnot mit weiteren Organsystemen mitreagieren. Solltest du also eine solche oder ähnliche Reaktion bei deinem Kind beobachten, hilft dir der Kinderarzt bei der Diagnosestellung einer Nahrungsmittelallergie.

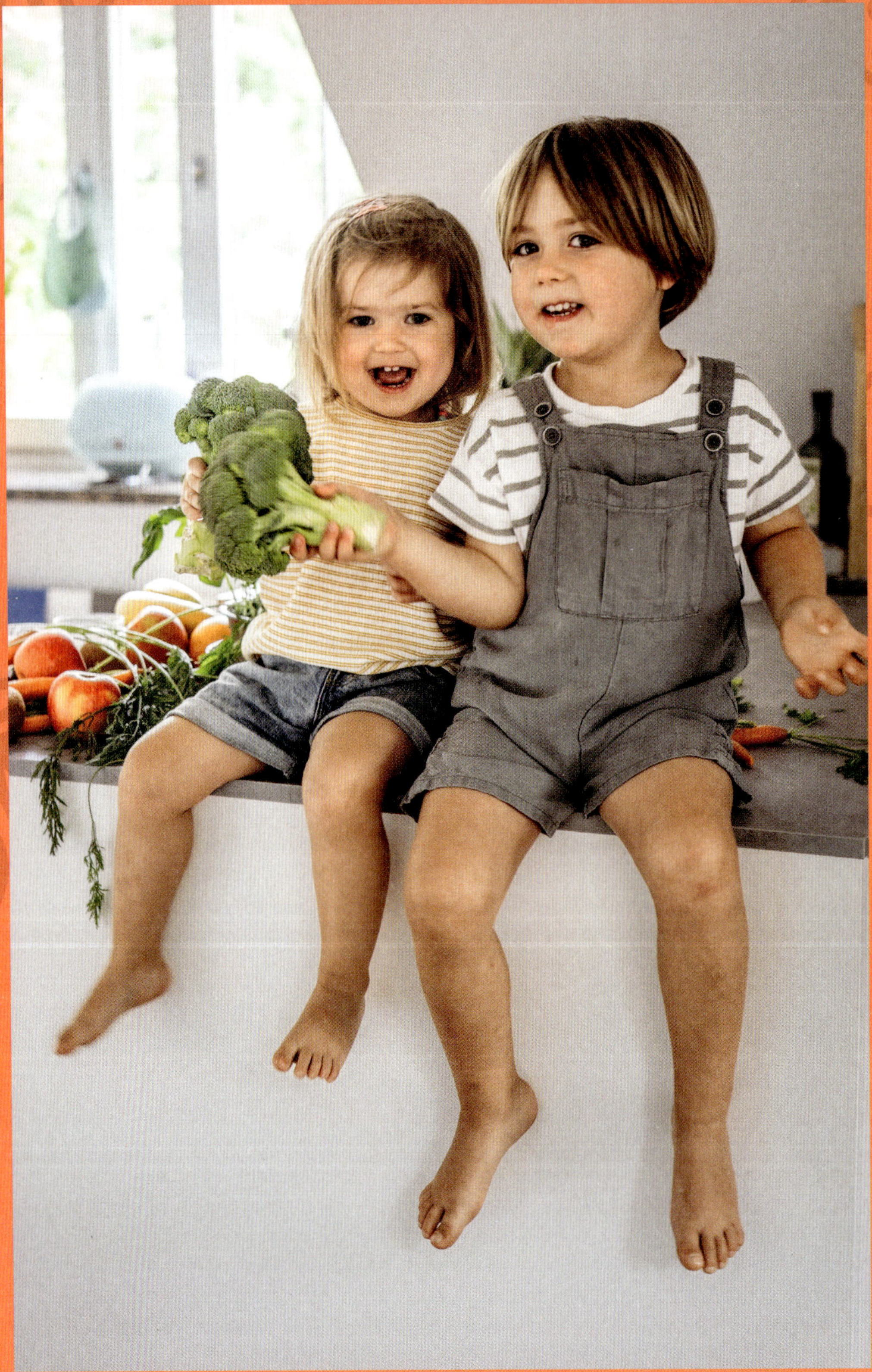

Teil 2

# Ernährung in den einzelnen Lebensphasen

Auch hinsichtlich der Ernährung birgt jede Alters- und Entwicklungsstufe deines Kindes ihre ganz eigenen Herausforderungen. Im Babyalter – der Beikostzeit – ist es die Umstellung von der Milch auf feste Kost, die vielen Eltern Sorge bereitet, im Kleinkindalter ist es das Kennenlernen und Ausprobieren neuer Lebensmittel, das manchmal nicht ganz reibungslos abläuft. Geht das Kind dann in den Kindergarten, kommen Einflüsse von außen hinzu, die die Eltern meist nicht kontrollieren können, was sich im Schulalter natürlich noch verstärkt. In diesem Teil des Buchs findest du Tipps, wie du jede Ernährungsphase deines Kindes optimal begleiten und gestalten kannst.

# Das Babyalter – die Beikostzeit

Mit Beikost werden all die Nahrungsmittel bezeichnet, die ein Baby zusätzlich zur Muttermilch oder Säuglingsnahrung bekommt, etwa Gemüse, Obst, Kartoffeln, Fleisch oder Getreide. Wie lange du dein Baby ausschließlich stillst oder mit Formulanahrung ernährst, hängt davon ab, wann es die Beikostreife erreicht und du die Ernährung mit der Beikost ergänzen kannst.

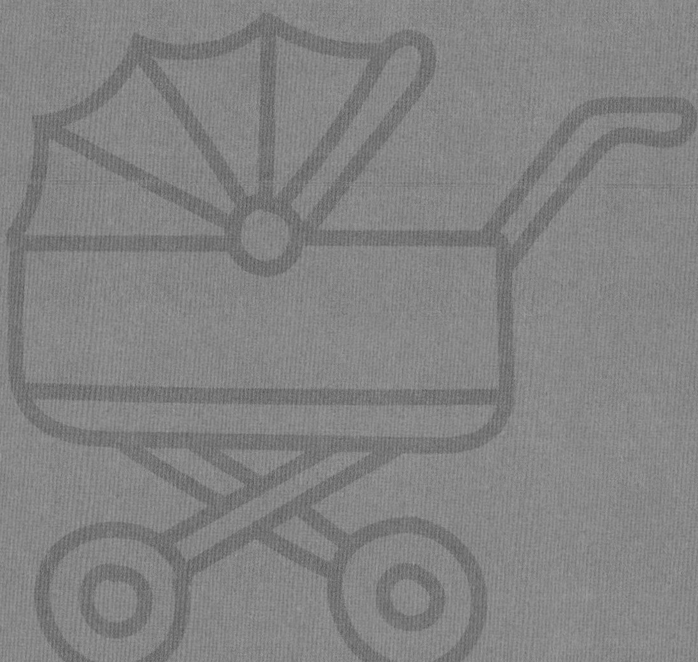

## Beikost, nicht Anstattkost: Warum Beikost nicht abstillen bedeutet

Bevor wir uns der Einführung der Beikost zuwenden, muss ein großes Missverständnis ausgeräumt werden. Nach wie vor denken viele Eltern, die Beikost ersetze das Stillen. Das erklärt auch, warum in Deutschland etwa 79 Prozent der Mütter nach neun Monaten und rund 92 Prozent nach zwölf Monaten abgestillt haben. Je nach Gesellschaft, in der wir leben, wird es als normal empfunden, Kinder nur vier Wochen oder bis zu vier Jahre zu stillen.

Der Name der BEIkost rührt daher, dass sie nebenBEI eingeführt wird und die Muttermilch nicht gewissermaßen von jetzt auf gleich ablösen sollte. Derzeit wird empfohlen, sechs Monate ausschließlich zu stillen und bis zum zweiten Geburtstag des Kindes oder darüber hinaus weiterzustillen – solange sich Mutter und Kind dabei wohlfühlen. Wird während der Beikosteinführung weitergestillt, sinkt das Risiko, eine Allergie auf verschiedene Nahrungsmittel zu entwickeln.

Studien zeigen, dass die in der Muttermilch vorkommenden langkettigen Fettsäuren langfristig positiv zur Gehirnentwicklung des Kindes beitragen können. Viele ebenfalls in der Muttermilch vorhandene antiinfektiöse Substanzen wie Immunglobuline, Lactoferrin und Lysozyme können sich auch im zweiten Lebenshalbjahr und darüber hinaus positiv auf die Infektabwehr auswirken. Schmerzhafte Mittelohrentzündungen oder Magen-Darm-Infekte treten bei gestillten Kindern seltener auf. Stillen reduziert das Risiko für Adipositas langfristig.

## Die Beikostreife

Die herkömmlichen Beikostpläne suggerieren, dass innerhalb von wenigen Wochen eine Stillmahlzeit nach der anderen durch die Beikost ersetzt werden kann. Erfahrungsgemäß ist das in der Realität oft nicht der Fall. Die meisten Babys zeigen zwar Interesse an der Beikost, beziehen aber einen Großteil der Kalorien auch im zweiten Lebenshalbjahr noch über die Muttermilch.[40]

Dein Baby hat in den ersten Lebensmonaten die Muttermilch, die Formulamilch oder beides kennengelernt. Nun kannst du seit einigen Wochen beobachten, dass das Interesse deines Kindes an anderer Nahrung gewachsen ist: Mit großen Augen verfolgt es dich beim Essen oder versucht, nach der Nahrung zu greifen. Um mit der Beikost zu beginnen, sollten jedoch auch einige andere Voraussetzungen unbedingt erfüllt sein.

Abhängig vom individuellen Entwicklungsstand deines Babys gibt es ein Zeitfenster, innerhalb dessen die Beikost eingeführt werden sollte: frühestens ab dem fünften Lebensmonat und spätestens ab dem siebten. Das hängt wie gesagt von den Beikostreifezeichen deines Kindes ab. Ignoriert man das Interesse und die Reifezeichen des Babys, kann es zu Problemen bis zur Fütterstörung kommen – dann hat sich das Entwicklungsfenster wieder geschlossen. Führt man die Beikost hingegen zu früh ein, sind die motorischen und kognitiven Fähigkeiten sowie Nieren und Magen-Darm-Trakt noch nicht ausreichend entwickelt und man riskiert Verschluckungsunfälle und Verdauungsprobleme.

Zudem hat eine andere Erkenntnis die Empfehlungen zur Beikosteinführung revolutioniert: Verzögert sich die Einführung der Beikost, steigt das Allergierisiko der Kinder im weiteren Leben. Diese Erkenntnis ist auch der Grund dafür, warum man davon abgekommen ist, bei jedem Kind pauschal bis zum sechsten Lebensmonat mit der Beikosteinführung zu warten. Zeigt ein Kind früher die Beikostreifezeichen, kann es hinsichtlich der Allergieprävention von der früheren Einführung durchaus profitieren.

## Verwirrende Etikettierung

Manche Hersteller etikettieren ihre Beikostgläschen mit der Aufschrift: »Nach dem 4. Lebensmonat«. Immer wieder wird deswegen schon zu früh – nämlich im vierten Lebensmonat – zur Beikost gegriffen. Korrekterweise sollten die Gläschen folgendermaßen beschriftet werden: »Frühestens ab dem 5. Lebensmonat, je nach Reifezeichen des Babys«.

Innerhalb des Zeitfensters zwischen dem fünften und dem siebten Lebensmonat gibt dein Kind das Tempo vor. Die Beikostreifezeichen sind individuell sehr unterschiedlich, weswegen die Einführung der Beikost auch individuell auf das Kind abgestimmt sein sollte.

Und noch ein Hinweis: Bei Frühgeborenen sollte der erste Kontakt mit der Beikost nach dem korrigierten, nicht nach dem tatsächlichen Alter erfolgen.

## Wann ist dein Baby so weit?

Vor der Einführung der Beikost sollten folgende Anzeichen erfüllt sein:

- Dein Baby kann mit Hilfe aufrecht sitzen und den Kopf selbstständig halten. Dein Baby muss nicht allein aufrecht sitzen können, das kann es durchschnittlich erst im Alter von neun Monaten, aber es sollte beim unterstützten Sitz auf deinem Schoß Stabilität im Oberkörper und Kopfkontrolle demonstrieren.
- Dein Baby kann einen Gegenstand greifen und ihn zum Mund führen. Anfänglich wird es die Nahrung noch mit der ganzen Hand greifen; später entwickelt sich die Feinmotorik, und bei kleinteiligerer Nahrung wird der Pinzettengriff eingesetzt.
- Dein Baby interessiert sich dafür, was Eltern, Geschwister und andere Personen essen. Voraussetzung dafür ist, dass dein Baby an den Familienmahlzeiten teilnehmen darf.

## Motorische Fähigkeiten in den ersten Lebensmonaten

| Alter | Grobmotorische Fähigkeiten | Feinmotorische Fähigkeiten | Mundmotorik | Fähigkeiten am Tisch |
|---|---|---|---|---|
| Geburt bis 5 Monate | Zunächst kaum Kopfkontrolle, ab einem Alter von 3 bis 5 Monaten zunehmende Kopfkontrolle | Das Kind lernt, ein Spielzeug zum Mund zu führen | Koordination von Saugen, Schlucken und Atmen | Stillen, Trinken an der Flasche, Nuckeln |
| 4 bis 7 Monate | Gute Kopfkontrolle, Sitzen mit elterlicher Unterstützung (auf dem Schoß) | Das Kind greift mit der ganzen Hand nach Gegenständen | Das Kind kann pürierte Kost mit der Zunge nach hinten zum Schlucken bewegen; es öffnet den Mund, wenn ein Löffel kommt | Das Kind isst pürierte Kost |
| 5 bis 9 Monate | Sitzen ohne Unterstützung, beginnendes Krabbeln | Beginnende Benutzung des Pinzettengriffs, um Gegenstände aufzuheben | Lippenschluss um den Löffel; das Kind kann Essen zwischen den Kauleisten und Zähnen zum Kauen hin und her bewegen | Das Kind isst pürierte Kost und weiches Fingerfood; es fängt an, eigenständig zu essen, und trinkt mit Hilfe aus der Tasse |
| 8 bis 11 Monate | Problemloses eigenständiges Sitzen; das Kind führt Essen mit der Hand zum Mund | Problemlose Benutzung des Pinzettengriffs; das Kind hält Tassen und Löffel | Das Kind benutzt die Zunge, um Nahrung von der einen zur anderen Seite zu schieben; es schluckt mit geschlossenem Mund | Das Kind trinkt eigenständig aus einer Schnabeltasse; es isst kleinteiligeres Essen und spielt mit dem Löffel |
| 10 bis 12 Monate | Das Kind zieht sich in den Stand | Das Kind hält die Schnabeltasse problemlos und führt den Löffel zum Mund | Das Kind trinkt mit Strohhalm; effektives Kauen | Eigenständiges Füttern mit dem Löffel; das Kind isst Fingerfood, gewöhnt sich an unterschiedliche Konsistenzen und trinkt aus offenen Tassen |
| 12 bis 24 Monate | Das Kind läuft allein | Das Kind benutzt Besteck, um Nahrung aufzunehmen; Selbstfütterung mit dem Löffel | Das Kind kaut auch härtere Konsistenzen; die Zunge bewegt das Essen problemlos im Mund | Das Kind hält eine Tasse mit beiden Händen; die Benutzung des Bestecks wird einfacher |

Quelle: Castle, J., Jacobsen, M.: *Fearless Feeding: How to Raise Healthy Eaters from High Chair to High School.* Wiley-VCH GmbH, San Francisco, 2013.

- Dein Baby verlangt nach dem, was andere essen. Zunächst wird dieses Zeichen des Interesses gern als Hunger fehlinterpretiert. Noch hat dein Baby aber nicht die Erfahrung gemacht, dass diese Nahrung sättigt – sein Verlangen ist also von Neugierde, nicht von Hunger geleitet.
- Dein Baby öffnet den Mund, wenn der Löffel kommt.
- Der Zungenstoßreflex ist abgeschwächt: Dein Baby drückt den Brei nicht mehr mit der Zunge aus dem Mund. Gleichzeitig beginnt dein Baby als Zeichen der vermehrten Zungenbeweglichkeit, bei Mahlzeiten andere Kau- und Mahlbewegungen zu üben.
- Kinder sollen nicht nur die verschiedensten Geschmacksarten kennenlernen, sie müssen auch motorisch essen lernen. Dafür gibt es während der Entwicklung Zeitfenster, die beachtet werden sollten. Die Beikostreife bedingt sich durch das Erlernen grob- und feinmotorischer Fähigkeiten und das Erlernen der Mundmotorik. Wie du mit dem passenden Nahrungsangebot auf die neu erworbenen Fähigkeiten deines Kindes reagieren kannst, zeigt die Tabelle auf Seite 49.
- Der erste Zahn muss nicht durchgebrochen sein, um mit der Beikost zu beginnen, denn auch mit der Kauleiste kann gekaut werden. Meine Tochter bekam ihren ersten Zahn mit elf Monaten – ein Zeitpunkt, der für das Einführen der Beikost viel zu spät gewesen wäre.

## Eintauchen in die Welt der Beikost – Umgebung, Stimmung, Begleitung

Dein Baby ist nun beikostreif, und wir tauchen in den »Dschungel« der Beikostwelt ein. Dabei spielt das Wie – die Umgebung, die Stimmung beim Essen und die Begleitung der kleinen Esser – eine ebenso große Rolle wie das Was. All diese Faktoren tragen maßgeblich dazu bei, mit welchen Gefühlen das Kind dem Essen erstmals begegnet. Sind Mahlzeiten ein Teil des Tages, auf den es sich freut, den es mitgestaltet und bei dem die Familie gemeinsame Zeit genießt? Oder sind die Mahlzeiten für das Kind mit Druck und Stress verbunden? Je mehr ich mich als Ärztin und Mutter mit dem Wie befasste, desto mehr verstand ich, wie ausschlaggebend dieses Wissen ist und wie wenig es zugleich an die Eltern herangetragen wird.

### Das richtige Equipment im ersten Lebensjahr

Mittlerweile explodiert das Baby- und Kinderequipment rund um die Ernährung geradezu. Deswegen möchte ich dir in diesem Kapitel eine kurze Übersicht über notwendiges, empfehlenswertes, überflüssiges und schädliches Equipment an die Hand geben.

**Sitzen im Hochstuhl**

In den Hochstuhl geht es erst, wenn sich dein Baby selbstständig in die Sitzposition bringen kann, was durchschnittlich im Alter von neun Monaten der Fall ist.

Davor sollte dein Kind noch nicht (auch nicht mit Polstern oder Sitzverkleinerern) im Hochstuhl sitzen. Polster und Sitzverkleinerer täuschen eine Rumpfstabilität vor, die tatsächlich noch nicht vorhanden ist. Auch Wippen oder schräg gestellte Aufsätze können zu Verschluckungsunfällen führen. Im Unterschied zum Hochstuhl gleicht der elterliche Schoß kleine Instabilitäten dynamisch aus. Zu Beginn der Beikosteinführung sitzt dein Baby also am besten auf deinem Schoß.

Sobald das Baby stabil genug ist und im Hochstuhl sitzen kann, gibt es auch hier einiges zu beachten:

- Die Lehne des Hochstuhls sollte steil sein, sodass dein Baby aufrecht sitzt. Aufrechtes Sitzen verringert das Verschluckungsrisiko.
- Der Hochstuhl ist kein Daueraufenthaltsort – auch nicht für Babys, die hier den Überblick genießen.
- Die Feinmotorik hängt von der Grobmotorik ab. Das bedeutet, dass dein Kind die feinmotorischen Herausforderungen nur meistern kann, wenn der restliche Körper stabil ist.
- Der Hochstuhl sollte standfest sein, mitwachsen können und über eine Fußstütze verfügen.
- Die verstellbare Fußstütze dient dem Halt und gibt einen Aufrichtungsimpuls an den Rumpf weiter. Ein stabiler Rumpf ist die Voraussetzung dafür, dass die Arme frei bewegt werden können, Kopfkontrolle ausgeübt wird und das Verschluckungsrisiko minimiert wird.
- Wenn du einen Hochstuhl mit Tisch besitzt, sollte dieser ungefähr auf der Höhe des unteren Brustbeins platziert sein. Die Ellbogen sollten bequem auf dem Tisch abzulegen sein. Am besten eignen sich Hochstühle mit einem abnehmbaren Tisch: Wenn das Kind alt genug ist, kann der Hochstuhl an den Tisch geschoben werden.
- Viele Babys und Kleinkinder lieben die Höhe des Hochstuhls und versuchen, aus ihm herauszuklettern oder in ihm aufzustehen. Deswegen empfehle ich dir zur Sicherheit deines Kindes unbedingt einen Hochstuhl mit Gurt.

**Lätzchen – Kleckerschutz für Tisch, Boden und Baby**
Dein Baby muss das Essen erst einmal lernen. Es wird mit der Zeit geschickter werden, trotzdem gehört es dazu, dass zunächst mehr Essen in der Umgebung deines Babys landet als in seinem Mund. Als Eltern übt man sich da in Geduld und besorgt sich das Equipment, das auch elterliche Nerven schont.

So empfiehlt es sich etwa, bei empfindlichen Böden eine abwischbare Unterlage unter den Hochstuhl zu legen. Die Kleidung des Babys wird mit Langarm-Lätzchen am besten geschützt. Für Babys mit sensibler Haut können diese aber unangenehm sein und die Freude am Essen mindern. Alternativ gibt es Baumwoll-Schlupflätzchen, die nicht im Nacken zusammengebunden werden müssen, sondern übergezogen werden. Andere Familien kommen mit Silikonlätzchen mit Auffangschale am besten zurecht. Welcher Kleckerschutz auch genommen wird: Er sollte sowohl die Eltern entspannen als auch dem Baby angenehm sein.

**Baby- und Kindergeschirr – auf schadstoffarmes Material achten**

Kindergeschirr wird häufig aus bruchsicherem und spülmaschinenfestem Melaminharz hergestellt. In Kontakt mit heißen Speisen, in der Mikrowelle und bei längerer Benutzung können jedoch Schadstoffe aus dem Geschirr in die Lebensmittel gelangen. Diese Schadstoffe können allergen wirksam sein (Formaldehyd) oder potenziell die Nieren schädigen (Melamin). Auch dem Babygeschirr aus Bambus oder Maismehl sind oft Melamin und Formaldehyd zugesetzt.

Plastikgeschirr sollte frei von BPA (Bisphenol A) und Phthalaten (Weichmacher) sein, schädliche Inhaltsstoffe, die bei Kontakt mit warmen Speisen in diese übergehen können. Geschirr aus Biopolyethylen verzichtet auf Plastik auf Erdölbasis, ebenso kommt Geschirr aus Silikon ohne Plastik aus Erdöl aus. Beides ist nicht biologisch abbaubar, wird im Alltag wegen der Bruchsicherheit und der guten Abwaschbarkeit aber gern verwendet. Besonders dem Silikongeschirr haften allerdings früher oder später unangenehme Gerüche an. Eine nachhaltigere Alternative ist Geschirr aus Edelstahl, Glas oder Porzellan.

Die wenigsten Erwachsenen können es nachvollziehen, doch die meisten Kinder mögen es nicht, wenn sich die verschiedenen Lebensmittel auf dem Teller berühren. Hier schaffen Teller mit Unterteilungen Abhilfe. Sie helfen dem Baby zudem dabei, die Nahrung gegen den Widerstand der Unterteilungen aufzunehmen. Trotzdem darfst du dein Kind hin und wieder auch mit einem Teller ohne Unterteilungen herausfordern.

Ich persönlich empfinde für den Anfang Baby- und Kindergeschirr mit Saugnäpfen an der Unterseite als wahren Segen. Du vermeidest damit nicht nur das bei deinem Kind ausgesprochen beliebte Hinunterwerfen des Geschirrs, sondern erleichterst deinem Baby das Essen auch dadurch, dass die Teller nicht auf dem Tisch herumrutschen können.

Tipp

## Die »Nein-Schüssel«

Wenn dein Baby oder Kleinkind wie fast alle Kinder große Freude daran hat, unbeliebtes Essen auf den Boden zu werfen, lohnt sich möglicherweise die Anschaffung einer sogenannten Nein-Schüssel: In diese Schüssel dürfen die unbeliebten Lebensmittel gegeben werden.

### Das richtige Besteck

In den ersten Monaten wird dein Kind zum Essen die Hände benutzen und darf das auch. Das Ertasten und Erfühlen der Lebensmittel ist ein wichtiger Teil des Kennenlernprozesses. Wenn du dein Baby fütterst, kann ein Löffel mit einer normalen Stiellänge benutzt werden. Die Löffelspitze sollte flach geformt sein. Wenn dein Baby selbst Besteck benutzt, empfiehlt es sich für die bessere koordinative Kontrolle und ein größeres Wohlgefühl, mit einem Löffel und einer Gabel zu beginnen, die deutlich kürzere und dickere Stiele haben als normal großes Besteck. Am besten eignen sich Löffel und Gabeln, die so groß sind wie die Faust deines Babys. Stell dir einmal vor, du müsstest einen Brei mit einem großen Kochlöffel löffeln. Die Länge des Stiels wird es dir schwer machen, den Brei unfallfrei zum Mund zu bewegen. Ähnlich fühlen sich normal große Löffel und Gabeln für Babys an. Zudem sollte die Gabel weiche und abgerundete Zinken aufweisen, um Verletzungen zu vermeiden.

Wenn dein Baby den Löffel noch nicht gut zum Mund balancieren kann, empfiehlt sich ein sogenannter Starter-Löffel mit strukturierter Oberfläche. Auf dieser bleibt die Nahrung besser hängen, und das Aufnehmen mit dem Löffel kann mit mehr Freude gelernt werden.

### Offene Gefäße

Am besten bietest du das Wasser oder den ungesüßten Tee von Anfang an in einer offenen kleinen Tasse, einer Espressotasse oder in einem kleinen Schnapsglas an. Babys tun sich mit kleinen Gefäßen für den Anfang leichter. Befülle die offene Trinktasse mit etwas Wasser und unterstütze dein Baby beim Trinken. Anfänglich neigen die meisten Babys dazu, das Wasser über sich zu schütten. Du kannst das vermeiden, indem du die Tasse, nachdem dein Baby einen Schluck getrunken hat, sanft vom Mund löst und sie gemeinsam mit deinem Baby wieder auf den Tisch stellst. Dein Baby wird den Dreh so schnell herausbekommen.

Du musst dich nicht zwischen einem Strohhalmbecher und einem offenen Gefäß entscheiden. Es ist durchaus sinnvoll, neben dem Trinken aus dem offenen Gefäß auch das Trinken aus dem Strohhalmbecher zu fördern. Indem das Kind mit einem Halm trinkt, verlernt es nämlich den Reflex, an einer Flasche zu saugen, und trainiert die Mundmotorik.

### Schnabeltassen und Trinklernflaschen

Der Markt boomt vor auslaufsicheren, süßen Trinklernfläschchen für Babys. Doch so praktisch die Trinklernflaschen für unterwegs auch sind, zu Hause am Esstisch haben sie wenig zu suchen, da sie den natürlichen Trinklernprozess behindern. Kinder, die von Beginn an aus einem offenen Becher trinken, brauchen zwar länger für den Lernprozess, meistern das Trinken insgesamt aber früher. Kinder, die mit einem Trinklernbecher trinken lernen, durchlaufen letztlich zwei verschiedene Lernprozesse: einmal das Trinken aus dem Trinklernbecher und anschließend das Trinken aus dem offenen Becher.

*Praktisch, aber nicht förderlich: Schnabeltassen (links) und 360-Grad-Becher, sogenannte Magic Cups, sollten nicht zu Hause, sondern nur unterwegs eingesetzt werden.*

Viele Eltern greifen gern zu den praktischen Schnabeltassen. Diese befördern durch den Ausgießer allerdings ein unreifes Schluckmuster und behindern das Erlernen eines reifen Schluckmusters, bei dem die Zunge hinter den oberen Schneidezähnen anliegen müsste, um dort ihre Kraft auszuüben. Bei einem übermäßigen Gebrauch solcher Schnabeltassen kann das unreife Schluckmuster einen Rattenschwanz an anderen Problemen der muskelfunktionellen Entwicklung wie Artikulationsstörungen, eine schlaffe Gesichtsmuskulatur und Zahnfehlstellungen nach sich ziehen. Auch das Saugen an einem 360-Grad-Becher (bekannt als »Magic Cup«) befördert ein unreifes Schluckmuster, weil auch hier durch die Membran die Zungenspitze beim Schlucken nicht an den Gaumen hinter den oberen Schneidezähnen gelegt werden kann. Solltest du auf die Praktikabilität einer Schnabeltasse bzw. eines 360-Grad-Bechers nicht verzichten wollen, achte darauf, sie nur unterwegs einzusetzen und dein Baby zu Hause an die offene Tasse heranzuführen.

## Mahlzeiten begleiten und servieren

Babys sind in puncto Stress sehr feinfühlig: Deine Einstellung und Stimmung spiegeln sich im Essverhalten deines Babys wider. Versuche deswegen, eine neugierige Haltung ohne Erwartung an den Tag zu legen. Sei neugierig darauf, wie sich dein Baby während der Mahlzeit verhält. Hat es Hunger und Interesse oder möchte es eher mit den Lebensmitteln spielen? All das ist normal. Versuche, dich von einer Erwartungshaltung zu befreien, wie und was dein Baby essen wird.

Dein Baby sollte bei seiner Beikostmahlzeit weder müde noch satt sein. Auch Babys, die schon zu hungrig sind, essen schlechter. Die ungewohnte Beikost verlangt anfangs Konzentration und Geduld. Zu hungrige Babys können diese Eigenschaften nicht mitbringen und wenden sich lieber der vertrauten Brust oder Flasche zu.

Babys im zweiten Lebenshalbjahr können je nach Veranlagung unterschiedlich lange wach bleiben. Ein guter Zeitpunkt für die Beikost ist meist zwischen 30 und 90 Mi-

Info

## Vorbildrolle der Eltern

Leider haben nicht alle Erwachsenen eine entspannte und freudige Beziehung zum Essen. Bei vielen schwingen unangenehme Gefühle und in der Vergangenheit Erlebtes mit. Wenn wir uns dessen jedoch nicht bewusst sind, können wir Gefühle und Erfahrungen auf unsere Kinder übertragen und somit ihr Essverhalten – meist negativ – beeinflussen.

Deshalb lohnt es sich, sich einmal folgende Fragen zu stellen: Wurde ich als Kind zum Essen gezwungen, obwohl ich nicht hungrig war? Schmeckte es mir selten und konnte ich wenig Genuss empfinden? Oder wurde ich umgekehrt gemaßregelt und bekam nicht genug? Musste ich mich mit meinen Geschwistern ums Essen streiten und immer schnell »zuschlagen«, um satt ins Bett gehen zu können? Oder empfand ich mich bzw. empfand mein Umfeld mich während des Heranwachsens als zu dick? Schämte ich mich für mein Essverhalten? War Essen eine Belohnung oder ein Trost für mich? Wie war die Stimmung am Tisch?

Ebenso lohnenswert ist es, über das aktuelle Essverhalten nachzudenken: Genieße ich meine Mahlzeiten? Welches Vorbild gebe ich ab? Esse ich meine Mahlzeiten entspannt? Kocht die Familie gemeinsam, sitzen alle am Familientisch? Sorge ich mich um mein Gewicht oder um das Gewicht meiner Familienangehörigen? Welche Rolle spielt die Ernährung in meinem Leben? Bedeutet Ernährung Freude?

Welche Bedeutung hat die Ernährung deines Babys für dich? Hat sie mit Kontrolle oder Angst zu tun, hat sie mit Liebe zu tun? Haben die Mahlzeiten mit der Familie einen besonderen Platz oder sind sie Teil einer To-do-Liste?

Diese exemplarischen Fragen gemeinsam zu beantworten, kann ungemein dabei helfen, sich seiner eigenen Muster und Projektionen bewusst zu werden. Nur durch das Bewusstwerden der eigenen Ernährungsgeschichte können transgenerationale Projektionen aufgelöst und die Geschichte kann neu geschrieben werden.

nuten nach der letzten Milchmahlzeit. Doch das ist sicherlich individuell und kann durch die Eltern spielerisch herausgefunden werden.

Ist der richtige Zeitpunkt gefunden, gilt es, sich voll und ganz auf die Mahlzeit zu konzentrieren. Damit das sowohl auf der Baby- als auch auf der elterlichen Seite gut klappt, sollten Fernseher, Radio und Smartphone ausgeschaltet und alle Spielzeuge vom Tisch entfernt werden. Haustiere sollten sich während der Mahlzeit in einem anderen Raum aufhalten. Besonders Hunde lieben es, wenn Babys und Kleinkinder essen, weil in der Regel viel für sie abfällt.

Elena besuchte mich mit ihrem aufgeweckten, neun Monate alten Sohn Benno. Er wurde nach wie vor gestillt, liebte die Brust und lehnte Flasche und Schnuller ab. Die Beikost nahm er seit zehn Wochen nur sehr zögerlich an: Er aß maximal löffelchenweise oder nuckelte hin und wieder an einer Banane. Elena hatte herausgefunden, dass Benno besser aß, wenn sie beim Essen Kinderfilme auf dem Tablet laufen ließ. Dann konnte sie ihm Löffel um Löffel füttern, er schluckte ganz automatisch. Manchmal funktionierte das auch mit Singen und Grimassenschneiden. Ich war froh, dass Elena mir so ehrlich von den Fütersituationen berichtete. Gemeinsam besprachen wir, dass jegliche Form der Ablenkung Benno bei einem sehr wichtigen Lernprozess behinderte. Es war zunächst nicht wichtig, wie viel Benno aß, sondern dass er das Essen lernte und Elena die richtige Umgebung dafür schuf. Denn bei Kindern, die beim Essen abgelenkt werden, steigt das Verschluckungsrisiko.

**Essen in Gesellschaft**

Sobald das Baby schon etwas allein essen kann, ist es für viele Eltern unglaublich verführerisch, liegen gebliebene Aufgaben wie das Anschalten der Spülmaschine schnell nebenbei zu erledigen. Dein Baby sollte beim Essen aber unbedingt begleitet werden – nicht nur aus Sicherheitsgründen, sondern auch, weil dein Baby zum Essenlernen dein unmittelbares Feedback braucht. Am besten isst du (oder die Familie) mit deinem Kind. Solltest du zu den Mahlzeiten deines Babys nicht hungrig sein, nimm dir einen kleinen Snack oder ein Getränk mit an den Tisch, damit dein Baby an deinem Vorbild lernen kann. Stell den Hochstuhl direkt an den Tisch, um deinem Baby den positiven gesellschaftlichen Effekt gemeinsamer Familienmahlzeiten näherzubringen.

Setz dein Baby in den Hochstuhl oder etwas seitlich so auf deinen Schoß, dass du das Gesicht des Babys während des gesamten Essens gut beobachten kannst. Beim Baby-led Weaning (siehe S. 79ff.) bietest du deinem Baby einen bis maximal drei Fingerfood-Schnitze an. Du kannst diese auf den Tisch oder den Teller legen oder sie deinem Baby hinhalten, bis es selbstständig zugreift. Vermeide es, deinem Kind Nahrung in den Mund zu stecken. Zum einen wird dabei die fehlende Bereitschaft des Babys zu essen ignoriert, zum anderen erhöht man damit das Verschluckungsrisiko. Fütterst du dein Baby mit Brei, nimmst du einen Löffel Brei auf und hältst ihn deinem Baby hin. Warte, bis es den Mund von sich aus öffnet und zu probieren bereit ist.

## Impulse für entspannte Mahlzeiten

**Verschaff deinem Baby Platz.** Dein Kind nimmt an der Mahlzeit teil, ist aber nicht deren Dreh- und Angelpunkt. Manche Eltern belagern ihr Baby beim Essen regelrecht, sie beobachten kritisch jeden Bissen und üben so Druck auf das Kind aus, wenn auch unbewusst. Aus diesem Grund empfehle ich den Eltern, immer auch selbst eine Kleinigkeit für sich selbst zum Essen oder Trinken mit am Tisch zu haben oder gemeinsame Familienmahlzeiten einzurichten. So können sie das Baby füttern und die Aufmerksamkeit zwischendurch auf die eigene Mahlzeit oder die anderen Familienmitglieder richten.

**Dein Baby weiß, was es braucht.** Du entscheidest, wann und was es zu essen gibt, dein Baby entscheidet, ob und wie viel es isst. Das bedeutet auch, dass du deinem Baby mehr gibst, wenn es mehr möchte – so lange, bis es satt ist. Ob du die erste Baby-Beikostmahlzeit am Morgen, mittags oder abends servierst, ist dir überlassen. Wann immer du die meisten zeitlichen Ressourcen hast, dein Baby ganz entspannt beim Essen zu begleiten, ist die beste Zeit. Sobald die erste Mahlzeit erfolgreich eingeführt ist, darf die zweite Mahlzeit aufgebaut werden. Dabei bleibt Milch lange die Hauptnahrungsquelle.

**Nutze die Honeymoon-Phase.** Im ersten Lebensjahr neigt ein Großteil der Babys dazu, neue und unbekannte Lebensmittel relativ unkritisch zu probieren. Nutze diese Phase, um deinem Baby eine möglichst breite Vielfalt an Geschmäckern nahezubringen. Genauso wie Erwachsene sollten auch Babys abwechslungsreich und vollwertig ernährt werden. Nicht jede Mutter und nicht jeder Vater weiß, was genau unter einer vollwertigen Ernährung zu verstehen ist. Ab Seite 67 erfährst du mehr über die perfekte Zusammensetzung einer Babymahlzeit.

**Vergiss deine Erwartungen.** Insbesondere in den ersten Wochen der Beikosteinführung solltest du deine Erwartungen in Bezug darauf, wie viel dein Baby isst, über Bord werfen. Nicht umsonst gibt es den Spruch »Food under one is just fun«. Die Beikost ist vor allem in den ersten Lebenswochen – bei manchen Kindern auch Lebensmonaten – als ein Lerngebiet zu sehen. Viele Babys beziehen ihre Energie im ersten Lebensjahr zum großen Teil aus der (Mutter-)Milch. Um die Nahrung kennen- und essen zu lernen, mag dir nicht jeder Schritt deines Babys sinnvoll erscheinen. Es kann sein, dass dein Baby anfänglich viel würgt oder die Lebensmittel in den Mund nimmt und sie wieder ausspuckt; vielleicht betastet es sie auch nur mit der Hand. All diese Aktionen sind Teil des natürlichen Kennenlernprozesses. Lass dich davon nicht verwirren und biete ab Beikostreife ohne Druck mindestens einmal am Tag etwas zu essen an.

**Lass dich nicht von einem angeekelten Gesichtsausdruck irritieren.** Viele Babys verziehen bei ungewohnten oder überraschenden Geschmäckern auf sehr niedliche Weise das Gesicht. Viele Eltern bieten unter der Annahme, das Baby würde sich ekeln, das Lebensmittel danach nicht mehr an. Sie vergessen dabei, wie ungewohnt und unerwartet manche Geschmacksrichtungen für ihr Baby sind und dass das Baby die Fähigkeit hat, sich daran zu gewöhnen. Genau das Gegenteil wäre also richtig: Dein Ziel ist es, dein Baby weiterhin auch mit ungewohnten Lebensmitteln zu konfrontieren.

**Lass das Spielen zu.** Das Spiel mit Lebensmitteln ist Teil des Kennenlernprozesses. Auch wenn die Kleckerei manchmal schwer auszuhalten ist – das weiß ich aus eigener Erfahrung –, sollte dein Baby mit dem Essen spielen dürfen. Es tastet sich damit an ungewohnte Lebensmittel heran und bewertet Konsistenz und Geschmack. Es macht sich mit dem Lebensmittel vertraut. Wenn du das im Hinterkopf behältst, kannst du dich sicherlich besser entspannen, wenn dein Baby wieder einmal voller Freude auf seinem Teller herummatscht.

## Babys richtig mit dem Löffel füttern

Wenn es mit dem Beikoststart losgeht, drehen sich die Gedanken der Eltern viel darum, was sie ihrem Baby anbieten können – und aus meiner Erfahrung zu wenig darum, wie sie es dem Baby anbieten. Beim Füttern mit dem Löffel kann einiges schiefgehen, was dazu führt, dass das Baby die Mahlzeiten nicht mehr genießt und sie sogar verweigert. Deswegen habe ich für dich die wichtigsten Tipps zum richtigen Füttern mit dem Löffel zusammengefasst:

- Achte genau auf die Mimik und Gestik deines Kindes und versuche zu erkennen, ob es bereit und hungrig ist.
- Nimm etwas Brei mit dem Löffel auf und halte den Löffel einige Zentimeter vor den Mund deines Babys.
- Nun warte, bis dein Baby den Mund öffnet und sich die wenigen Zentimeter zu deinem Löffel vorlehnt. Wenn der Löffel im Mund deines Babys ist, darf dein Baby die Arbeit machen: Es schließt die Lippen und nimmt den Brei eigenständig mit dem Mund vom Löffel. Im Mund wird der Brei mit der Zunge von vorn nach hinten befördert. Es dauert ein wenig, bis das Baby versteht, dass es mitarbeiten muss, und die richtige Mundmotorik erlernt hat. Bei diesem Punkt beobachte ich die meisten »Fehler«. Viele Eltern neigen dazu, den Löffel an der Oberlippe oder am harten Gaumen abzuwischen. So kann dein Baby wichtige Schritte der Mundmotorik nicht erlernen. Der Brei landet an der Oberlippe und kann schlechter mit der Zunge nach hinten befördert werden.
- Lass dir Zeit. Warte, bis dein Baby den Brei geschluckt hat und seine Aufmerksamkeit wieder auf dich richtet, bevor du den nächsten Löffel anbietest.

### Das solltest du vermeiden

- Vermeide es, während des Fütterns ständig den Mund deines Babys abzuwischen. Das kann die Freude beim Essen deutlich trüben. Manche Babys sind um den Mund herum so sensibel, dass das ständige Abwischen sogar dazu führen kann, dass sie nicht weiteressen wollen.
- Wenn dein Baby nach dem Löffel greift, versuche, diese mutige Eigeninitiative nicht zu unterbinden. Auch wenn dein Baby mit dem Löffel noch üben muss, wollen wir jede Initiative in Richtung Selbstständigkeit fördern. Babys, denen die Möglichkeit zum eigenständigen Essen genommen wird, neigen dazu, sich überdurchschnittlich lange ausschließlich von den Eltern füttern zu lassen.

Tipp

## Tipps zum Füttern mit Fingerfood

**Die Größe des Fingerfoods passend zur motorischen Fähigkeit des Kindes wählen.** Wenn dein Baby mit Fingerfood startet, muss es sich zunächst auf seinen Greifreflex verlassen. Die angebotenen Stückchen sollten also so groß sein, dass sie gut mit der Babyfaust umschlossen werden können und trotzdem noch ausreichend aus der Faust herausragen. Kleinere Stücke sollten erst dann angeboten werden, wenn das Baby auch kleinteiligeres Spielzeug mit den Fingern aufnehmen kann. Als gute Orientierung dafür, wie groß das angebotene Fingerfood sein sollte, kann dir dein kleiner Finger dienen.

**Pürierte Kost ist erlaubt.** Auch pürierte oder weichere Kost wie beispielsweise Joghurt, Haferflocken oder Avocadomus darf serviert werden. Du kannst diese Lebensmittel auf einem Teller verteilen, und dein Baby darf sie mit den Fingern aufnehmen. Alternativ kannst du einen sogenannten Starter-Löffel dafür anbieten (siehe S. 53). Eine andere Möglichkeit bestünde darin, weiche Lebensmittel zusammen mit Reis oder Couscous anzubieten. Miteinander vermischt ergeben sie eine leicht aufzunehmende Konsistenz für dein Baby.

**Beginne mit der richtigen Konsistenz.** Am Anfang sollte das angebotene Fingerfood zwischen deinem Daumen und Zeigefinger für dich leicht zerdrückbar sein. Auf diese Weise wird die optimale Koch- oder Bratzeit des Lebensmittels bestimmt. Ein Kartoffel-Wellenschneider kann rutschigen Lebensmitteln eine bessere Greifbarkeit verleihen. Alternativ kannst du beispielsweise bei Banane oder Avocado für die bessere Greifbarkeit etwas Schale dranlassen. Dein Baby wird schnell begreifen, dass dieser Teil nicht essbar ist.

**Baue die Mahlzeiten Schritt für Schritt auf.** Bei der Einführung von Fingerfood solltest du nicht mit zu ambitionierten Rezepten beginnen, denn dein Baby wird einige Wochen bis vielleicht sogar Monate brauchen, um ganze Mahlzeiten zu essen. Aus diesem Grund reicht es für den Anfang absolut aus, dem Kind beispielsweise etwas Banane oder Avocado anzubieten. Sobald dein Baby mehr und mehr isst, kannst du dich an die ersten vollständigen Babygerichte wagen und Mahlzeiten mit verschiedenen Konsistenzen anbieten.

**Mach dir das Leben etwas leichter.** Von fast jedem Familienessen kann ein Baby-led-Weaning-Teller abgezweigt werden, so musst du nicht immer etwas eigens für dein Kind vorbereiten. Biete die Bestandteile des Gerichts zunächst einzeln an, achte dabei auf die adäquate Konsistenz und würze ein wenig zurückhaltender.

- Die Erwartungshaltung, dass das Baby mehr essen sollte, führt manchmal dazu, dass die Eltern anfangen, ihr Baby beim Essen durch Medien oder das Flugzeugspiel abzulenken. Aus dieser Situation kommen sie irgendwann nicht mehr heraus. Das Baby assoziiert Essen mit Medien oder Entertainment und fordert das schon bald ein.

## Typische Herausforderungen in der Beikostzeit

Die meisten Eltern machen während der Beikostzeit ganz ähnliche Erfahrungen und sehen sich vor ähnliche Herausforderungen gestellt. Manche Babys verabschieden sich nur ungern von der Muttermilch, manche sind hinsichtlich der bevorzugten Beikost ausgesprochen wählerisch, manche verweigern bestimmte Nahrungsmittel ganz – und zeigen das etwa, indem sie sie auf den Boden werfen. Doch keine Angst: Du bist nicht allein!

### Die (Mutter-)Milchliebhaber

Dein Baby fällt im ersten Lebensjahr in die Kategorie Säugling. Dieser Name ist kein Zufall und im ersten Lebensjahr sowie auch darüber hinaus Programm. Milch ist für Babys weit mehr als die reine Nahrungsaufnahme: Sie bedeutet Nähe, Vertrauen, Geborgenheit. Außerdem ist das Trinken der Milch bekanntes Terrain und schon erlernt. Bei der Einführung der Beikost steht deswegen nicht das Wieviel im Vordergrund, sondern das Was und Wie. Auch wenn dein Baby seinen Kalorienbedarf noch größtenteils über die Milch deckt, wollen wir eine Entwicklung hin zu anderen Lebensmitteln anstoßen – nicht nur um bestimmte Nährstoffgruppen wie Eisen abzudecken, sondern auch um die mundmotorischen Fähigkeiten zu erweitern.

Generell solltest du auch bei einem (mutter-)milchliebenden Baby eine Entwicklung beobachten. Dein Baby sollte nach und nach mehr Interesse an der Beikost zeigen und verschiedene Konsistenzen und Lebensmittel kennenlernen. Besonders eisenhaltige Lebensmittel sind in diesem Alter wichtig.

Dabei hilft es, wenn dein Baby zu den Mahlzeiten angenehm hungrig ist. Ein Abstand von 30 bis 90 Minuten von der letzten Milchmahlzeit scheint sich bei vielen bewährt zu haben. Nachdem du deinem Baby ohne Druck die Mahlzeit serviert hast, darf anschließend der restliche Kalorienbedarf über die Muttermilch gedeckt werden.

Babys, die Milch mit der Flasche bekommen, können ab der Beikostreife tagsüber langsam auf offene Tassen umgestellt werden. Dadurch wird der Milchkonsum häufig weniger, und es wird mehr gegessen. Babys, die nachts gern an Milchflaschen nuckeln, dürfen nach und nach andere Beruhigungsstrategien erlernen.

Das plötzliche Abstillen ist in der Regel keine Lösung – die (Mutter-)Milch darf im kompletten ersten Lebensjahr noch eine große Rolle als Nährstoffquelle spielen.

Tipp

## Anregungen für mäkelige Babys

- Ist dein Baby zu den Mahlzeiten mit (Mutter-)Milch gesättigt? Versuche, die Tages- und Stillstruktur so zu etablieren, dass dein Baby zur Mahlzeit leicht hungrig ist.
- Ist es die »falsche« Beikost? Variiere das Angebot zwischen Brei und Fingerfood und halte dich an den Plan für den optimalen Konsistenzaufbau (siehe S. 62f.), damit dein Baby seine Fähigkeiten nach und nach erweitern kann. Manche Babys mögen keinen Brei, andere kommen mit dem selbstständigen Essen der Baby-led-Weaning-Methode noch nicht zurecht. Richte dich nach den Präferenzen deines Babys.
- Begrenze die Länge einer Mahlzeit. Nach 20 bis 30 Minuten darf eine Mahlzeit abgebrochen werden.
- Je jünger, desto größer das Chaos. Trotzdem gilt: Lass dein Baby das Essen mit allen Sinnen erfahren, lass es damit spielen und es berühren. Auf spielerische Art rückt das neue Lebensmittel am besten in den Wohlfühlbereich deines Babys.
- Babys lernen durch Imitation. Und was die Eltern essen, ist spannender. Deswegen empfiehlt sich bei mäkeligen Babys nicht nur der Familientisch, sondern auch ein ähnliches Angebot auf dem Teller.
- Auch wenn du all diese Ratschläge befolgst, kannst du das Essverhalten deines Babys nur bis zu einem gewissen Grad beeinflussen. Der Rest ist Charakterfrage. Falls du dir Sorgen um die Nährstoffversorgung deines Babys machst, sprich deinen Kinderarzt an.

## Mäkelige Esser

Eine gewisse genetische Veranlagung scheint bei mäkeligen Essern im ersten Lebensjahr durchaus mitverantwortlich für die zurückhaltende Einstellung zu sein.[41] Dieser Zusammenhang ist hoffentlich für all diejenigen Eltern entlastend, die sich schon im Babyalter einem mäkeligen Esser gegenübersehen. Obwohl das Verhalten eher für Kleinkinder typisch ist, fällt ein kleiner Teil der Babys mit einer deutlichen Skepsis gegenüber neuen und unbekannten Lebensmitteln auf. Und obwohl diese genetische Veranlagung dem Schicksal zuzuschreiben ist, sollte die weitere Reise dieser Babys nicht dem Schicksal überlassen werden. Im Gegenteil: Diese Babys profitieren enorm von Eltern, die früh gegensteuern.

Besonders im ersten Lebensjahr gelingt es auch bei diesen zurückhaltenden Babys leichter als im Kleinkindalter, neue Nahrungsmittel einzuführen oder das Interesse dafür zu wecken. Neue Lebensmittel müssen viele, viele Male – bis zu 15-mal – angeboten werden, bis sie in den Komfortbereich rücken dürfen. Deswegen lautet schon in diesem Alter die Devise: vielfältige Konfrontation. Neben dem breiten Lebensmittelangebot spielt die Haltung der Eltern und wie Mahlzeiten serviert und begleitet werden eine große Rolle.

Manchen Babys wird ein mäkeliges Essverhalten nachgesagt, dabei sind andere Faktoren für ihre Zurückhaltung verantwortlich: Vielleicht sind die Babys noch nicht reif für die Beikost oder sie fühlen sich noch nicht sicher mit ihr; vielleicht zahnen die Kinder gerade, vielleicht sind sie zu den Mahlzeiten nicht ausgeschlafen oder haben eine Nahrungsmittelallergie. Viele Gründe können verantwortlich dafür sein, dass ein Baby nicht gern isst. Lass dir im Zweifel von deinem Kinderarzt helfen.

## Verweigerer stückiger Kost

Wie du in den obigen Kapiteln schon gelernt hast, ist ein breites und abwechslungsreiches Angebot an Lebensmitteln von Anfang an wichtig. Babys, die eine große Vielfalt an Lebensmitteln kennenlernen, werden sich auch in der Kleinkindzeit und später im Leben vollwertiger ernähren.

Dieser Zusammenhang ist vielen Eltern klar. Ihnen ist aber häufig nicht klar, dass neben der Vielfalt der Lebensmittel auch schnell eine Vielfalt an Konsistenzen angeboten werden sollte. Durch die Konfrontation mit nach und nach herausfordernden Konsistenzen erwirbt dein Baby mit der Zeit eine kompetente Mundmotorik. Diese ist wiederum Voraussetzung dafür, sich ab dem Kleinkindalter an noch schwierigere Konsistenzen heranzutrauen oder kein Problem mit einem Nebenher von unterschiedlichen Konsistenzen zu haben. Meine Erfahrung ist leider, dass Eltern gern zu lange an einer sehr einfach zu bewältigenden Lebensmittelstruktur festhalten, also beispielsweise nur Püriertes anbieten oder sehr weiches Fingerfood wie Banane oder Avocado. Werden die Konsistenzen nicht früh genug variiert und im Schwierigkeitsgrad gesteigert, kann das Baby wichtige Mundmotorikfähigkeiten nicht entwickeln. Nicht selten haben diese Babys (und später Kleinkinder) lange Probleme mit stückiger Kost.

Um dein Baby gut an stückigere Kost heranzuführen, darfst du die Mahlzeiten als kleines Mundmotorik-Trainingscamp begreifen. Dabei steht im Mittelpunkt nicht, wie viel dein Baby zu sich nimmt, sondern was es isst. Der Trainingsplan sollte deswegen schnell gesteigert werden.

### Beispiel für einen optimalen Konsistenzaufbau

**Level 1: Eher dünnflüssige Breie, sehr weiches Fingerfood.** Zu Beginn der Beikosteinführung sollten grundsätzliche Fähigkeiten erlernt werden. Das Baby lernt das Gefühl von Brei oder Lebensmitteln in seinem Mund kennen. Es lernt, den Lebensmittelbrei mit der Zunge von vorn nach hinten zu bewegen und sicher zu schlucken. Als Fingerfood bieten sich in dieser Phase Lebensmittel an, die sich bei leichtem Druck zwischen Daumen und Zeigefinger in Brei auflösen würden. Achtung:

Diese Phase sollte nicht zu gemütlich werden. Sobald dein Baby sicher schlucken kann, geh zu Level 2 über!

**Level 2: Dickflüssige, cremige Breie, grob zerdrücktes, klumpiges Fingerfood wie z. B. zerdrückte Avocado.** Bei Level 2 kaufst du entweder den entsprechenden Brei oder zerdrückst Lebensmittel wie Banane, Kichererbsen, gekochte Süßkartoffel oder Avocado einfach mit der Gabel. Als Fingerfood bietet sich in dieser Phase reifes oder gedämpftes Obst und Gemüse an.

**Level 3: Grobe Breie mit Stückchen, gröberes Fingerfood.** In dieser Phase darf die nächste Herausforderung bewältigt werden. Nun können beispielsweise Haferflocken, weich gekochte Reisgerichte, Nudeln, weiches Fleisch oder auch weicher Fisch angeboten werden.

**Level 4: Variable Konsistenzen, zähere, körnigere, faserigere und gummiartigere Konsistenzen.** In dieser Phase sollten alle Konsistenzen aus allen Leveln angeboten werden, und es dürfen herausforderndere und breiige Lebensmittel abgewechselt und sogar vermischt werden.

Wenn das Baby mit einem Level gut zurechtkommt, kann zum nächsten übergegangen werden. Du merkst, dass dein Baby ein Level bewältigt, wenn es das angebotene Essen gut im Mund behält, kaut und mit nur wenig Würgen schluckt. Solange dein Baby viel würgt, sollte das Level mit seiner jeweiligen Konsistenz geübt und mit dem nächsten Level abgewartet werden. Das Level sollte aber nur bei Warnsymptomen (siehe Kasten unten) ganz abgebrochen werden. Schwierigkeiten beim Essenlernen bedeuten nicht, diese Art der Konsistenz nicht mehr anzubieten; sie bedeuten, dass mehr Übung notwendig ist.

Theoretisch kann dein Baby aber schon mit Beginn der Beikostreife mit allen Leveln konfrontiert werden. Der Aufbau dient der Gewöhnung und der Entwicklung der mundmotorischen Fähigkeiten. Die Level dürfen und sollten nach dem Aufbau selbstverständlich nebeneinander angeboten werden.

Info

## Achtung: Bei diesen Signalen ist Vorsicht geboten

Sollte dein Baby bei jeder Mahlzeit würgen, husten oder sich sogar erbrechen, bis zu 60 Minuten Zeit pro Mahlzeit brauchen und/oder schlecht an Gewicht zunehmen, sollte ein Kinderarzt aufgesucht werden. Ein solches Verhalten kann durch viele körperliche Ursachen bedingt sein und sollte lieber früher als später abgeklärt werden.

## Breiverweigerer

Besonders die autonomen Babys, aber auch diejenigen, die die mütterliche Brust lieben, tun sich manchmal schwer mit dem Konzept des Gefüttertwerdens. Sie mögen die passive Rolle nicht und wollen lieber selbst auf Entdeckungstour gehen. Diese Babys dürfen früh an das eigenständige Essen herangeführt werden. Ein Starter-Löffel bietet sich an, wenn Brei auf dem Speiseplan steht. Prinzipiell ist Brei zur Beikosteinführung aber nicht unbedingt notwendig. Eine ganze Beikostphilosophie stützt sich mittlerweile auf das Konzept der breifreien Beikostzeit. Fingerfood wird von manchen Babys deutlich besser als Brei angenommen. Trotzdem darf man auch diesen reinen Baby-led-Weaning-Babys Brei anbieten. Wenn er nicht gelöffelt wird, kann man ihn zum Dippen und Eintunken des Fingerfoods servieren – und erreicht auf diesem Weg, dass auch Babys, die nicht gefüttert werden wollen, eine Vielfalt an Lebensmitteln kennenlernen.

## Lebensmittelwerfer

Diese spannende Entwicklungsphase fordert die geduldigsten Eltern heraus: Mühevoll und kreativ zusammengestellte Teller landen mit viel Begeisterung auf dem Boden. Das Kind hat seinen wahren Spaß daran, die verschiedensten Lebensmittel auf ihr Zusammenspiel mit der Schwerkraft zu untersuchen, während die Eltern mit dem Aufheben und Saubermachen nicht mehr hinterherkommen.

Erst einmal vorweg: Die Phase des Essenwerfens ist ein völlig normaler Entwicklungsschritt, fast jedes Baby durchläuft sie. Für die Eltern sieht es so aus, als wolle das Kind sie damit ärgern, als werfe es absichtlich mit Essen. Wenn du beantworten kannst, warum dein Kind sein Essen wirft, kannst du die chaotische Phase auf eine kurze Episode begrenzen.

### Unterschiedliche Gründe

Der häufigste Grund ist, dass das Baby dadurch die spannende Erfahrung des Ursache-Wirkungs-Prinzips machen kann. Es lernt, dass seine Aktion einen Effekt auf die (Um-)Welt hat. Es wirft mit dem Essen, um zu sehen, wie die Schwerkraft funktioniert, es will erleben, ob das Essen beim Aufprall ein Geräusch macht oder ob es verschwindet, wenn es den Boden berührt. Und das Baby ist neugierig auf die Reaktion der Umgebung. Hebt Mama oder Papa das Essen wieder auf? Lächelt sie dabei oder reißt sie die Augen weit auf? Spricht sie auf einmal ganz laut?

Der nächste Grund für das Verhalten ist Aufmerksamkeit. Dabei spielt es für das Baby zunächst keine große Rolle, ob die Aufmerksamkeit negativ oder positiv ist – sein starkes Bedürfnis nach Interaktion und Austausch mit anderen wird erfüllt. Manchmal wird das Werfen von Essen auch zu einer Art Spiel. Zudem kann es eine Form der Kommunikation sein. Vielleicht ist dein Kind satt oder gelangweilt, vielleicht schmeckt es ihm nicht. Da ihm noch keine verbalen Mittel zur Verfügung stehen, wirft es eben mit dem Essen.

In einigen Familien kann Essen mit Druck verbunden sein. Manchmal werden schlechte Esser von den Eltern zum Essen gezwungen. Und Druck erzeugt Gegendruck. Das Werfen mit dem Essen kann ein Weg sein, mit den negativen Stimmungen während des Essens umzugehen.

**Tipps zum Verkürzen der Phase**

1. Setz dich zum Essen gemeinsam mit deinem Kind an den Tisch. Viele Eltern nutzen die Zeit des Essens, um schnell den Geschirrspüler auszuräumen oder andere Aufgaben im Haushalt zu erledigen, für die sonst kaum Zeit bleibt. In solchen Situationen besteht der Grund des Essenwerfens häufig darin, die Aufmerksamkeit der Eltern auf sich ziehen zu wollen. Gib deinem Kind also diese Aufmerksamkeit: Setz dich zu ihm an den Tisch, rede mit ihm, sieh ihm in die Augen und gib ihm ganz allgemein das Gefühl, dass du da bist.

2. Manche Kinder sind mit dem Angebot des Essens auf ihrem Teller überfordert. Hier kann es hilfreich sein, dem Kind immer nur kleine Mengen anzubieten und mehr zu geben, wenn der Teller leer ist.

3. Sollte dein Kind immer noch mit Essen werfen, wäre der dritte Tipp, deine Reaktion auf das Werfen zu begrenzen. Setz ein neutrales Gesicht auf und unterdrücke den Impuls, laut zu rufen, zu stöhnen oder zu schimpfen.

4. Trotzdem darfst du reagieren: Nimm das hinuntergeworfene Essen, leg es wieder auf den Tisch und erkläre deinem Kind: »Das Essen gehört auf den Tisch!« Vermeide Verneinung wie: »Lass das«, »Nicht mit dem Essen werfen« oder Ähnliches.

5. Wenn du vermutest, dass dein Baby unbeliebtes Essen hinunterwirft, kannst du die schon erwähnte »Nein-Schüssel« etablieren. In diese Schüssel wandert all das Essen, das dein Kind nicht mag. Sobald es mit Essen wirft, halte die Hand fest und sage: »Du magst das nicht? Dann kommt dieses Essen in die Nein-Schüssel.« Wenn dein Kind noch zu klein ist, um diese Worte zu verstehen, kannst du die Hand deines Kindes sanft zur Nein-Schüssel führen.

6. Versuche, das Essenwerfen zu unterbinden. Sobald dein Kind Essen in die Hand nimmt und dabei ist, es auf den Boden zu werfen, halte die Hand auf und erkläre klar: »Das Essen bleibt auf dem Tisch.« Als Ordnungsfanatikerin kann ich sehr gut verstehen, wie verführerisch es ist, das hinuntergeworfene Essen aufzuräumen. Dieses Verhalten kann für dein Kind aber zu einem interessanten Spiel werden.

7. Falls all diese Strategien nicht helfen und dein Kind weiterhin mit Essen wirft, ist es auch absolut in Ordnung, die Mahlzeit zu beenden. Dein Kind wird nicht mehr hungrig sein, und du kannst ihm klar die natürlichen Konsequenzen seines Verhaltens aufzeigen. »Ich sehe, dass du kein Interesse mehr am Essen hast. Das Essen ist jetzt beendet.«

8. Wenn du unsicher bist, warum dein Kind mit Essen wirft, kann die Kommunikation durch einige beigebrachte Handzeichen erleichtert werden. Bringe deinem Kind zwei bis drei Gesten bei, z. B. eine für »mehr Essen« und eine für »fertig«.

## Auf einmal gibt es viele Möglichkeiten

Während du dich in den ersten Monaten der großen Aufgabe angenommen hast, dein Baby mit Mutter- oder Flaschenmilch zu ernähren, steht nun ein weiterer großer Schritt an. Dein Baby ist beikostreif, und eine Fülle an Fragen prasselt auf dich nieder: Wie beginnt man mit der Beikost, welcher Weg ist der beste für dein Baby, kochst du oder kaufst du Gläschen, nimmst du pürierte Kost oder Fingerfood und in welcher Reihenfolge? Im Folgenden möchte ich dir einen Leitfaden an die Hand geben, was dein Baby essen kann und darf, und dir dabei eines zeigen: Der richtige Beikostweg ist ganz individuell und in kein Schema zu pressen.

Wenn die Beikostzeit beginnt, kann die Anzahl der Möglichkeiten für die Eltern überfordernd und lähmend sein. Alle Eltern haben dabei eins gemeinsam: Sie wollen bei diesem wichtigen Thema alles richtig machen. Vor einigen Jahrzehnten war das Einführen der Beikost noch leichter. Durch einen streng vorgegebenen Beikostaufbau wurde den Eltern ein Fahrplan vermittelt, der wenig Interpretationsspielraum ließ. Dabei wurde die Individualität der Kinder und Familien zu sehr außer Acht gelassen. Heute werden deswegen verschiedene Möglichkeiten aufgezeigt, das Kind in die Welt der Geschmäcker einzuführen. Dabei gibt es DEN Königsweg meiner Meinung nach nicht. Es sollte ein Weg gefunden werden, der sowohl den Bedürfnissen des Kindes als auch denen der begleitenden Eltern gerecht wird.

### Nur nicht zum Dogma machen

Nicht nur das Baby-led Weaning (BLW) sollte vom Baby geleitet sein. Alle Wege der Beikosteinführung (und auch der späteren Nahrungsaufnahme) sollten vom Kind mitgesteuert sein. Das Baby sollte die Nahrung auf jeden Fall in seinem eigenen Tempo entdecken dürfen, und die Eltern sollten die Bedürfnisse des Babys bei diesem Prozess erkennen und unterstützen.

Doch auch die Bedürfnisse der Eltern spielen eine wichtige Rolle. Ein eng getakteter Familienalltag lässt gegebenenfalls keine Zeit zum Selberkochen, und das Kaufen von industriell hergestellten Gläschen entspannt die Familie. Eine andere Familie genießt es hingegen vielleicht, die Zutaten für die Beikost selbst einzukaufen und mit Liebe zuzubereiten. Ebenso ist weder das BLW noch der klassische Beikostfahrplan ein Dogma. Es gibt Babys, die kaum pürierte Kost annehmen und große Freude daran haben, Fingerfood eigenständig zu entdecken. Es gibt aber auch Babys, die sich sehr langsam an härtere Konsistenzen heranwagen und mit Fingerfood zunächst überfordert sind. Manche Eltern haben eine solche Angst davor, dass sich das Kind verschluckt, dass sie den BLW-Weg nicht positiv begleiten können und sich mit pürierter Kost zunächst wohler fühlen.

Bei meinem Sohn habe ich den relativ klassischen Beikostfahrplan mit einigem Selberkochen umgesetzt. Er ließ sich vorbildlich füttern, hatte immer großen Hunger und akzeptierte alles, was ich ihm anbot. Nachdem er gut mit breiiger Kost umgehen konnte, ergänzte ich den Brei mit nach und nach stückigerer Kost und bediente mich der Ideen des BLW. Meine Tochter hingegen verschmähte jede Art von Brei, ob mühsam selbst gekocht oder gekauft. Sie mochte es nicht, gefüttert zu werden. Für sie war BLW der richtige Weg.

## Der klassische Beikostfahrplan

Die Forschungsabteilung der Universitätskinderklinik Dortmund (FKE) gibt mit ihrem Beikostfahrplan eine Orientierung, wie die Beikost eingeführt werden könnte.

## Der erste Brei: Gemüse-Kartoffel-Fleisch-Brei

Klassischerweise wird nach Erreichen der Beikostreife die erste Mittagsmahlzeit durch einen Gemüsebrei (Pastinake, Kürbis, Karotte, Brokkoli, Zucchini) ersetzt. Der

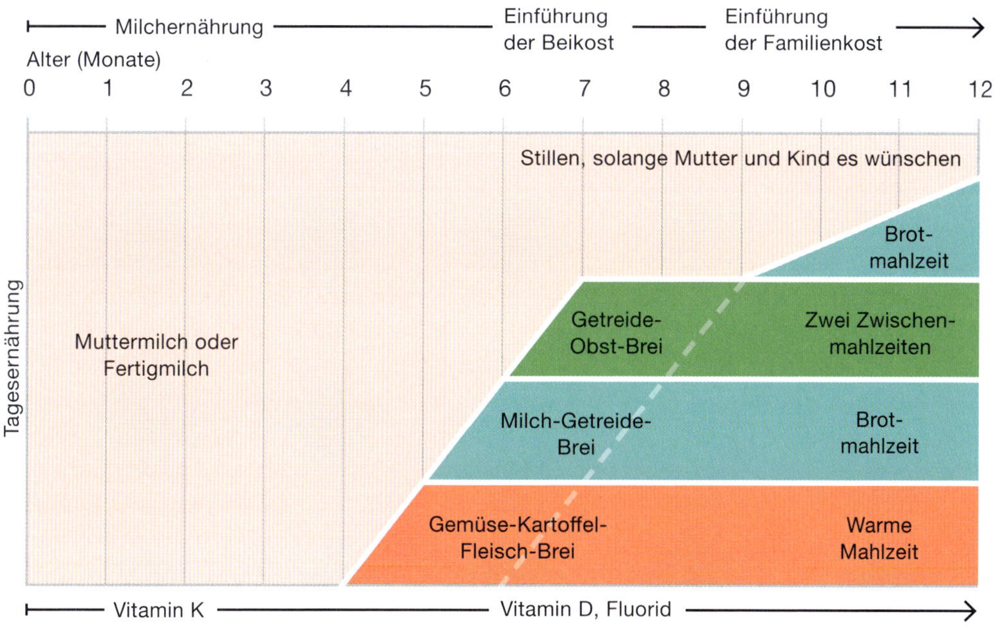


*Nach und nach wird das Baby von den klassischen Breimahlzeiten an den Familientisch herangeführt. Die Breimahlzeiten dürfen Richtung ersten Geburtstag langsam durch eine warme Mahlzeit, zwei Zwischenmahlzeiten und eine Brotmahlzeit ersetzt werden.*

Info

## Öl und Saft für den Babybrei

Öl hilft dem Körper nicht nur, die fettlöslichen Vitamine aufzunehmen, es unterstützt zudem die Verdauung. Relativ geschmacksneutral ist Rapsöl, aber auch andere Öle wie Oliven- oder Sonnenblumenöl können verwendet werden. Ein Gemüsebrei sollte acht bis zehn Gramm Fett enthalten, der milchfreie Getreide-Obst-Brei fünf Gramm Fett. Dabei wird das Öl erst nach dem Erhitzen zum Brei hinzugefügt.

Einer der kritischen Nährstoffe in der Babyzeit ist Eisen. Die Eisenaufnahme aus Fleisch und Getreide kannst du durch Vitamin C, wie es z. B. in Obstsaft enthalten ist, unterstützen. Du wählst dafür am besten einen Apfelsaft ohne Zuckerzusatz, so, wie er in der Babyabteilung jeder Drogerie zu kaufen ist. Orangensaft funktioniert genauso gut, kann aber die sensible Haut deines Babys reizen.

erste Brei sollte schrittweise eingeführt werden. Man gibt dem Baby zunächst nur ein paar Löffelchen, um zu sehen, ob es die ungewohnte Nahrung verträgt, und stillt das Kind anschließend, bis es satt ist. Die Menge wird so lange gesteigert, bis 100 Gramm Gemüse gefüttert werden können.

Sobald dein Baby diese Menge schafft, kann mit Kartoffel und anschließend zweimal wöchentlich mit Fleisch ergänzt werden. Schafft dein Baby 200 Gramm vom ersten Brei, reicht die Kalorienmenge für eine Mahlzeit, und die Still-/Milchmahlzeit kann durch den Brei ersetzt werden.

Zwei kleine Helferlein dürfen beim Gemüse-Kartoffel-Fleisch-Brei nicht fehlen: Etwas Rapsöl (1 TL/100 g) und Obstsaft (1½ EL) sollten dazugegeben werden. Durch das Öl kann der Körper deines Babys die fettlöslichen Vitamine A, D, E und K besser aufnehmen. Auch bei Fertignahrung ist nicht immer ausreichend Öl hinzugefügt.

Wichtig ist es, von Anfang an für Abwechslung zu sorgen: Die Gemüsesorten können variiert werden, die Kartoffel kann durch Getreide wie Nudeln oder Reis ersetzt werden. Fleisch-, Fisch- und vegetarische Mahlzeiten können sich abwechseln. Möchtest du dein Kind vegetarisch ernähren, dient Getreide wie Hirse- oder Haferflocken als wertvoller Eisenlieferant und ersetzt das Fleisch oder den Fisch als Grundlage der Mahlzeiten.

### Ein Wort zum Fleisch

Das Forschungsinstitut für Kinderernährung gibt an, dass ein Baby im Alter von sechs bis zwölf Monaten fünfmal in der Woche zwischen 20 und 30 Gramm Fleisch bekommen sollte. Diese Empfehlung beruht auf dem hohen Eisenbedarf im zweiten Lebenshalbjahr. Andere Experten wiederum empfehlen, dem Kind mindestens zwei- bis dreimal in der Woche Fleisch anzubieten. Grundsätzlich gilt: Je dunkler das Fleisch, desto höher der Eisengehalt. Empfohlen wird deswegen das eisen- und zinkreiche Rindfleisch oder anderes mageres Fleisch von Kalb, Lamm oder Geflügel, am besten in Bioqualität.

Man kann diese Empfehlung durchaus kritisch sehen: Stand in der Steinzeit auch drei- bis fünfmal in der Woche Fleisch zur Verfügung? Fleisch hat zwar einen hohen, gut bioverfügbaren Eisengehalt, doch abgesehen davon weisen immer mehr Studien auf die negativen gesundheitlichen Folgen eines hohen Fleischkonsums hin.

Deswegen haben sich die Ernährungsempfehlungen für Erwachsene entschieden geändert: Bei Erwachsenen wird eine überwiegend pflanzliche Ernährung empfohlen, unter anderem um das Risiko für Herz-Kreislauf-Erkrankungen zu senken. Die Empfehlungen für den hohen Fleischkonsum haben sich im Babyalter allerdings nicht angepasst. Dabei ist davon auszugehen, dass ein hoher Fleischkonsum im Babyalter das Baby auch für das spätere Leben auf den Fleischgeschmack bringt. Auch aus klimatischen Erwägungen kann man einen hohen Fleischkonsum infrage stellen. Eine vegetarische oder vegane Ernährung ist auch im Babyalter möglich (siehe S. 30ff.).

Anzumerken ist auch, dass Babys kein rohes Fleisch essen sollten. Darunter fallen alle Fleischerzeugnisse, die bei der Produktion mit weniger als 70 °C erhitzt wurden (Hackfleisch, Rohwurst, Salami, Räucherschinken und Landjäger). Schinken, Speck und Wurst sollten aufgrund des hohen Salz- und Nitrat-/Nitritgehalts ebenfalls nicht verwendet werden. Eine Ausnahme beim Schinken stellt der in Gläschenmenüs enthaltene Schinkenanteil dar, der ungepökelt ist. Deswegen sollte beim Selbstkochen auch darauf geachtet werden, dass das Fleisch für den Babybrei immer gut durchgekocht oder -gebraten ist.

Tipp

## Vorsicht bei Menüs

Fleischhaltige Menüs aus Kartoffeln, Reis oder Nudeln sowie Fleisch und Gemüse weisen einen relativ geringen Fleischanteil von acht Prozent auf. Das entspricht acht Gramm Fleisch pro 100 Gramm Brei bzw. rund 16 Gramm Fleisch pro 200-Gramm-Gläschen. Greife deswegen lieber zu reinen Fleischgläschen und mische sie zu anderen Lebensmitteln dazu, dann liegt der Fleischanteil bei 40 Prozent. Wähle auf jeden Fall Produkte ohne Salzzusatz, und solltest du doch einmal zu einem Menü greifen, wähle eines ohne Milch, Milchprodukte und Milchbestandteile.

### Ein Wort zum Fisch

Früher wurde Fisch aufgrund seiner allergenen Eigenschaften in der Beikostzeit nicht empfohlen. Die bekannte Bauernhof-Studie hat diese Empfehlung über den Haufen geworfen. Sie zeigte, dass die frühe Exposition des Babys mit Bauernhoftieren und allergenen Nahrungsmitteln einen präventiven Effekt auf die Allergieentwicklung ausüben kann. Besonders die Omega-3-Fettsäuren scheinen dabei gut vor Allergien zu schützen. Ein früher Kontakt mit Lebensmitteln (auch Fisch) ist also wichtig. Deshalb wird empfohlen, jedes Baby, auch allergiegefährdete, früh mit Fisch zu konfrontieren und in der Schwangerschaft regelmäßig Fisch zu essen.

Fisch kann nicht nur Allergien vorbeugen, sondern ist zudem ein wertvoller Nährstofflieferant. Seefisch ist ein wesentlicher Lieferant des Spurenelements Jod, das für die Schilddrüsenhormone benötigt wird. Fetter Seefisch wie Lachs oder Sardine enthält viele Omega-3-Fettsäuren. Sie haben einen wesentlichen Einfluss auf die Entwicklung der Motorik, des Gehirns, der Augen und des Immunsystems. Besonders aufgrund der schnellen Gehirnentwicklung im Mutterleib und im ersten Lebensjahr ist die Versorgung der schwangeren Mutter und des Babys mit DHA und EPA (siehe S. 26f.) von Bedeutung.

Bei der Fischauswahl sollten Fische vermieden werden, die eine hohe Schwermetallbelastung aufweisen; dazu gehören Hai, Schwertfisch, Marlin, Thunfisch und Meeresfrüchte. Thunfisch aus Thunfischkonserven besteht in der Regel aus kleineren Thunfischen, die geringer mit Schwermetallen belastet sind. Gut geeignet für Babys sind beispielsweise Kabeljau, Seehecht, Hering, Lachs, Forelle oder Fische aus Aquakulturen. Beim Selbstkochen ist darauf zu achten, dass der Fisch frei von Gräten und gut durchgegart ist.[42]

## Der zweite Brei: Milch-Getreide-Brei

Sobald der erste Brei aufgebaut ist, kann beispielsweise die abendliche Stillmahlzeit durch einen Milch-Getreide-Brei ersetzt werden. Der Milch-Getreide-Brei ist deswegen auch als Abendbrei bekannt. Dieser wird klassischerweise angerührt und nicht als fertiges Glas gekauft. Du kannst ihn mit Kuhmilch oder Pre-Milch zubereiten.

Wenn du dich für Kuhmilch entscheidest, sollte es sich um pasteurisierte oder ultrahocherhitzte Milch mit einem Fettgehalt von mindestens 3,5 Prozent handeln. Die maximale Tagesmenge von 200 Millilitern sollte nicht überschritten werden; ich empfehle dir, die Kuhmilch schrittweise einzuführen. Die restliche Flüssigkeit kann durch Wasser ergänzt werden. Viele Eltern bleiben bei einer 50:50-Mischung aus Kuhmilch und Wasser. Um die Fettversorgung zu gewährleisten, solltest du bei einem Halb-Milch-Brei einen Teelöffel Öl, etwa geschmacksneutrales Rapsöl, dazugeben.

Pre-Milch oder Muttermilch haben für das Babyalter die beste Nährstoffzusammensetzung. Deswegen liegt es nahe, den Abendbrei damit anstatt mit Kuhmilch anzurühren. Muttermilch und Pre-Milch sollten nicht zu stark erhitzt werden, sonst gehen wichtige Eiweiße und Vitamine verloren. Wenn du den Abendbrei mit Muttermilch oder Pre-Milch anrührst, musst du deshalb auf Instantgetreide statt normaler Flocken zurückgreifen.

**Der Getreidebestandteil des Breis**
Getreide versorgt dein Baby mit wichtigen Vitaminen, Mineralstoffen, Energie und Ballaststoffen. Gluten kommt in den Getreidesorten Weizen, Dinkel, Gerste und Roggen vor. Ein Prozent der deutschen Bevölkerung entwickelt eine Unverträglichkeit gegenüber Gluten (Zöliakie). Die Manifestation einer Zöliakie hängt wohl nicht mit dem Zeitpunkt der Einführung glutenhaltiger Kost zusammen. Glutenfreie Getreidesorten sind Hirse, Mais und Reis. Hafer kommt bei der Produktion häufig mit Gluten in Kontakt.

Beim Getreide können unabhängig von einer erblichen Zöliakie-Vorbelastung sowohl glutenhaltige als auch glutenfreie Sorten verwendet werden. Babys, die bereits an einer Zöliakie erkrankt sind, müssen selbstverständlich glutenfreie Getreidesorten erhalten.

Typischerweise greift man bei der Zubereitung des Abendbreis auf verschieden stark gemahlene Getreidesorten zurück. Kernige oder zarten Flocken, Schmelzflocken, Instantgetreide (»Getreidebrei«) oder Grieß sind allesamt für den Abendbrei geeignet.

Etwas Fruchtsaft, Fruchtmark oder frisches weiches oder zerriebenes Obst kann den Abendbrei als Vitaminlieferant gut ergänzen.[43]

## Der dritte Brei: Getreide-Obst-Brei

Erneute vier Wochen später kann anstelle der morgendlichen Stillmahlzeit ein Getreide-Obst-Brei angeboten werden. Weil viele Babys lange an ihrer morgendlichen Milchmahlzeit an der Brust oder der Flasche festhalten, wird der Getreide-Obst-Brei auch gern als Zwischenmahlzeit am Nachmittag serviert.

Dieser Brei besteht eigentlich aus vier Zutaten: Wasser, Obst, Getreide und Öl. Ihm wird anders als beim Abendbrei keine Milch hinzugefügt, die die Eisenaufnahme erschweren würde. Das Obst mit seinem Vitamin C sorgt dafür, dass der Körper Eisen aus dem Getreide besser aufnehmen kann. Welches Obst du wählst, ist dir überlassen: Banane, Apfel und Birne werden von fast allen Babys gern gegessen. Wie immer plädiere ich auch hier für viel Abwechslung, sowohl hinsichtlich der Obst- als auch hinsichtlich der Getreidesorten. Vollkorngetreide sättigt durch seine Ballaststoffe am längsten. Unbedingt ist der Getreide-Obst-Brei mit Fett anzureichern, denn nur so können vom Körper alle fettlöslichen Vitamine aufgenommen werden. Auch bei fertigen Gläschen sollte auf die Inhaltsstoffe geachtet werden, oft ist zu wenig Öl hinzugefügt.

Info

## Schmelzflocken in der Säuglingsmilch

Früher haben Kinderärzte und Hebammen bei schlecht schlafenden oder hungrigen Babys die Zugabe von Schmelzflocken zur Säuglingsmilch empfohlen. Schmelzflocken bestehen aus kleinsten Haferflocken und lösen sich leicht in Flüssigkeit auf. Damals, als man noch weniger über Babyernährung wusste, sollten die kohlenhydrathaltigen Flocken die eiweißhaltige Kuhmilch am Abend ergänzen. Auch heute wird den müden Eltern nach wie vor leider immer wieder empfohlen, die Flasche anzudicken. Heute weiß man jedoch, dass eine mit Schmelzflocken angedickte Flasche aus Vollmilch/Säuglingsmilch unnötige Kohlenhydrate enthält, die zu Fettzellen und später zu Übergewicht führen können. Außerdem gibt es keine Studie, die ein besseres Durchschlafen nach der Gabe von angedickter Milch belegen würde. Durchschlafen hat vor allem etwas mit Hirnreife zu tun.

Auch abgesehen davon sollten Schmelzflocken nie bei Babys vor der Beikostreife gegeben werden, weil der Verdauungstrakt des Kindes noch nicht ausgereift ist. Muttermilch/Säuglingsmilch enthält alle Nährstoffe, die dein Baby vor Erreichen der Beikostreife benötigt.

Kaufst du den Getreide-Obst-Brei als fertiges Gläschen, achte auf Folgendes:

- Keine Verwendung zuckerhaltiger Getreideprodukte wie Zwieback oder Babykeks, am besten Vollkorngetreide wie zarte Haferflocken oder Instant-Vollkorngetreide. Später können auch Vollkorngrieß, Dinkel- oder Weizenflocken sowie gemahlenes Vollkorngetreide verwendet werden.
- Mindestens 20 Gramm Getreide pro 200-Gramm-Gläschen
- Kein zugefügter Zucker, keine Aromen
- 5 Gramm Öl pro 200-Gramm-Gläschen (sonst bitte zufügen)

Der Vorschlag des FKE ist keine strenge Religion, sondern EIN Weg, wie das Baby die Beikost kennenlernen und nach und nach an den Familientisch herangeführt werden kann. In anderen Kulturen wird mit anderen landesüblichen Lebensmitteln begonnen. In Indien essen die Babys schon früh Gewürze wie Kurkuma und Koriander, in Japan gehören Algen zur Beikost dazu, in Malaysia beginnen die Eltern mit gekochten Bananen, Reis und Zucker, in Italien beginnt man mit Obst statt Gemüse. Keine Studie konnte die Überlegenheit eines nationalen Konzepts gegenüber einem anderen herausarbeiten.

Auch die Zeitpunkte (erstes Glas mittags) sind kein Dogma. Du kannst genauso einen anderen Zeitpunkt wählen, an dem dein Kind leicht hungrig und nicht müde ist und du es nach dem Essen auf potenzielle Unverträglichkeiten beobachten kannst.

## Vorteile und Nachteile des klassischen Beikostfahrplans

Der Beikostfahrplan berücksichtigt den Nährstoffbedarf deines Babys und bietet auf jeden Fall eine gute Orientierung, wie du dein Baby Schritt für Schritt an die Beikost gewöhnen kannst. Er achtet auf ein ausgewogenes Ernährungskonzept und fordert mit der Konfrontation mit nach und nach festerer Kost dein Baby weiterhin heraus. Viele Eltern sind durch die große Verantwortung der Beikosteinführung überfordert, sodass klare Regeln und ein Plan zur Entspannung beitragen. Ein mittlerweile relativ vielseitiges Angebot der Industrie hat sich dem Beikostfahrplan angepasst und spart den Familien Zeit und Sorgen.

Nachteilig ist, dass der Beikostfahrplan für Familien mit abweichenden Ernährungsvorstellungen (vegan, vegetarisch) zu schablonenhaft ist und die Diversität der Babys zu wenig berücksichtigt. Vielen Babys wird der Plan zu schnell sein, für sie wird die Muttermilch auch im zweiten Lebenshalbjahr die Hauptnahrungsquelle sein. Der Plan suggeriert aber, dass jede Mahlzeit innerhalb von wenigen Wochen eine Stillmahlzeit ersetzt. Die Eltern geraten schnell unter Druck, weil der Plan bei ihnen nicht funktioniert. Andere Babys wiederum wollen die Lebensmittel eigenständig entdecken und kommen mit dem großen Angebot an pürierter Kost nicht zurecht.

## Selbst kochen oder Gläschen kaufen?

Eine gesunde Ernährung und die optimale Nährstoffversorgung insbesondere in den ersten beiden Lebensjahren haben einen großen Einfluss auf die lebenslange Gesundheit. Deshalb wird auch die Frage, ob man den Brei selbst zubereitet oder kauft, unter Eltern leidenschaftlich diskutiert. Letztlich sind beide Wege möglich und bieten jeweils ihre Vor- und Nachteile.

**Kleines Einmaleins für die richtige Gläschenauswahl**

Vor allem wenn das Baby mit neuen Lebensmitteln konfrontiert wird, lautet die Regel: Weniger ist mehr, es sollten also möglichst wenige Zutaten pro Glas sein. Das lässt auch besser erkennen, ob eine Unverträglichkeit auftritt. Eine Obst-, Gemüse- oder Getreidesorte ist ausreichend. Sobald ein Lebensmittel kennengelernt wurde, kann man auch zu gemischten Gläschen mit einer längeren Zutatenliste greifen.

Sinn der Beikostgläschen ist aber, dein Baby in die Welt der natürlichen Geschmäcker einzuführen. Deshalb sind Gläschen mit zu vielen Zutaten wie z. B. gemischte Obstgläschen für die Geschmacksentwicklung wenig sinnvoll. Besser ist es, Obst- und Getreidegläschen aus nur einem Produkt zu wählen.

Zudem sollten die Gläschen möglichst wenig Zusätze enthalten. Salz, Zucker und zusätzliche Aromen haben in der Babynahrung nichts zu suchen. Sie sind nicht nur ungesund, sie sind auch völlig unnötig. Die Geschmacksknospen des Babys haben sich noch nicht wie die der Erwachsenen an den intensiven Geschmack der Zusatzstoffe gewöhnt und nehmen genauso gut den natürlichen Geschmack der

Lebensmittel an. Die Lebensmittelindustrie muss Zusatzstoffe deklarieren. Zucker wird dabei nicht immer als Zucker bezeichnet, sondern kann auch als Saccharose (Haushaltszucker), Glukose (Traubenzucker), Glukosesirup, Dextrin, Fruktose (Fruchtzucker) oder Maltose (Malzzucker) enthalten sein. Die Aufschrift »Ohne Kristallzucker« muss deswegen noch lange nicht heißen, dass das Produkt zuckerfrei ist.

Das in Gemüse, Fleisch und Vollkornprodukten enthaltene Eisen kann vom Körper deines Babys nur aufgenommen werden, wenn die Aufnahme nicht von zugefügter Milch oder zugefügten Milchprodukten verhindert wird. Ein Gemüse-Fleisch-Brei sollte deshalb ohne Sahne oder Käse auskommen, genauso wie ein Getreide-Obst-Brei ohne Milch oder Joghurt.

Vitamin C unterstützt die Eisenaufnahme. Aus diesem Grund sollte ein Gemüsebrei entweder mit Vitamin C versetzt sein oder durch ein bis zwei Esslöffel Saft oder püriertes Obst ergänzt werden.

Und last, but not least braucht dein Baby hochwertiges Fett. Aufgrund von gesetzlichen Bestimmungen reicht der Fettgehalt der Gläschen jedoch häufig nicht an die optimale Zufuhrmenge heran. Ein 190-Gramm-Gläschen sollte acht Gramm Fett enthalten, ein Gläschen von 220 Gramm zehn Gramm. Liegt der Fettgehalt des Gläschens unter fünf Gramm, solltest du einen Teelöffel Rapsöl (entspricht ca. 4 g) dazugeben, um deinem Baby ausreichend Omega-3-Fettsäuren zuzuführen.

**Die Vorteile industriell hergestellter Gläschen**

Industriell hergestellte Gläschen sind in Deutschland gut kontrolliert und optimal auf den Nährstoffbedarf von Babys abgestimmt. Die Qualität der Zutaten ist hoch, die Zubereitung läuft unter strengen hygienischen Richtlinien und ist so schonend, dass die meisten Vitamine erhalten bleiben. Es wird auf die Einhaltung der Grenzwerte für Nitrat und Pflanzenschutzmittel geachtet. Beim Getreidebrei werden Vitamin C und Vitamin $B_1$ zugesetzt. Der Standard des Babybreis in Deutschland ist im internationalen Vergleich so hoch, dass auch ausländische Eltern gern zu deutschen Produkten greifen.

Abgesehen von der hohen Qualität sind gekaufte Gläschen für gestresste Eltern auch einfach praktisch. Mit ihnen müssen sich die Eltern über die Nährstoffversorgung ihres Babys wenig Gedanken machen. Sie sind unterwegs oder zu Hause schnell zubereitet. Die Eltern hangeln sich im Laufe der Beikostzeit idealerweise von reklamierter Altersgruppe zu reklamierter Altersgruppe und fordern ihr Baby so automatisch mit stückigen oder gemischten Konsistenzen heraus.

**Die Nachteile industriell hergestellter Gläschen**

Durch den streng reglementierten Herstellungsprozess als Konserve weisen die Gläschen einen relativ einheitlichen Geschmack auf, den die Babys in aller Regel mögen; allerdings lernen die Kinder auch bald, diesen Geschmack einzufordern.

Info

## Hülsenfrüchte für Babys

Hülsenfrüchte, also Linsen, Kichererbsen, Bohnen und Erbsen, sind sehr gesund und nährstoffreich. Sie besitzen einen hohen Eiweiß- und Eisenanteil und stellen deswegen für viele Eltern eine gute Alternative zu Fleisch dar. Zudem stecken Hülsenfrüchte voller wertvoller Ballaststoffe, was auch der Grund dafür ist, warum sie schwerer verdaulich sind. Besonders der noch ungeübte Babydarm kann mit ihnen so seine Schwierigkeiten haben. Vor einigen Jahren hat man in Deutschland deswegen noch von Hülsenfrüchten in der Beikostzeit abgeraten. In anderen Kulturen essen Babys Hülsenfrüchte jedoch ohne Probleme.

Trotzdem solltest du Hülsenfrüchte nicht zu Beginn der Beikostzeit einführen, sondern erst dann, wenn dein Baby schon etwas geübter ist. Zwischen dem achten und zehnten Lebensmonat kannst du sie zunächst in kleinen Portionen anbieten. Um die Verdaulichkeit zu verbessern, kann man auf geschälte Linsen, Bohnen oder Kichererbsen zurückgreifen. Auch das Einweichen in etwas Wasser über Nacht hilft, da auf diese Weise der Phytinsäuregehalt der Hülsenfrüchte reduziert wird. Die Hülsenfrüchte am nächsten Tag dann mit Wasser abspülen und über den Tag in einem Sieb stehen lassen. Hierbei beginnt der Keimungsprozess. Wichtig ist, sie anschließend ausreichend zu kochen. Püriert sind sie wegen der aufgebrochenen Zellwände ebenfalls besser verdaulich.

**Gut an Hülsenfrüchte heranführen kannst du dein Baby mit Pastaprodukten aus Kichererbsenmehl:** Diese kannst du einfach weich kochen und mit einer Sauce deiner Wahl anbieten. Oder du fügst dem vegetarischen Mittagsbrei etwas Kichererbsenmehl hinzu, wenn du ihn kochst, um die Nährstoffdichte des Breis zu erhöhen. Das Mehl sollte wegen der Lektine unbedingt mitgekocht werden, da Letztere Giftstoffe enthalten, die durch Hitze jedoch zerstört werden.

BLW-Babys kannst du auch **Bohnenbratlinge** anbieten; diese sind reich an pflanzlichem Eiweiß, Eisen und Zink. Dafür **1 kleine Dose schwarze oder weiße Bohnen** abgießen und abspülen. **100 Gramm Karotten** würfeln und mit **100 Gramm (nach Wahl glutenfreien) Haferflocken, 1 Esslöffel Tomatenmark,** den abgegossenen Bohnen sowie etwas Salz und Pfeffer im Mixer pürieren. Den Teig zu kleinen Bratlingen formen und diese in einer Pfanne in 3 Esslöffel Öl auf beiden Seiten etwa 4 Minuten braten.

Und wer nicht selbst kochen will, ist mit gekauften Gläschen gut beraten, denn mittlerweile haben viele Hersteller den hohen Nährstoffwert von Hülsenfrüchten erkannt und bieten Gläschen mit Linsen oder Hummus an. Auch weiße Bohnen aus dem Glas sind verzehrfertig: Einfach mit kaltem Wasser abspülen und zerdrückt servieren.

Sind sie einmal an Gläschen gewöhnt, bestehen viele Babys auf den geliebten Geschmack und tun sich dementsprechend am Familientisch einige Monate später schwerer als Babys, die von Anfang an mit dem »echten« Geschmack der Nahrungsmittel in Berührung kamen.

Das FKE empfiehlt die Orientierung an den drei Grundbrei-Arten: Kartoffel-Gemüse-(Fleisch-)Brei, Obst-Getreide-Brei und Milch-Getreide-Brei. Die Angebote in der Drogerie haben sich mittlerweile aber so erweitert, dass die Zutaten teilweise bunt gemischt werden und nicht mehr an die drei Grundbrei-Arten angelehnt sind. Das kann zum Nachteil haben, dass eventuell neu aufgetretene Lebensmittelunverträglichkeiten beim Kind durch die längeren Zutatenlisten nicht mehr klar zugeordnet werden können.

Bei der richtigen Auswahl des optimalen Breis sind einige ernährungsmedizinische Kenntnisse notwendig. Mal weist ein Brei einen zu geringen Fleischanteil auf, mal zu wenig hochwertiges Fett. Manche vegetarische Menüs verhindern die notwendige Eisenaufnahme durch den Zusatz von Milch, Sahne oder Käse. Manchmal wird dem Getreide-Obst-Brei ein Milchprodukt zugefügt, das die Eisenaufnahme aus dem Getreide blockiert. Bei manchen Produkten wie dem »Babykeks« wird der zugefügte Zucker schon durch die Aufschrift deutlich. Bei anderen ist der Zucker in Form von Saftkonzentraten für ungeschulte Augen schwerer zu entdecken.

**Kleines Einmaleins fürs Selbstkochen**

Auf jeden Fall gilt: Beginne möglichst einfach! Das FKE empfiehlt, mit einem Gemüsebrei anzufangen. Für den ersten Brei eignen sich gut verträgliche Lebensmittel wie Karotte, Pastinake, Kürbis, Süßkartoffel, Zucchini, Fenchel und Gurke. Das ausgewählte Gemüse wird geschält und gewürfelt. Anschließend werden die Gemüsewürfel schonend gekocht – am besten dampfgegart – und mit dem Kochwasser püriert. Die perfekte Konsistenz und somit der ideale Wasseranteil hängt von den Vorlieben deines Babys ab. Oft wird eine dünnere Konsistenz zunächst besser angenommen. Der fertige Gemüsebrei kann übrigens auch portionsweise eingefroren und bei Bedarf aufgetaut werden – das spart eine Menge Zeit.

Wer selbst kocht, muss auf die besonderen hygienischen Anforderungen der Kleinen achten. Sowohl die eigenen Hände als auch das verwendete Obst und Gemüse gehören gründlich gewaschen. Handtücher und Schwämme in der Küche sollten regelmäßig ausgetauscht und heiß gewaschen werden. Fleisch, Fisch und Ei müssen gut durchgaren, damit potenzielle Krankheitserreger abgetötet werden.

Regionale und saisonale Lebensmittel in Bioqualität eignen sich besonders gut für den Babybrei, weil sie in der Regel weniger mit Rückständen aus der Landwirtschaft belastet sind. Bei ihnen reicht es auch, sie gut abzuwaschen und die oft vitaminreiche Schale dranzulassen. Zwingend notwendig ist die Wahl von Bioprodukten aber nicht. Das Gemüse und Obst sollte schonend gedämpft werden. Um die wertvollen

Info

## Zusammensetzung verschiedener Brei-Arten

### Mittagsbrei

| | |
|---|---|
| Ca. 40 % Gemüse | 100 g Gemüse |
| Ca. 20 % Kartoffeln | 50 g Kartoffeln |
| Ca. 12 % Fleisch/Fisch | 30 g Fleisch/Fisch |
| Ca. 4 % Saft | 1 EL Fruchtsaft |
| Ca. 4 % Öl | 1 EL Rapsöl |
| Ca. 20 % Wasser | 50 ml Wasser |

### Pflanzlicher Mittagsbrei

| | |
|---|---|
| Ca. 40 % Gemüse | 100 g Gemüse |
| Ca. 20 % Kartoffeln | 50 g Kartoffeln |
| Alternativ: 10 % Kartoffeln, 10 % Hülsenfrüchte | |
| Ca. 5 % Getreide | 10 g Getreideflocken (etwa 1 EL) |
| Ca. 4 % Öl | 1 EL Rapsöl |
| Ca. 12 % Obst | 3 EL Fruchtsaft oder Fruchtmus |
| Ca. 19 % Wasser | 50 ml Wasser |

Falls dein Baby pflanzlich ernährt wird, kannst du diesem Brei Hülsenfrüchte hinzufügen. Mische beim Kochen etwas Kichererbsenmehl, rote Linsen oder Erbsen dazu und achte auf die Verträglichkeit. Die Menge der Hülsenfrüchte kannst du dann langsam steigern.

### Getreide-Obst-Brei

| | |
|---|---|
| Ca. 30 % Obst | 100 g Obst |
| Ca. 6 % Getreide | 20 g Getreide |
| Ca. 1,5 % Öl | 1 EL Rapsöl |
| Ca. 62,5 % Wasser | 200 ml Wasser |

### Milch-Getreide-Brei

| | |
|---|---|
| Ca. 84 % Milch | 200 ml Milch, z. B. Pre- und Muttermilch |
| Ca. 8 % Getreide | 20 g Getreide |
| Ca. 8 % Obst | 2 EL Fruchtsaft oder geriebene Früchte |

hitzeempfindlichen Vitamine beim Kochprozess nicht zu verlieren, solltest du einen Dampfgarer verwenden oder nur auf kleiner Stufe kochen.

Beim Fleisch empfiehlt sich zartes Fleisch in Bioqualität, das am besten mit etwas Flüssigkeit oder Öl in einem hohen Gefäß püriert werden kann. Hier ist besonders auf die Einhaltung der Kühlkette zu achten. Ein teures spezielles Beikostöl ist nicht notwendig. Dieses unterscheidet sich qualitativ kaum von einem hochwertigen Rapsöl in Bioqualität. Im Übrigen kannst du deinem Baby sowohl kalt gepresstes als auch raffiniertes Öl anbieten. Das gehypte Kokosöl eignet sich wegen der fehlenden Omega-3-Fettsäuren nicht als Beikostöl.

In einem luftdicht verschlossenen Glas hält sich der selbst gekochte Babybrei mindestens 24 Stunden im Kühlschrank. Lass ihn dort auch abkühlen, damit sich keine Bakterien bilden. In kleinen Gefäßen im Gefrierfach hält sich der Brei bis zu drei Monate. Ein einmal aufgewärmter Brei sollte nicht wieder eingefroren werden.

**Vor- und Nachteile des Selbstkochens**

Das Selbstkochen kann einige Vorteile mit sich bringen – allerdings nur dann, wenn die Lebensmittel dem Alter entsprechend, frisch, schadstoffarm, sauber und nährstoffschonend verarbeitet sind und die Mengenangaben der Lebensmittelgruppen berücksichtigt werden:

- Das Baby lernt den authentischen Geschmack der Lebensmittel kennen, und eine große Bandbreite an Geschmacksrichtungen kann angeboten werden. Dies gelingt auch dann, wenn auf die üblichen Gerichte zurückgegriffen wird. Ein Brei wird jedes Mal etwas anders gekocht, die eingekauften Zutaten schmecken ebenso jedes Mal ein wenig anders. So gelingt auch der Übergang zum Familientisch leichter.
- Man kann sich beim Selbstkochen an den optimalen Mengenangaben orientieren (siehe Infokasten S. 77). Leider finden sich im Regal mit den industriell hergestellten Gläschen auch viele Kombinationen, die wenig sinnvoll sind.
- Beim heimischen Kochen wird auf unnötige Zutaten wie Salz, Zucker oder Aromen auf jeden Fall verzichtet. Andere Zutaten wie Gewürze können hingegen Schritt für Schritt eingeführt werden (siehe dazu auch Kasten S. 92). Unverträglichkeiten werden schnell aufgedeckt.
- Beim Selbstkochen beschäftigen sich die Eltern notwendigerweise mit dem Thema Ernährung.
- Das Selbstkochen kann Geld sparen. Das liegt auch daran, dass die wenigsten Babys die Mengen aus den industriell hergestellten Gläschen schaffen und viel weggeworfen werden muss. Beim Selbstkochen kannst du die Menge auf den Hunger deines Babys abstimmen.

Das Selbstkochen hat aber auch Nachteile:

- Nicht nur das Kochen an sich, auch die Beschäftigung mit der optimalen Babyernährung kostet Zeit. Trotzdem berichten viele Eltern, dass durch das Kochen auf Vorrat der Zeitaufwand geringer ist als befürchtet.

- Auch beim Kauf von Bioprodukten ist es schwierig, mit der geringen Schadstoffbelastung der Gläschen mitzuhalten.
- Zugegebenermaßen mögen viele Babys den einheitlichen Geschmack der industriell hergestellten Gläschen. Obwohl aus ernährungsmedizinischer Sicht das Kennenlernen des natürlichen Geschmacks der Lebensmittel vorzuziehen ist, gibt es Babys, die die heimische Kochkunst vehement ablehnen. Verzögert sich der Beikostbeginn bei diesen Babys deswegen wesentlich, können sie von industriellen Produkten profitieren.

## Baby-led Weaning (BLW) – das Kind wählt selbst

Mit ihrem Buch *Baby-led Weaning: The Essential Guide to Introducing Solid Foods and Helping Your Baby to Grow Up a Happy and Confident Eater* haben die britische Hebamme Gill Rapley und die Journalistin Tracey Murkett die Beikostwelt revolutioniert. Mit Baby-led Weaning (BLW), das man etwa mit »vom Baby gesteuerte Entwöhnung« übersetzen könnte, bezeichnet man den Übergang von der Muttermilch zur Beikost, bei dem auf Babybrei verzichtet wird. Stattdessen wird dem Baby von Anfang an feste Nahrung oder Fingerfood angeboten. Deshalb wird die Bewegung auch als breifrei oder Beikost nach Bedarf bezeichnet.

Die Philosophie dahinter lässt sich durchaus evolutionsbiologisch erklären: Das Baby ist ab der Beikostreife in der Lage, Nahrung zu greifen und diese zum Mund zu bringen. Und weil unsere Vorfahren, soweit wir wissen, keinen Pürierstab hatten, kann man davon ausgehen, dass das Menschenbaby darauf angelegt ist, sich mit am Familientisch zu ernähren. Wahrscheinlich haben sich Menschenbabys von jeher aus einem Mix zwischen vorgekauter Nahrung und stückiger Kost bzw. Fingerfood miternährt. Sie sind flexibel darauf ausgerichtet, selbst zu essen oder sich füttern zu lassen.

Der Begriff »Weaning«, zu Deutsch »Entwöhnung«, wird dabei oft falsch verstanden. Das Ziel des BLW ist es nicht, das Baby schnellstmöglich von der Flasche oder der Muttermilch zu entwöhnen, sondern die Beikost stressfrei neben der Milchnahrung einzuführen. Es geht nicht darum, möglichst schnell die Milchmahlzeiten zu ersetzen, es geht darum, das Baby spielerisch in die Welt der Kulinarik einzuführen und dabei Beikost und Stillen/Fläschchen parallel existieren zu lassen.

Beim BLW werden dem Baby die Lebensmittel in hand- und mundgerechten Stücken angeboten. Anfänglich ist das angebotene Fingerfood so weich gedünstet, dass sich daran auch sechs Monate alte Babys problemlos vergnügen können. Die Konsistenz wird über die Beikostzeit variiert, nach und nach wird dem Baby kaufestere Nahrung gereicht. Zu jeder Mahlzeit darf sich das Baby aus einer kleinen Auswahl an Fingerfood eigenständig bedienen. Es entscheidet dabei selbst und intuitiv, wie viel und welche Lebensmittel es essen möchte.

Info

## Tofu in der Babyernährung

Um Tofu wird schon lange heftig debattiert, weil Sojabohnen, aus denen er hergestellt wird, Phyto- – also pflanzliche – Östrogene enthalten. Und weil diese den weiblichen Hormonen strukturell sehr ähnlich sind, wird immer wieder die Sorge geäußert, dass auch Phytoöstrogene hormonell wirken könnten. Manche Institutionen gehen so weit, dass sie deswegen von Tofu im Babyalter (manche sogar bis zum Grundschulalter) abraten. Andere halten die Datenlage für viel zu dünn und die Phytoöstrogenexposition durch Tofu als zu gering, um negative gesundheitliche Auswirkungen befürchten zu müssen. Auf jeden Fall sollte Tofu im Babyalter wie bei allem im Leben nicht im Übermaß angeboten werden, ein- bis zweimal wöchentlich ist ein gutes Maß. Denn grundsätzlich ist Tofu ein gesundes Lebensmittel. Die Art des Tofus und die Zubereitungsform können variiert werden, nur auf gesalzenen Tofu sollte verzichtet werden.[44]

**Wie groß sollte das Fingerfood sein?**

Die Faust des Babys dient bei der Zubereitung des Fingerfoods beim Baby-led Weaning als gute Längenangabe für dessen ideale Form: Die Nahrung wird in groben, länglichen Stücken so angeboten, dass das Baby sie problemlos mit der Faust halten und dann davon abbeißen kann. Runde Nahrungsmittel wie Trauben oder Beeren sollten geviertelt werden, um das Verschluckungsrisiko (siehe dazu auch S. 85ff.) zu minimieren. Das Nahrungsmittelangebot darf vielseitig und kreativ sein: Getreide, weich gekochte Nudeln, Reis, Hummus (Rezept siehe S. 121), gedämpftes Obst oder Gemüse können ganz entspannt vom Familientisch abgezweigt und babygerecht serviert werden.

## Das perfekte BLW-Gericht

Eine abwechslungsreiche Ernährung ist der Grundstein für neugierige und abenteuerlustige kleine Gourmets. Ein Baby-led-Weaning-Teller sollte idealerweise aus Folgendem bestehen:

- Einem eisenhaltigen Lebensmittel. Sowohl tierische Produkte wie Fleisch oder Fisch als auch pflanzliche Lebensmittel wie Bohnen oder Tofu sollten häufig serviert werden.
- Einem Obst-und-Gemüse-Anteil. Auch hier lautet das oberste Gebot: Abwechslung ist Trumpf!
- Einem Energielieferanten. Haferflocken, Reis, Nudeln, Brot, Linsen, Kichererbsen, Bananen, aber auch gesunde fette Lebensmittel wie beispielsweise Öl, Avocado, griechischer Joghurt oder fetter Seefisch (Lachs, Makrele) liefern dem Baby die notwendige Energie.

## Die Vorteile des BLW

- Durch das Selbstkochen und Planen der Familienernährung beschäftigen sich die Eltern mit gesunder Kinderernährung. Sie müssen aktiv planen, statt passiv Fahrpläne einzuhalten, und werden dadurch an den Herd gebracht.
- Beim Baby-led Weaning wird häufig besonders betont, wie sehr das Baby vom gemeinsamen Essen am Familientisch profitiert. Kinder lernen am Vorbild und deswegen das richtige Essen am besten durch die Nachahmung anderer Kinder oder Erwachsener. Die Breikultur hat leider dazu geführt, dass viele Eltern ihr Baby vor dem gemeinsamen Essen mit dem Rest der Familie mit Brei füttern und das Baby nicht mehr am Familientisch sitzt. Diesen Vorteil kann man für alle Arten der Babyernährung übernehmen: Lass dein Baby auf jeden Fall am Familientisch teilnehmen.
- Füttern ist eine wechselseitige und interaktive Tätigkeit. Beim Baby-led Weaning werden die Signale des Babys besonders beachtet und es wird individuell darauf eingegangen. Die Eltern lernen, auf die natürlichen Bedürfnisse ihres Babys zu vertrauen und diese zu beantworten. Das Baby erlebt sich dabei als kompetentes Wesen und lernt durch eine eng abgestimmte Interaktion, auf seine Hunger- und Sättigungsgefühle zu vertrauen. Diese Regel sollte bei jeder Art der Babyernährung gelten. Du solltest beispielsweise auch bei der Breikost den Löffel nur zum Mund deines Babys führen, wenn dieses bereit dafür ist und den Mund öffnet.
- Man darf mit dem Essen spielen! Beim BLW soll die Neugierde des Kindes auf die Welt der Lebensmittel dadurch geweckt werden, dass es mit den Lebensmitteln spielen, sie mit Händen, Mund und allen Sinnen erkunden darf.
- Anfangs wird die breifreie Kost noch butterweich gedämpft, nach und nach lernen die Babys auch härtere Konsistenzen kennen und sind deswegen ständig herausgefordert. Übrigens sollte man auch bei der Breikost den Vormarsch in Richtung stückige Breikost einhalten. Das Baby sollte entsprechend seiner Fähigkeiten gefordert werden.
- Beim BLW würgen Kinder in der Regel häufiger als bei der Breikost. Würgen ist ein normaler Bestandteil des Essenlernens und hat nichts mit Verschlucken zu tun. Die Eltern lernen beim BLW schnell, mit dem noch ausgeprägten Würgereiz ihres Babys umzugehen.
- Entgegen der immer wieder geäußerten Annahme besteht beim Baby-led Weaning kein erhöhtes Verschluckungsrisiko. Obwohl diese Sorge der Hauptgrund für Zweifel am BLW ist, konnte sie bis jetzt in keiner Studie nachgewiesen werden. Kein Wunder, denn Babys entwickeln die Fähigkeit, Nahrung mit der Zunge nach hinten zu befördern erst, wenn sie kauen können, und erlernen das Kauen erst, wenn sie greifen können. Diese Reihenfolge ist von der Natur mit Bedacht so eingerichtet: Das Baby greift zunächst nach großen, handlichen Nahrungsmitteln (weil es den Pinzettengriff noch nicht beherrscht), die es ohne Risiko kauen kann. Kleinere Lebensmittel werden erst dann mit dem Pinzettengriff gegriffen, wenn sich die orale Motorik ebenfalls weiterentwickelt hat. Man kann also davon ausgehen, dass die Gefahr des Verschluckens dadurch minimiert wird, dass das Baby selbstständig bestimmt, welche Lebensmittel es sich zum Mund führt.

Selbstverständlich sind die allgemeingültigen Sicherheitsregeln beim BLW genauso zu beachten: Die Beikostreife muss erreicht sein, das Baby sollte aufrecht sitzen können und nur in Begleitung eines Erwachsenen essen und Nahrungsmittel mit Verschluckungsrisiko (siehe S. 86ff.) sollten gemieden bzw. babygerecht zubereitet werden.

## Die Nachteile des BLW

- Das Baby-led Weaning erfordert auf einigen Gebieten etwas mehr Geduld als der klassische Weg, das Füttern mit Brei. Beim BLW isst das Baby komplett eigenständig und wird nicht gefüttert. Das führt dazu, dass der Esstisch schnell einem Schlachtfeld gleicht und dein Baby glücklich von oben bis unten bekleckert ist. Je nach Reinlichkeitsbedürfnis der Eltern kann dieses Chaos zu einem Stressfaktor werden.
- Beim BLW dauert das Einführen der Beikost in der Regel etwas länger als bei der Breikost. Ziel ist eben nicht, möglichst schnell von der Milch wegzukommen, Ziel ist es, das Baby stressfrei an die Welt der Nahrungsmittel heranzuführen. Ist es aber der Wunsch der Mutter, durch die Einführung der Beikost möglichst schnell abzustillen, kann das langsamere Tempo des BLW der falsche Weg sein. Einschränkend muss man hierzu aber sagen, dass das Tempo sowohl bei breiiger Beikost als auch beim BLW individuell stark vom Baby abhängt. Ein Baby, das jeden Brei verweigert, kann mit BLW gegebenenfalls schneller in die Welt der Lebensmittel eingeführt werden, weil diese Methode einfach besser zu seinen Bedürfnissen passt.
- BLW ist Arbeit. Gerade in den ersten Monaten müssen die Nahrungsmittel weich gedämpft oder gegart und in hand- sowie mundgerechten Stücken angeboten werden. Weil das Baby das Fingerfood mit der Faust umschließt, wird oft nur der obere Teil der Schnitze abgebissen, der Rest muss weggeworfen oder kann ins Gericht der Erwachsenen geschnitten werden.
- Bei Babys, die beim BLW nur zögerlich essen, kann das langsame Tempo des Kostaufbaus möglicherweise auf Kosten der Allergieprävention gehen. Das Immunsystem von Kindern, besonders von Kindern mit erblichem Allergierisiko, sollte sich früh mit verschiedenen, auch potenziell allergenen Nahrungsmitteln auseinandersetzen, um unschädliche von schädlichen Stoffen unterscheiden zu können.
- Eine Allergieprävention wird aber vor allem erreicht, wenn während der erstmaligen Auseinandersetzung mit den Lebensmitteln gestillt wird. Deswegen kann es auch bei dem klassischen Beikostweg nicht nur um ein breites Kennenlernen von Lebensmitteln zwischen dem fünften und siebten Lebensmonat gehen, sondern es sollte im Sinne der Allergieprävention während der Einführung von Lebensmitteln im besten Fall gestillt werden. Bei diesen Babys kann ein gemischter BLW-Brei-Weg eine gute Alternative sein (siehe S. 83f.).
- Bei Babys mit Untergewicht oder Mangelerscheinungen oder bei Babys, die BLW nur sehr zögerlich annehmen, kann das Füttern von Brei aus Gründen der opti-

malen Nährstoffversorgung dem ausschließlichen Angebot von Fingerfood vorzuziehen sein oder als Ergänzung dienen.
- Bei Babys, die mit einem ausgeprägten Würgereflex kämpfen, kann das BLW der falsche Weg sein. Der Würgereflex verändert sich mit der Zeit. Diese Babys profitieren häufig von einem Start mit breiiger Kost und dem langsamen Aufbau in Richtung stückige Kost.
- Die Deutsche Gesellschaft für Kinder- und Jugendmedizin (DGKJ) befürchtet beim BLW zudem einen verzögerten Beikostbeginn. Selbstverständlich sollte das Baby ab Beginn der Beikostreife an die Beikost herangeführt werden, ob mit Brei oder breifrei. Zu Beginn muss das Fingerfood so kauweich zubereitet werden, dass auch das sechs Monate alte Baby es problemlos zu sich nehmen kann.[45]

## Breikost UND breifreie Kost

Leider werden manche Themen in der Kindermedizin unter Experten und in der Elternschaft so leidenschaftlich diskutiert, dass sich zwei Lager bilden und keine Kompromisse zugelassen werden. Eltern, die Baby-led Weaning durchführen, erleben die Vorteile dieses Konzepts und machen einen großen Bogen um pürierte Kost. Eltern, die ihrem Baby nach dem klassischen Beikostplan Breimahlzeiten füttern, halten sich strikt an pürierte Kost und geben nichts Festes. Die beiden Lager unterscheiden sich in ihren Meinungen deswegen so deutlich, weil Blogs oder Experten, die sich mit dem Beikostplan oder dem Baby-led Weaning beschäftigen, jeweils stark von dem anderen Konzept abraten. Eltern werden durch diese Experten massiv verunsichert und bekommen schnell das Gefühl, die Ernährung ihres Babys nicht richtig zu gestalten. Wenn ich mir beide Seiten ansehe, erkenne ich viel Schwarz-Weiß-Denken und habe persönlich eine ganz andere Meinung zum Thema.

Baby-led-Weaning-Experten behaupten, beim Beikostaufbau über den klassischen Beikostplan bestimmten allein die Eltern über die Mahlzeiten und das Baby habe kein Mitspracherecht. Experten, die den klassischen Beikostplan empfehlen, warnen wiederum vor dem angeblich erhöhten Verschluckungsrisiko beim Baby-led Weaning. Beide Argumente kann ich nicht nachvollziehen. Ein Baby, das mit pürierter Nahrung ernährt und von den Eltern mit dem Löffel gefüttert wird, sollte ein genauso großes Mitspracherecht beim Essen haben wie ein Baby, das mit der Baby-led-Weaning-Methode ernährt wird. Das bedeutet, dass ein Baby, das mit pürierter Kost ernährt wird, genauso angeben kann, wie viel und was es essen möchte. Auch bei diesen Babys ist es wichtig, auf Hunger- und Sättigungssignale zu achten und mit der Zeit die Konsistenzen der pürierten Kost zu variieren. Das angeblich erhöhte Verschluckungsrisiko bei der Baby-led-Weaning-Methode konnte bis jetzt in keiner Studie ausreichend nachgewiesen werden.

Baby-led-Weaning-Experten behaupten, pürierte Kost entspreche nicht der natürlichen Ernährung des Babys – weil in der Steinzeit kein Pürierstab zur Verfügung stand. Trotzdem haben höchstwahrscheinlich auch die Eltern in der Steinzeit vorgekaut und vorgegessen, um ihrem Baby die ersten Kontakte mit fester Nahrung zu erleichtern.

Welche Form der Ernährung man auch immer für richtig erachtet: Sie sollte sowohl zum Baby als auch zu den Eltern passen. Manche Babys sind lange nicht bereit für die Baby-led-Weaning-Methode. Es kann sein, dass der Würgereflex lange Zeit so ausgeprägt bleibt, dass sie bei jeder Mahlzeit würgen und sich sogar erbrechen. Solche Babys (und solche Eltern) profitieren von pürierter Kost, die nach und nach eine festere Konsistenz haben darf. Setzt man solchen Babys dogmatisch das typische Fingerfood der Baby-led-Weaning-Methode vor, verfehlt man das Konzept »Baby-led«. Sich vom Baby bei der Ernährung mitführen zu lassen, kann deshalb genauso bedeuten, zunächst pürierte Kost anzubieten.

## Das Beste zweier Welten

Andere Babys möchten von Anfang an autonom essen und nehmen das Füttern von Brei nicht an. Wenn das Baby jeden Löffel Brei abwehrt oder ausspuckt, hilft kein noch so klug ausgearbeiteter Plan. Bei diesen Babys ist eine Beikosteinführung durch BLW leichter möglich.

Ein flexibler Ansatz, bei dem man zwischen beiden Methoden wechselt, garantiert auch das frühe Einführen potenziell allergener Kost. Wir wissen mittlerweile, dass Nahrungsmittelallergien weniger wahrscheinlich entstehen, wenn Babys früh Kontakt mit einer großen Bandbreite an Nahrungsmitteln haben (und währenddessen gestillt werden). Auch wenn du dich für die Baby-led-Weaning-Methode entscheidest, solltest du deswegen nicht das frühe Einführen dieser Nahrungsmittel hinauszögern. Es kann eine gute Taktik sein, neben Fingerfood pürierte Kost mit allergenen Nahrungsmitteln anzubieten.

Keine der beiden Ernährungsformen sollte zu Stress und negativen Gefühlen bei den Eltern führen. Manche Eltern nehmen sich vor, ihr Baby nach dem Baby-led-Weaning-Konzept zu ernähren, und verzweifeln dann, wenn das Kind kaum Fingerfood annimmt. Andere Eltern sind über den Aufwand in der Küche beim Baby-led Weaning erstaunt.

Die Beikosteinführung sollte eine positive Erfahrung für Kinder und Eltern sein. Nur so kann eine gesunde Beziehung zur Ernährung entstehen. Und genau deswegen empfehle ich diesen Elterngruppen, im Zweifel beide Ansätze zu kombinieren.

Die beiden Ernährungsformen sind sich – richtig durchgeführt – ähnlicher, als viele denken: Bei beiden Formen sollte das Baby maßgeblich das Tempo vorgeben, und bei beiden Formen werden die Babys nach und nach mit verschiedenen und herausfordernden Konsistenzen konfrontiert.

## Die Angst vor dem Verschlucken

Eine der größten Ängste von Eltern ist die, dass sich ihr Kind bei der Beikosteinführung verschlucken könnte. Dabei ist vielen Eltern der Unterschied zwischen Würgen und Verschlucken oder gar Ersticken nicht klar. Würgen ist ein Schutzmechanismus, der dafür sorgt, dass keinerlei Nahrung in der Luftröhre landet. Durch diesen Reflex wird ein Schutz vor dem Ersticken sichergestellt. Der Würgereflex wird durch das Berühren der Nahrung mit dem Zungengrund und dem weichen Gaumen ausgelöst und ist bei Babys und Kleinkindern besonders stark ausgeprägt. Hinzu kommt, dass bei Babys auch der vordere Teil der Zunge den Würgereflex auslösen kann. Obwohl das Würgen für dich beeindruckend oder beängstigend aussehen mag, ist es ein völlig normaler Schutzreflex, wenn das Baby das erste Mal Kontakt mit fester Nahrung hat. Der Würgereflex ermöglicht es dem Baby, den Nahrungsbrei vom hinteren Teil des Mundbereichs wieder nach vorn zwischen die Zähne zu befördern, und tut somit dem Kind einen Gefallen. Würgen bedeutet also nicht, dass sich dein Baby verschluckt oder dass es erstickt!

Wird der Würgereflex bei deinem Kind ausgelöst, muss das auch nicht bedeuten, dass dein Baby die Nahrung nicht mag. Es ist viel wahrscheinlicher, dass dein Baby

**Info**

### Würgen versus Verschlucken

**Für das Würgen gilt Folgendes:**

- Die Luftwege sind frei.
- Dein Baby macht ein Geräusch: Es hustet, würgt, weint.
- Das Gesicht ist rot.
- Die Augen sind mit Wasser gefüllt oder tränen.
- Das Würgen kann zu Erbrechen führen.
- Lass dein Baby in Ruhe: Es hat die Situation unter Kontrolle.

**Beim Verschlucken sieht die Sache anders aus:**

- Die Luftwege sind blockiert.
- Das Baby macht ein keuchendes Geräusch oder es bringt kein Geräusch mehr heraus.
- Das Gesicht wird blass oder bläulich.
- Das Verschlucken/Ersticken wirkt weniger dramatisch als das Würgen: Das Baby bewegt sich weniger und wird stiller.
- Hier ist sofortiges Handeln gefragt. Wie du handeln solltest, erlernst du in einem Erste-Hilfe-Kurs.

von der Konsistenz der Nahrung überrascht wurde oder noch nicht gelernt hat, mit ihr umzugehen. Deswegen musst du die Beikosteinführung nicht abbrechen oder das Lebensmittel, das den Reflex ausgelöst hat, meiden. Mit der Zeit wird der Würgereflex weniger und weniger werden, und dein Baby wird sich mehr und mehr an die unterschiedlichen Konsistenzen der Nahrung gewöhnen. Wenn du bei deinem Baby Baby-led Weaning durchführst, ist zu erwarten, dass es den Würgereflex häufiger zeigt. Der Gaumen- und Zungenbereich muss zunächst lernen, mit den verschiedenen Konsistenzen umzugehen. Wenn du dein Baby an weiche Nahrungsmittel gewöhnt hast, wirst du den Würgereflex dann mehr erleben, wenn festere Nahrung eingeführt wird. So oder so ist der Würgereflex unvermeidbar und völlig normal!

## Das oberste Gebot: Keine Panik

Wenn dein Baby den Würgereflex zeigt, solltest du ganz ruhig bleiben. Das Baby hat ihn unter Kontrolle und weiß, was es tut. Du solltest auf keinen Fall dazwischengehen, das Baby währenddessen hochnehmen oder das Essen aus dem Mund entfernen – all das kann im schlimmsten Fall dazu führen, dass sich dein Baby erschreckt und tatsächlich verschluckt.

Wenn die Nahrung weiter in den Rachen gerät und den Luftweg blockiert, sprechen wir von Verschlucken/Ersticken. Wenn die Atemwege blockiert sind, bekommt dein Baby schlechter Luft und gerät in eine Sauerstoffunterversorgung. Wenn sich dein Baby verschluckt, ist unmittelbares Handeln gefragt.

Du kannst das Verschluckungsrisiko durch richtiges Verhalten minimieren:

- Setz dich damit auseinander, wann und wie du die verschiedenen Konsistenzen der Nahrung am besten einführen kannst.
- Dein Baby sollte alle Zeichen der Beikostreife zeigen.
- Dein Baby sollte aufrecht sitzen können.
- Dein Baby sollte während des Essens nicht durch Bücher, elektronische Geräte oder Spielzeuge abgelenkt werden.
- Lass dein Kind nie allein essen.
- Versuche nicht, deine Finger in den Mund deines Babys zu stecken, um Nahrung herauszufischen.

## Nahrungsmittel mit Verschluckungsrisiko

Sowohl im Baby- als auch im Kleinkindalter sind verschiedene Lebensmittel mit einem Verschluckungsrisiko behaftet. Manche Lebensmittel können durchaus in der Babyzeit gereicht, sollten aber so zubereitet werden, dass das Verschluckungsrisiko möglichst klein bleibt. Einige Lebensmittel wie Trauben oder Beeren sollten geviertelt und dann halbiert werden, bevor sie im Ganzen angeboten werden können. Andere Lebensmittel wie beispielsweise Nüsse sollten während der Kleinkindzeit komplett vermieden werden, während Nussprodukte wie Nussmus oder Nussbutter gern verabreicht werden dürfen.

- Vermeide generell harte oder klebrige Lebensmittel, die schwer zu kauen und zu schlucken sind.
- Sorge dafür, dass dein Kind für jedes Essen (auch für Snacks) aufrecht auf deinem Schoß oder im Hochstuhl sitzt und du dein Kind im Blick hast. Das bedeutet auch, dass Snacks unterwegs nicht im Kinderwagen oder während des Laufens einzunehmen sind. Besonders unterwegs fällt es Eltern schwer, auf Snacks im Kinderwagen oder Auto zu verzichten, weil sie unruhige Kinder beruhigen. Mit dem Gefahrenbewusstsein im Hinterkopf kannst du es aber schaffen, Verantwortung zu übernehmen. Du solltest dein Baby oder Kleinkind sowohl zu Hause als auch unterwegs beim Essen beobachten.
- Wann und wie vorsichtig du Lebensmittel mit Verschluckungsrisiko einführst, sollte ebenfalls von deinem Kind abhängen. Manche Kinder verschlucken sich auch im Alter von drei Jahren noch verhältnismäßig oft. Bei diesen Kindern kann mit Nahrungsmitteln mit sehr hohem Verschluckungsrisiko (Nüsse) gern noch gewartet werden.

**Obst und Gemüse mit Verschluckungsrisiko**
- Mais
- Erbsen
- Oliven
- Ganze Cocktailtomaten, Blaubeeren, Trauben
- Harte Rohkost wie Karotten
- Ganze Trockenfrüchte, Rosinen

Pralle, runde Obst- und Gemüsesorten (siehe oben) sollten im Babyalter entsprechend vorbereitet nach und nach eingeführt werden. Trauben und Beeren können zunächst ganz zerdrückt, dann angedrückt, dann geviertelt und dann halbiert werden, bevor man sie im Ganzen anbietet. Generell empfiehlt es sich, die Konsistenz von Obst und Gemüse langsam und schrittweise zu verändern und zu steigern, um das Baby daran zu gewöhnen. Bei Äpfeln oder Birnen reduzierst du das Verschluckungsrisiko, indem du sie zunächst in großen, gekochten Stücken reichst, bevor du kleine, ungekochte Apfel- oder Birnenstücke servierst.

**Eiweißhaltige Lebensmittel mit Verschluckungsrisiko**
- Nüsse und Samen
- Harte oder große Fleischteile
- Würste, Hotdogs, Fleisch mit Pelle
- Schmelzkäse, schwer zu kauender Käse (Käse sollte deswegen nicht in großen Stücken, sondern in kleinen Stückchen nach und nach angeboten werden)
- Fleisch mit Knochen oder Fisch mit Gräten
- Ganze Bohnen

Generell sollten Fleisch und Fisch babygerecht vorbereitet werden. Entferne Gräten, kleine Knochen, Knorpel und Fett. Wenn du beispielsweise Hähnchenschenkel servierst, solltest du den großen Knochen auf Intaktheit und Stabilität prüfen. Große, intakte Knochen sind kein Problem und helfen deinem Kind beim Halten des Fleischs, kleine oder bröselige Knochen können zu Verschluckungsunfällen führen.

Du kannst auch ganze Fleischstücke servieren. In den ersten Monaten, bevor dein Baby Fleisch abbeißen kann, sollten diese so groß wie zwei Finger eines Erwachsenen sein, damit dein Baby das Fleisch gut in der Hand halten und daran saugen kann. Sobald dein Kind beißen kann, kannst du sehr klein geschnittenes, leicht zerdrücktes Fleisch verwenden. Nach und nach dürfen die Fleischstückchen im zweiten Lebensjahr größer werden, bis du wieder einen ganzen Hähnchenschenkel (ohne kleine Knochen, Knorpel und Fett) anbietest.

**Getreideprodukte mit Verschluckungsrisiko**

- Kekse und Müsliriegel
- Kartoffel- oder Maischips, kleine Salzbrezeln
- Cracker oder Brot mit Kernen, Samen oder ganzen Nüssen
- Weiches Toastbrot

Um das Verschluckungsrisiko zu minimieren, sollte Brot, vor allem weiches Brot wie Toastbrot, schrittweise eingeführt werden. Zunächst bietest du deinem Baby am besten dicke, krustige Brotscheiben an. Dieses Brot neigt nicht so sehr wie Toastbrot dazu, im Mund zu einer klebrigen Masse zu werden. Ab einem Alter von neun Monaten kannst du kleine Brotstückchen anbieten. Solltest du bemerken, dass dein Kind zu viel davon auf einmal isst, gehst du wieder zurück zu Schritt 1 und bietest ganze Brotscheiben an. Mit etwa anderthalb Jahren können Kinder ganze belegte Brote oder Sandwiches essen.

**Gesüßte Produkte mit Verschluckungsrisiko**

- Runde oder harte Süßigkeiten wie Jelly Beans
- Klebrige Süßigkeiten wie Gummibärchen
- Kaugummi
- Marshmallows
- Popcorn

Im ersten Lebensjahr sollten Süßigkeiten ganz gemieden, im Kleinkindalter nur in Maßen verwendet werden.

Grundsätzlich sollte die Zubereitungsform von Lebensmitteln mit Verschluckungsrisiko sowohl vom Alter als auch von den individuellen Fähigkeiten deines Kindes abgeleitet sein. Die hier folgende Übersicht zeigt, wie solche Lebensmittel eingeführt werden können.

## Karotten schneiden für Babys

**6–8 Monate**
weich gegart, längs halbiert

**9–18 Monate**
gegart, in mundgerechte Stücke geschnitten oder geraspelt

**18 Monate und älter**
Übergang zu rohen, geviertelten Karotten je nach Fähigkeiten des Kleinkinds

## Blaubeeren für Babys

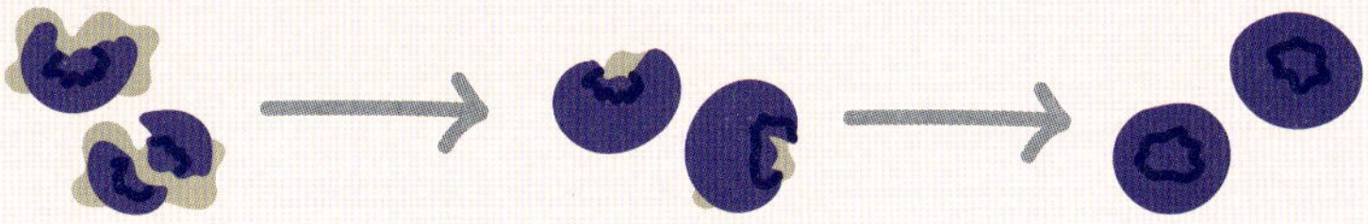

**6–9 Monate**
flach gedrückt

**9–12 Monate**
etwas weniger flach gedrückt oder geviertelt/halbiert

**12 Monate und älter**
halbiert; je nach Fähigkeiten des Kleinkinds können langsam ganze Blaubeeren angeboten werden

## Fleisch schneiden für Babys

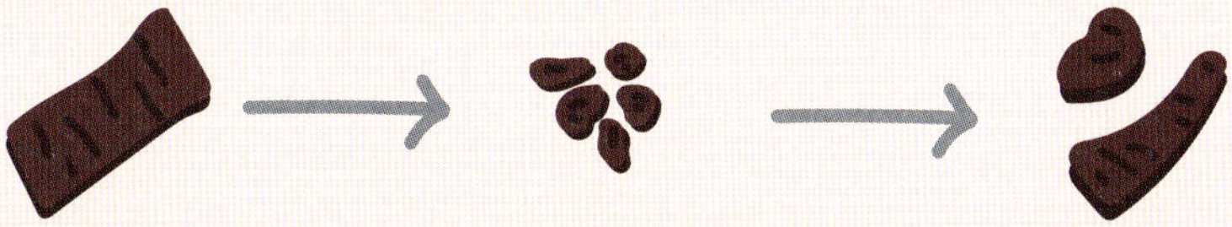

**6–8 Monate**
am Knochen oder größeres Stück, Fett entfernen

**9–17 Monate**
stark zerkleinerte Stückchen

**18 Monate und älter**
mundgerechte Stücke

## Hühnerfleisch schneiden für Babys

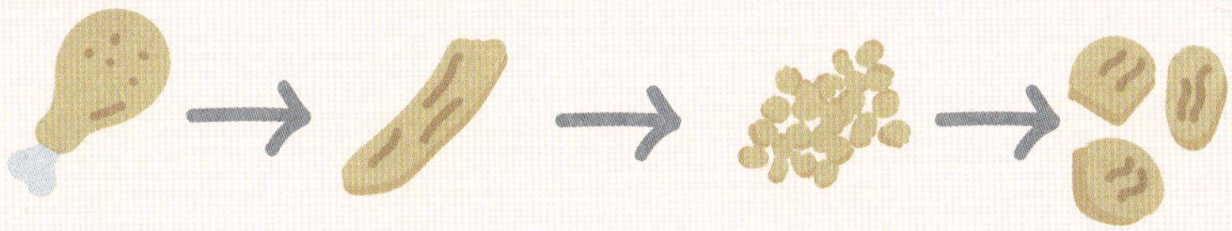

**6 Monate**
am Knochen oder größeres Stück

**8 Monate**
größere Stücke zum Saugen

**9 Monate**
sehr kleine Stücke

**12 Monate und älter**
größere Stücke

## Brot schneiden für Babys

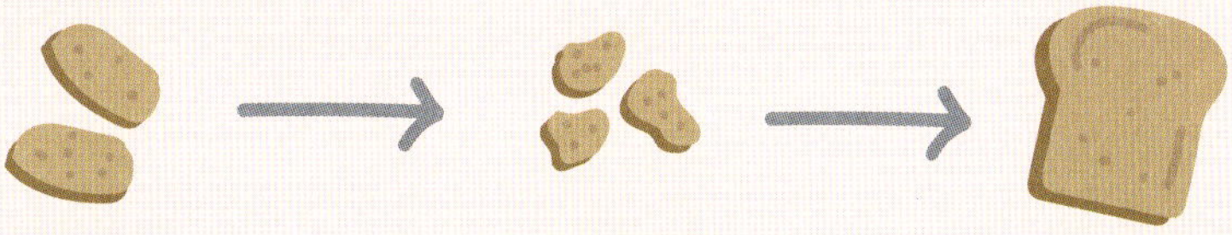

**6–9 Monate**
große Brotenden mit Rinde, etwa zwei Finger breit

**9–12 Monate**
kleine Brotstückchen, immer nur wenige anbieten

**12 Monate und älter**
ganze Brotscheiben dürfen angeboten werden

Quelle: solidstarts.com

# Ungeeignete Lebensmittel für dein Baby

Obwohl dein Baby nach und nach an eine große Bandbreite von Lebensmitteln herangeführt werden darf, gibt es doch einige Lebensmittel, um die im ersten Lebensjahr ein großer Bogen gemacht werden sollte. Kritisch für dein Baby sind die auf den vorherigen Seiten erwähnten Nahrungsmittel mit Verschluckungsrisiko (siehe S. 86ff.). Halte dich hier an die Zubereitungstipps und orientiere dich an den Fähigkeiten deines Kindes. Während ganze Nüsse erst ab einem Alter von drei bis vier Jahren eingeführt werden sollten, können andere runde Lebensmittel babygerecht in passender Form nach und nach gegeben werden. Außer Frage steht natürlich, dass Alkohol in der Baby- oder Kinderernährung nichts zu suchen hat. Auch beim Kochen sollte er nicht verwendet werden, denn er verkocht nie zu 100 Prozent.

## Zucker, Süßungsmittel, Gewürze und Pseudogetreide

Zucker sollte aus vielerlei Gründen im ersten Lebensjahr gemieden werden. Er stellt nicht nur ein Kariesrisiko dar, sondern kann die ohnehin starke Prägung auf die Geschmacksrichtung süß noch weiter verstärken. Wenn du Speisen süßen möchtest, kannst du es mit etwas Fruchtmark tun. Zucker ist in der industriell hergestellten Babynahrung eine gern versteckte Zutat. Zucker und andere Süßungsmittel verbergen sich beispielsweise hinter den folgenden Bezeichnungen: Glukose/Glukosesirup, Maltodextrin, Traubenzucker, Malzzucker, Dextrine, Milchzucker, Fruchtzucker, Honig, Birnen- oder Apfeldicksaft, Ahornsirup, Agavendicksaft, Saccharin, Aspartam, Cyclamat, Sucralose, Stevia und Acesulfam-K.

Honig und Ahornsirup dürfen im ersten Lebensjahr des Kindes nicht verwendet werden. Bei diesen Lebensmitteln besteht die Gefahr des sogenannten Säuglingsbotulismus, ausgelöst durch Sporen des Bakteriums *Clostridium botulinum*, die sich im noch unreifen Magen-Darm-Trakt des Babys vermehren und ein gefährliches Gift bilden können.

Da die Nieren des Babys noch nicht ausgereift sind, haben sie auch Probleme, größere Mengen Salz auszuscheiden. Deswegen solltest du auf das Salzen in der Babyernährung unbedingt verzichten. Für Babys wird die maximale Menge mit einem Gramm Salz pro Tag angegeben, das entspricht 0,4 Gramm Natrium und etwa einem Drittel Teelöffel. Diese Menge ist schnell erreicht. Wenn du dich im Supermarkt orientieren möchtest, gelten Lebensmittel mit einem Salzgehalt von maximal 0,3 Gramm pro 100 Gramm als salzarm, Lebensmittel mit einem Salzgehalt von 1,5 Gramm pro 100 Gramm oder mehr als salzreich. Salzwaren oder Knabbergebäck sind für dein Baby also nicht geeignet.

Scharfe Gewürze wie Paprikapulver, Pfeffer oder Chili sind nicht nur unangenehm für die sensiblen Geschmacksknospen deines Babys, sie können auch leicht zu Magen-Darm-Beschwerden führen. (Näheres zum Einführen von Gewürzen siehe S. 91 und Kasten S. 92.)

Auch auf sogenanntes Pseudogetreide wie Amaranth, Quinoa und Buchweizen sollte im ersten Lebensjahr verzichtet werden. Auch wenn diese Produkte z. B. in Lateinamerika gerne an Babys verabreicht werden, rät das deutsche Institut für Risikobewertung davon ab. Amaranth und Quinoa enthalten unter anderem Gerbstoffe und Saponine, welche die Nährstoffaufnahme im unreifen Verdauungssystem der Babys behindern könnten. Bei Buchweizen wird immer wieder auf ein mögliches allergenes Potenzial hingewiesen.

## Rohe Produkte, verarbeitetes Fleisch und Innereien

Speisen, die rohe Eier (weiches Ei, roher Kuchenteig), Eierprodukte (Mayonnaise), rohen Fisch (Räucherlachs, Sushi), Rohwurstsorten wie Mett oder Salami oder rohes bzw. nicht durchgegartes Fleisch (Tatar) enthalten, sollten gemieden werden. Bei diesen Lebensmitteln ist die Salmonellengefahr besonders hoch, deshalb können sie für Babys gefährlich sein.

Auch jegliche Rohmilchprodukte und Rohmilch selbst können bei Babys zu lebensbedrohlichen Bakterieninfektionen führen.

Außerdem sind verarbeitete Fleischwaren wie z. B. Wurst und Schinken wegen ihres hohen Gehalts an Fett, Salz und Pökelsalzen ebenfalls überhaupt nicht empfehlenswert für dein Baby. Auch Innereien, insbesondere Leber, sollten aufgrund der Schwermetallbelastung und des hohen Vitamin-A-Gehalts dem Kind im Babyalter nicht zugeführt werden.

## Noch ein Wort zu den Gewürzen

Ein weiterer großer Mythos der Babyernährung darf entlarvt werden: Babynahrung muss und soll nicht ungewürzt sein. Die Verfechter dieses Mythos argumentieren mit dem unreifen Verdauungssystem des Babys oder damit, dass die Kinder gewürzte Nahrung nicht akzeptieren würden.

Die Studienlage zeichnet ein anderes Bild: Je besser Babys mit einer großen Bandbreite an Nahrungsmitteln konfrontiert werden, desto weniger wahrscheinlich werden sie wählerische Esser sein, wenn sie größer sind. Besonders zwischen dem sechsten und neunten Lebensmonat kann gewürztes Essen eine gute Grundlage dafür bieten, später Interesse an den verschiedenen Geschmacksrichtungen zu entwickeln. Durch Gewürze wird das Essen spannend, ohne dass Salz oder Zucker hinzugefügt werden müsste.

Babys können körperlich problemlos mit Gewürzen umgehen, eine Ausnahme bilden da nur Salz, Unmengen an Pfeffer und sehr scharfes Essen. In anderen Kulturen wie Thailand oder Indien wird jeden Tag demonstriert, dass Babys bei stark gewürzten Speisen selbstverständlich mitessen können.

Tipp

## Gewürze schrittweise einführen

Um die empfindlichen Geschmacksknospen deines Babys nicht zu überfordern, empfehle ich dir, Gewürze schrittweise einzuführen. Zum Beikoststart bietet es sich deswegen an, zunächst auf Gewürze zu verzichten, um dein Baby mit dem natürlichen Geschmack der Lebensmittel vertraut zu machen. Hat sich dein Baby an das Lebensmittel gewöhnt, kannst du beginnen, es leicht zu würzen. Am besten fängst du mit nur einem Gewürz an, um zu sehen, ob es auch vertragen wird. Nach und nach kannst du mehrere Gewürze verwenden. Sei mit dem Würzen auf jeden Fall zurückhaltender als bei dir, denn dein Baby erlebt die Geschmäcker intensiver.

**Ab dem sechsten Monat:** Frische, milde Küchenkräuter in Bioqualität, z. B. Petersilie, Basilikum, Dill, Pfefferminze und Kerbel

**Ab dem achten Monat:** Schnittlauch, Zitrone

**Ab dem zehnten Monat:** Zimt (Achtung: nur hochwertiger Zimt wie Ceylon-Zimt), Vanille, gekochte Zwiebeln, gekochter Knoblauch, Kurkuma, Anis, Fenchel, Kräuter der Provence wie Thymian, Rosmarin oder Oregano, Muskatnuss, Paprikapulver, getrocknete Tomaten, Ingwer

**Ab dem zweiten Lebensjahr:** Ab diesem Zeitpunkt sind theoretisch alle Gewürze erlaubt; Salz und Zucker sollten auch im zweiten Lebensjahr sehr zurückhaltend verwendet werden, scharfe Gewürze wie Pfeffer und Chili ebenso.

Achtung: Gewürzmischungen enthalten häufig Salz oder Zucker und sollten deswegen vor der Verwendung auf ihre Babytauglichkeit geprüft werden.

## Vielfalt in der Beikostzeit: Allergieprävention und gut für das spätere Essverhalten

Früher wurde ein einseitigeres Nahrungsmittelangebot in den ersten Lebensmonaten empfohlen. Potenziell allergene Nahrungsmittel wie Fisch, Ei, Nuss- oder Milchprodukte sollten umgangen werden. Die Beikostempfehlungen heute haben sich um 180 Grad gedreht. Mittlerweile vermuten wir, dass wahrscheinlich insbesondere der frühe Kontakt mit einer Vielzahl an Lebensmitteln, auch potenziell allergenen Lebensmitteln, das Risiko für spätere Nahrungsmittelallergien senken könnte. Dieser Zusammenhang gilt insbesondere dann, wenn während der Einführung der Lebensmittel weiter gestillt wird.

Bei zwei Lebensmittelgruppen wurden aufgrund der Studienlage konkrete Empfehlungen ausgesprochen. Um das Risiko, an einer Hühnereiweißallergie zu erkranken, zu senken, sollten Eier während der Beikostzeit regelmäßig angeboten werden, wenn auch nicht in roher Form. Auch Erdnüsse – gemahlen oder als Erdnussbutter – sollten bei Kindern mit atopischer Dermatitis (»Neurodermitis«) Teil der Beikosternährung sein, wenn innerhalb der Familie Erdnüsse gegessen werden. Dennoch ist die Studienlage nicht eindeutig, weswegen man nach aktuellem Stand nicht davon ausgehen kann, dass eine breite Nahrungsmittelexposition Allergien kausal verhindern könnte.

Bei Präbiotika, Probiotika, Vitamin D oder anderen Vitaminen konnte bis jetzt kein allergiepräventiver Effekt nachgewiesen werden. Auch bezüglich der Omega-3-Fettsäuren-Zufuhr ist die Studienlage hinsichtlich der Allergieprävention nicht so eindeutig, dass eine Supplementation empfohlen wird.

### Auswirkungen auf das ganze Leben

Für eine Vielfältigkeit im Lebensmittelangebot spricht aber nicht nur ein möglicher allergiepräventiver Effekt, sondern auch die Auswirkungen auf das spätere Essverhalten deines Kindes. Im ersten Lebensjahr sind Kinder generell offener gegenüber neuen Lebensmitteln als im zweiten Lebensjahr. Lernen sie früh eine Geschmacksvielfalt kennen, neigen sie später weniger wahrscheinlich dazu, ein mäkeliger Esser zu werden.

Ein Drittel aller Säuglinge in Deutschland trägt genetisch das Risiko, durch eine Glutenzufuhr an einer Zöliakie (Unverträglichkeit des Dünndarms gegenüber Gluten) zu erkranken. Da eine genetische Risikokonstellation generell fast nie bekannt ist, wird in Deutschland für alle Säuglinge in der Beikostempfehlung ein Kontakt mit Gluten erlaubt. Eine besonders frühe oder späte Einführung glutenhaltiger Lebensmittel scheint dabei die Manifestation der Erkrankung allenfalls in ihrem Zeitpunkt zu beeinflussen, sie aber nicht verhindern zu können.

## Was soll dein Baby trinken?

Bei der Ernährung geht es natürlich nicht nur darum, was gegessen werden kann und soll, es geht auch um das Trinken – die erste natürliche Ernährungsform des Säuglings und Babys.

### Pre- und 1er-Milch während der Beikostzeit

Muttermilch ist die favorisierte Nahrung für Säuglinge. Wenn eine Mutter nicht oder nur teilweise stillen kann oder möchte, erhält das Baby industriell hergestellte Säuglingsmilchnahrung. EU-weit herrschen strenge Regelungen bezüglich der Zusammensetzung der Säuglingsmilch, die in Deutschland über die Verordnung über diätetische Lebensmittel (Diätverordnung) laufen.

Spricht man von Säuglingsmilchnahrung, wird zwischen Säuglingsanfangsnahrung und Folgenahrung unterschieden. Beide basieren normalerweise auf Kuh- oder Ziegenmilch. Die Säuglingsanfangsnahrung wird weiter unterteilt in Pre- und 1er-Nahrung, die beide ab der Geburt gegeben werden können, während die Folgenahrung frühestens ab Beikostbeginn gegeben werden darf.

**Pre- und 1er-Milch im Vergleich**

Die Pre-Nahrung enthält als einziges Kohlenhydrat die Laktulose, die 1er-Nahrung enthält weitere Kohlenhydrate wie Stärke, Maltose und Maltodextrin. Häufig ist die 1er-Nahrung etwas günstiger. Pre- und 1er-Nahrung können (und sollten) auch nach der Beikosteinführung weiter gegeben werden.

Fragt man Hebammen oder im Internet nach den Vorzügen der 1er-Milch gegenüber der Pre-Milch, wird überall vehement zur ausschließlichen Verwendung von Letzterer geraten. Erfahrungsgemäß gibt es aber Babys, die von der Gabe von 1er-Milch profitieren. Die 1er-Milch ist durch die Stärke etwas dickflüssiger und deswegen bei Spuckkindern besser geeignet, da sie leichter im Magen verbleibt. Zudem profitieren Babys mit großem Hunger von der 1er-Milch: Durch die Stärke sättigt sie besser, kalorisch unterscheidet sie sich von der Pre-Milch nicht. Direkt nach der Entbindung sollte aber in jedem Fall mit Pre-Nahrung begonnen werden.

Säuglingsnahrungen sind Prä- oder Probiotika hinzugefügt. Präbiotika sind Ballaststoffe für die Nahrung guter Darmbakterien, Probiotika sind gute Darmbakterien. Babys, die nur mit der Flasche ernährt werden, sollten eine Pre-Milch mit den Zusätzen von Prä- oder Probiotika, LCP oder Taurin bekommen, bei teilweise gestillten Babys sind diese Zusätze nicht nötig. Vielen Säuglingsnahrungen sind mehrfach ungesättigte langkettige Fettsäuren wie Arachidonsäure (AA) oder DHA zugefügt, die das Baby für die Gehirn- und Sehentwicklung braucht. Seit Februar 2020 ist der Zusatz von DHA verpflichtend, der Zusatz von AA ist dem Hersteller überlassen. Der Nutzen solcher langkettigen Fettsäuren für die mentale Entwicklung und die Entwicklung der Sehkraft konnte aber noch nicht eindeutig belegt werden. Dennoch befürworten viele Experten den Zusatz der Fettsäuren, da diese erstens auch in der Muttermilch enthalten sind und zweitens Babys, besonders Frühgeborene, sie oft noch nicht selbst in ausreichender Menge herstellen können. Bei der Auswahl der richtigen Milch solltest du außerdem darauf achten, dass sie der Muttermilch so ähnlich wie möglich ist.

**Kinder mit erhöhtem Allergierisiko**

Für Kinder mit einem erhöhten Allergierisiko, bei denen also ein Eltern- oder Geschwisterteil von Allergien betroffen ist, wird die sogenannte HA-Nahrung (hypoallergene Nahrung) empfohlen. Auch sie basiert auf Kuhmilcheiweiß. Dieses ist dann jedoch in hydrolysierter Form enthalten, also in kleine Bruchstücke aufgespalten, die der Körper nicht so leicht als Allergen erkennt. Somit sollen seltener Allergien ausgelöst werden.

In den internationalen Richtlinien wird die Ernährung mit HA-Nahrung in Familien mit Allergien nach wie vor empfohlen, obwohl sich die Datenlage erhärtet, dass das Allergierisiko durch HA-Nahrung nicht gesenkt werden kann. Ab dem Beikoststart ist die HA-Folgenahrung jedoch auf jeden Fall überflüssig, weil der Körper dann über die Nahrung sowieso mit Allergenen in Kontakt kommt.[46]

**Folgenahrung**

Folgenahrung wird frühestens ab dem Beikoststart verabreicht, ein Wechsel von Pre- oder 1er-Nahrung auf Folgenahrung ist jedoch aus ernährungsphysiologischer Sicht nicht nötig. Die Kritik an den Folgenahrungsprodukten liegt auf der Hand: Sie sind der Muttermilch weniger ähnlich als die Pre-Nahrung und deswegen unphysiologischer. Im Vergleich zur Pre- oder 1er-Nahrung enthält Folgenahrung etwas mehr Eiweiß und eine andere und höhere Kohlenhydratzusammensetzung.

Weil Folgenahrung häufig für Kinder ab sechs Monate beworben wird, glauben viele Eltern fälschlicherweise, ab diesem Alter umsteigen zu müssen. Ein Umstieg ist prinzipiell nicht notwendig, kann in Einzelfällen – wenn das Baby beispielsweise sechs Flaschen Pre-Milch pro Nacht trinkt – aber mit dem Kinderarzt diskutiert werden. Für manche Eltern spielt der finanzielle Aspekt eine Rolle, weil Folgenahrung in der Regel günstiger ist.

## Zubereitung von Formulanahrung

Frisches Leitungswasser dient als Grundlage zur Herstellung aller oben genannter Milchnahrungen. In Deutschland wird die Trinkwasserqualität regelmäßig überprüft und kann bei Bedarf sogar lokal erfragt werden. Für die Zubereitung einer Milchmahlzeit sollte man das Wasser aus dem Hahn erst kurz laufen und kalt werden lassen und dann im Wasserkocher oder Topf auf etwa 40 °C erwärmen. Weil eine bakterielle Verunreinigung des Trinkwassers dennoch generell möglich ist, kann das Wasser zur Vorbeugung einer Keimausbreitung unmittelbar vor Verwendung abgekocht werden. Ab der Beikosteinführung ist das Abkochen nicht mehr sinnvoll.

Wasser aus Bleileitungen, Leitungswasser in Regionen mit erhöhtem Urangehalt und Wasser aus ungeprüften Hausbrunnen eignen sich für die Zubereitung von Säuglingsmilchnahrung hingegen nicht. Außerdem soll kein Wasser aus Wasserfiltern verwendet werden, da auch hier die Gefahr unerwünschter Keime besteht.

Falls die örtliche Wasserqualität unklar ist, etwa in bestimmten Urlaubsregionen, kann auf Wasser mit der Aufschrift »geeignet für die Zubereitung von Säuglingsnahrung« oder auf Babywasser zurückgegriffen werden. Letzteres wurde von der Verbraucherzentrale Niedersachsen jedoch als »überflüssig und teuer« deklariert.

Die Nahrung sollte immer frisch zubereitet und direkt gefüttert werden. Warme, fertige Milchnahrung stellt einen guten Nährboden für Keime dar, sodass Reste entsorgt werden sollten, um kein Risiko für schwerwiegende Infektionen beim Baby einzugehen. Außerdem müssen die Mengenangaben auf der Verpackung genau beachtet werden. Verdünnen oder Andicken birgt die Gefahr einer Über- oder Unterernährung und kann langfristige negative Folgen für die Gesundheit des Babys haben.

Ein weiterer wichtiger Hinweis bezüglich der Wasserverwendung bezieht sich auf die Temperatur von Flaschenmilch. Idealerweise sollte diese immer mit lauwarmem Wasser angerührt werden – kochendes oder sehr heißes Wasser sollte nur außerhalb der Reichweite von Kindern verwendet werden.

Falls eine Mahlzeit unterwegs zubereitet werden muss, kann abgekochtes Wasser in einer Thermoskanne mitgenommen werden. Nie sollte die Milchmahlzeit zu Hause zubereitet, eingepackt und später gefüttert werden.

Ein letzter hygienischer Aspekt betrifft Flaschen und Sauger: Nach dem Verwenden sollten diese mit heißem Wasser, Spülmittel und einer Bürste gereinigt werden, anschließend empfiehlt sich das Nachspülen mit klarem Wasser und das gründliche Trocknenlassen. Alternativ ist eine Reinigung in der Spülmaschine möglich. Sauger aus Kunststoff sollten regelmäßig abgekocht werden, bei Silikonsaugern ist das nicht nötig.

## Nächtlicher Kalorienbedarf im ersten Lebensjahr

Wer »Babyschlaf« bei Google eingibt, erhält 23,7 Millionen Treffer, für das Stichwort »Babyernährung« werden sogar 63,2 Millionen Treffer erzielt. Ganz und gar nicht zufällig gibt es unzählige Bücher, Kurse und Coaching-Angebote, die sich mit dem Thema kindliches Schlafen und Essen beschäftigen.

Die zentrale Frage, die sich viele Eltern diesbezüglich irgendwann stellen, lautet: Braucht mein Kind nachts noch Milch? Die Antwort darauf ist komplex, und es scheint sinnvoll, erst einmal beide Themen – Schlafen und Essen – getrennt zu betrachten. Im Folgenden werden einige Überlegungen dazu diskutiert und die wenigen wissenschaftlichen Fakten zum Thema erläutert.

### Essen und Durchschlafen

Im ersten Lebensjahr entwickelt sich der menschliche Körper rasant schnell. Ein Baby verdreifacht sein Gewicht, und auch das Gehirn wächst so schnell, dass es zum ersten Geburtstag bereits die Hälfte des Hirnvolumens eines Erwachsenen erreicht hat. Eine permanente Nährstoff- und Energieversorgung stellt diese Entwicklung sicher.

In dem bekannten und sehr umstrittenen Ratgeber *Jedes Kind kann schlafen lernen* schreiben Autorin und Autor, dass Kinder ab dem Alter von sechs Monaten nachts keine Nahrung mehr brauchen und deshalb durchschlafen können.[47] Auch auf der

Hipp-Website wird postuliert: »Mit drei Monaten kann das Baby nachts schon länger ohne Mahlzeiten auskommen und daher länger an einem Stück schlafen als tagsüber. Ab dem zweiten Lebenshalbjahr etwa brauchen Kinder in der Nacht keine Nahrung mehr, denn in diesem Alter pendelt sich der Hunger- und Sättigungsrhythmus beim gesunden Kind auf den Tag ein.« Leider fehlt auf der Website eine Quellenangabe.[48] Hier wird also jeweils behauptet, dass Babys ab einem gewissen Alter nachts keine Kalorien mehr brauchen, woraus direkt geschlussfolgert wird, dass Durchschlafen ab dann möglich sei.

Andere Autoren wie der bekannte Kinderarzt Herbert Renz-Polster betonen, dass es mindestens im gesamten ersten Lebensjahr sinnvoll sei, Kinder nachts weiter zu stillen. Hierbei erfüllt nächtliches Stillen nicht nur die Funktion der Energieversorgung, sondern spendet zusätzlich Sicherheit, Nähe und Vertrauen.[49]

Kinder wachen natürlicherweise nachts mehrmals auf, z. B. beim Übergang in die unterschiedlichen Schlafphasen. Viele Male schlafen sie dabei von allein wieder ein, doch häufig brauchen sie auch Hilfe. Die moderne Schlafforschung zeigt, dass vollgestillte Kinder vor allem in den ersten sechs Monaten, aber auch darüber hinaus häufiger aufwachen als Flaschenkinder, noch häufiger, wenn sie im elterlichen Bett schlafen. Über die Vor- und Nachteile des Stillens könnte man demnach ein ganzes Buch schreiben.

### Nächtlicher Milchbedarf bei Beikostbeginn

Tatsächlich wachen Kinder auch im zweiten Lebensjahr noch mehrfach auf. Erst mit ungefähr drei bis vier Jahren wird das Schlafmuster so gefestigt, dass ein zuverlässiges nächtliches Durchschlafen möglich wird. Übrigens nimmt ab jetzt auch die Geschwindigkeit des Hirnwachstums ab.

Kurzum: Nächtliches Aufwachen vor allem in den ersten beiden Lebensjahren ist völlig normal. Manche Kinder brauchen mehr, andere weniger Hilfe, um wieder in den Schlaf zu finden, und Eltern gehen unterschiedlich damit um. Es gibt sicherlich Methoden, um Kindern frühzeitig »beizubringen«, allein wieder einzuschlafen. Je nach Methode sind diese jedoch umstritten.

Anfangs werden Babys, die nachts wach werden, fast ausnahmslos gestillt oder gefüttert. Das ist auch gut so, denn besonders in den ersten Lebensmonaten ist ganz klar, dass das Kind Nahrung braucht. Ungefähr mit Etablierung der Beikost kommt bei vielen Eltern die Frage auf: Braucht mein Kind denn jetzt nachts noch Milch? Diese Frage geht irgendwann über in: Ab wann braucht mein Kind nachts keine Milch mehr?

Analog zu allen anderen Aspekten der kindlichen Entwicklung ist auch das Essen und Schlafen bei jedem Kind ein eigener und individuell zu betrachtender Prozess, der pauschale Aussagen unmöglich macht.

Tipp

## Empfehlungen zur nächtlichen Kalorienzufuhr

- Gestillt werden sollte nach Bedarf und so, wie es Mutter und Kind guttut.
- Nächtliche Flaschenmahlzeiten sollten gegen Ende des ersten Lebensjahres reduziert und im Laufe des zweiten Lebensjahres eher abgeschafft werden.
- Ab dem zweiten Lebensjahr brauchen Kinder mit großer Wahrscheinlichkeit nachts keine Kalorien mehr, um körperliche Entwicklungsfunktionen aufrechtzuerhalten.
- Kinder, die nachts aufwachen, können lernen, auch ohne Nahrung wieder in den Schlaf zu finden.
- Von Schlaftrainingsprogrammen, bei denen Kinder sich selbst überlassen werden, ist ganz klar abzuraten.

Theoretisch nimmt ein Baby, das bereits dreimal Brei und eine Milchmahlzeit täglich zu sich nimmt, genug Energie auf, um den Tagesbedarf an Kalorien zu decken. Aufgrund der hohen Wachstumsrate des Gehirns könnte es sinnvoll sein, zumindest über die Dauer des gesamten ersten Lebensjahres die Nährstoffzufuhr auch nachts aufrechtzuerhalten. Ob es darüber hinaus entwicklungsbiologisch Vorteile bietet, dem Kind auch in der Nacht Kalorien zuzuführen, ist nicht geklärt. Wissenschaftlich gesichert ist hingegen der kausale Zusammenhang zwischen erhöhtem Kariesrisiko und nächtlichen Flaschenmilchmahlzeiten, was wiederum gegen das nächtliche Füttern spricht.

Gleichzeitig empfiehlt die Weltgesundheitsorganisation (WHO) Stillen nach Bedarf bis zum zweiten Geburtstag oder darüber hinaus.[50] Tatsächlich erhöht auch nächtliches Stillen das Kariesrisiko, was aber im Vergleich zu anderen begünstigenden Faktoren (Dauernuckeln, Konsum zuckerhaltiger Getränke) nur einen sehr geringen Einfluss hat.

Jedes Kind ist anders und braucht eine individuelle Begleitung. Es ist unsere Aufgabe als Eltern, unseren Kindern eine so angenehme Schlafatmosphäre zu bereiten, dass sie darauf vertrauen können, auch nachts nicht allein gelassen zu werden, sondern wohlbehütet zu sein.

Zum Abschluss hilft vielleicht die folgende Perspektive: Auch die anstrengendste Nacht ist am Morgen vorbei, und schneller, als wir gucken können, sehnen wir uns nach den Zeiten zurück, in denen wir noch mit unseren Kleinen im Bett gekuschelt haben.[51]

## Kuhmilch im ersten Lebensjahr

In erster Linie ist Kuhmilch die Nahrung des Kalbs, nicht die Nahrung deines Babys. Ihre Zusammensetzung ist ideal auf die Bedürfnisse des Kalbs, nicht auf die des Säuglings abgestimmt. Das Nährstoffprofil unterscheidet sich deutlich von dem der Muttermilch. Im Vergleich zu Muttermilch enthält Kuhmilch dreimal mehr Protein, ein Drittel weniger Laktose sowie weniger ungesättigte Fettsäuren, Eisen, Jod und Vitamin D. Der hohe Anteil an gesättigten Fettsäuren und Transfetten in der Kuhmilch lässt sie immer wieder in die Kritik geraten.[52]

Auch der geringe Eisengehalt macht sie für Babys als Nährstoffquelle eher ungeeignet. Bei gleichzeitiger Verabreichung mit eisenhaltigen Lebensmitteln kann zudem die Aufnahme von Eisen durch Kuhmilch behindert werden. Eisen gehört zu den kritischen Nährstoffen im ersten Lebensjahr.

Kuhmilch hat als Kalziumquelle bei Eltern trotzdem einen guten Ruf. Säuglinge haben einen Kalziumbedarf von 330 Milligramm täglich, was verglichen mit ihrem geringen Körpergewicht relativ viel ist. Der hohe Kalziumbedarf erklärt sich dadurch, dass Babys und Kinder Kalzium unter anderem für das Knochenwachstum benötigen. Dennoch zeigte sich in vielen Studien, dass eine höhere Kalziumzufuhr nicht zwangsläufig eine bessere Knochendichte bedeutet. Zur Knochendichte tragen neben einer ausgewogenen Ernährung eben auch andere Faktoren wie Genetik oder Bewegung bei.

In Kuhmilch sind etwa 120 Milligramm Kalzium pro 100 Milliliter enthalten. Das heißt: Kuhmilch ist tatsächlich ein guter Kalziumlieferant. Außerdem besticht das Kalzium in der Kuhmilch durch eine gute Bioverfügbarkeit, was bedeutet, dass das enthaltene Kalzium vom Körper gut verwertet und aufgenommen werden kann. Aber auch andere Lebensmittel wie Brokkoli (105 mg/100 g), Haferflocken (54 mg/100 g), Süßkartoffeln (30 mg/100 mg) und mit Kalzium angereichertes Mineralwasser (60 mg/100 ml) können als Kalziumquelle gut mithalten und sind gut bioverfügbar.[53]

Kuhmilch enthält doppelt so viel Eiweiß wie Muttermilch. Die Eiweißabbauprodukte wie beispielsweise Harnstoff können die unreifen Babynieren belasten und den Flüssigkeitshaushalt des Kindes stören. Deswegen empfiehlt die Deutsche Gesellschaft für Ernährung für Babys zwischen vier und zwölf Monaten eine maximale Gesamtmenge von 1,3 Gramm Eiweiß pro Kilogramm Körpergewicht und Tag. Runtergerechnet auf ein zehn Kilogramm schweres Baby limitiert diese Empfehlung die Kuhmilchzufuhr auf maximal 300 Milliliter Kuhmilch ODER 100 Gramm Quark ODER 100 Gramm Frischkäse.[54] Ein Übermaß an Eiweiß kann langfristig außerdem zu Übergewicht führen.[55]

Andere negative gesundheitliche Folgen von Kuhmilch werden kontrovers diskutiert. Weil Kuhmilch in geringem Maße Wachstumsfaktoren enthält, wird immer wieder ein Zusammenhang zur Krebsentstehung hergestellt. Wachstumsfaktoren sind Proteine, die an Wachstumsprozessen, unter anderem auch der Zellteilung, beteiligt sind. Besonders viel Aufsehen in diesem Zusammenhang erregten einige Studien, die eine Korrelation zwischen Prostatakrebs und Milchkonsum herstellten. Obwohl solche Erkenntnisse natürlich durchaus beobachtungswürdig sind, kann damit eine Kausalität zwischen Krebsrisiko und Milchkonsum nicht sicher hergestellt werden. Sollte Kuhmilch Krebs verursachen, würde man diese Korrelation auch bei anderen Krebsarten feststellen können. Das ist aber momentan nicht der Fall. Das Darmkrebsrisiko scheint bei Kuhmilchkonsum sogar zu sinken.

**Kuhmilch: Nach dem sechsten Lebensmonat ein Kann, aber kein Muss**

Nach dem sechsten Lebensmonat können geringe Mengen (maximal 200 ml bzw. g) an Kuhmilch(-produkten) angeboten werden, es kann aber auch auf Kuhmilchprodukte verzichtet werden. In den USA beispielsweise wird von Kuhmilch im ersten Lebensjahr abgeraten, stattdessen werden Kuhmilchprodukte empfohlen. Sei dir bei der Verabreichung von Milch stets bewusst: Kuhmilch ist eine Mahlzeit. Wird zu viel Kuhmilch angeboten, können andere nährstoffhaltige Lebensmittel verdrängt werden. Als Getränk ist Kuhmilch im ersten Lebensjahr nicht geeignet – sie ist also keinesfalls ein Ersatz der Muttermilch oder Pre-Nahrung.

Zudem ist Milch nicht gleich Milch. Ungeeignet im Babyalter sind unbehandelte Rohmilch, Magermilch und fettarme Milch. Auch Schafs- oder Ziegenmilch eignet sich aufgrund des besonders hohen Gehalts an Eiweiß, Fett und Mineralstoffen nicht für das empfindliche Verdauungssystem deines Babys.

Beispielsweise kann der Abendbrei mit Kuhmilch – vorzugsweise Biofrischmilch bzw. Milch mit einem Fettgehalt von 3,5 bis 3,8 Prozent – angerührt werden. Wenn zum Abendbrei kein Wasser hinzugefügt wird, dürfen wegen des Eiweißgehalts keine weiteren Milchprodukte mehr gegeben werden.

**Kuhmilchprodukte in der Beikostzeit**

Die Auswahl an Milchprodukten für Babys und Kinder im Supermarkt ist groß. Die auf Babys und Kinder zugeschnittenen Produkte lassen vermuten, dass Babys und Kinder diese zu einer gesunden Ernährung benötigen. Dabei haben Milchprodukte genauso wie Kuhmilch an sich ebenfalls einen hohen Eiweißgehalt und können die zarten Nieren der Babys damit belasten. Sie behindern ähnlich wie die Kuhmilch die Eisenaufnahme. Viele groß angelegte Studien zeigen außerdem einen Zusammenhang zwischen frühkindlicher Eiweißaufnahme und späterem Übergewicht auf.[56] Deswegen sollten Kuhmilch und Kuhmilchprodukte im ersten Lebensjahr nur in Maßen angeboten werden.

## Pflanzendrinks im ersten Lebensjahr

Das Angebot der Pflanzendrinkprodukte ist in den letzten Jahren enorm gestiegen. Aus Gründen des Tierwohls oder des Klimaschutzes verzichten mehr und mehr Erwachsene zunehmend auf Tiermilchprodukte. Pflanzendrinkerzeugnisse aus Nüssen, Hafer und dergleichen sind aber keine Alternative zur Pre-Nahrung oder zum Stillen. Besonders die ersten zwölf Lebensmonate sind eine kritische Phase, in der die Nährstoffversorgung über die weitere Entwicklung entscheidet. Muttermilch, Pre- oder 1er-Nahrung sind aufgrund ihrer Nährstoffzusammensetzung für das Baby am besten geeignet.

**Das Isoflavon-Dilemma**

Weil Pre-Nahrung auf Kuhmilchbasis hergestellt wird, stehen vegan lebende Eltern, deren Babys nicht mit Muttermilch versorgt werden, vor einem Dilemma. Entweder entscheiden sie sich für eine nicht vegane Ernährung mit Pre-Milch oder greifen zu veganer Formulanahrung auf Sojabasis. Sojabasierte Formulanahrung in Deutschland enthält Isoflavone. Diese pflanzlichen Stoffe ähneln in ihrer Struktur dem menschlichen Sexualhormon Östrogen. Sie können deshalb ab einer gewissen Dosis im Körper Östrogenrezeptoren besetzen und damit die Wirkung körpereigenen Östrogens vermindern.

Ob dieses Verhalten der Isoflavone einen langfristigen Effekt auf den Organismus des Babys hat, wird von der Wissenschaft nicht eindeutig beantwortet. Einige Studien haben 2016/2017 einen Zusammenhang mit Veränderungen der Vaginalschleimhaut, der Gebärmutter und der Brustknospung gezeigt. Auch andere hormonell beeinflusste Pathologien wie Endometriose, Fruchtbarkeitsstörungen oder frühe Menarche könnten mit einem hohen Isoflavonlevel einhergehen. Andere wissenschaftliche Ergebnisse wie etwa die der AAP (American Academy of Pediatrics) 2012 können keinen Zusammenhang zwischen einer sojabasierten Ernährung des Babys und oben genannten Pathologien feststellen. Aufgrund der Widersprüchlichkeit der Studienlage wird in Deutschland aktuell von sojabasierten Ernährungsformen im Babyalter abgeraten. Einige Ausnahmefälle machen eine sojabasierte Ernährung dennoch notwendig: Bei den seltenen Fällen von vererbtem Laktasemangel – Laktase ist ein im Darm vorkommendes Enzym – oder bei Galaktosämie, einer Stoffwechselerkrankung, kann eine Ernährung auf Sojabasis erforderlich werden.[57]

Auch als Getränk zur Beikost oder im Müsli sind Pflanzendrinks kein notwendiger Bestandteil der Kinderernährung, können aber in kleinen Mengen (ca. 200 ml täglich) angeboten werden, wenn auch nicht vor Einführung der Beikost.

Solltest du zu Pflanzendrinks greifen wollen, ist Folgendes zu beachten:

- Greife zu Pflanzendrinks, die mit Kalzium, Jod, Vitamin $B_2$ und Vitamin $B_{12}$ angereichert sind.
- Greife zu zuckerarmen Sorten: Etwas Zucker ist durch die Fermentierung des Getreides in der Regel enthalten.
- Greife zu salzarmen Sorten: Der Salzgehalt der meisten Pflanzendrinks ähnelt dem der Kuhmilch (0,2 g/100 ml).

## Wasser – bis zur Beikost nicht notwendig

Vor der Beikostzeit reicht deinem Baby als Flüssigkeit IMMER Muttermilch und Formulanahrung aus. Dein Kind braucht kein zusätzliches Wasser. Die Milch ist in dieser frühen Phase des Lebens Mahlzeit und Getränk in einem und unter allen Umständen für dein Baby sowohl die richtige Ernährung als auch die richtige Form der Flüssigkeitszufuhr.

Ich betone diese Tatsache besonders, weil mir leider immer noch andere Empfehlungen zu Ohren kommen: Da empfiehlt die Hebamme bei Bauchschmerzen Kamillentee, der Kinderarzt rät den Eltern eines properen Babys, die Formulanahrung mit Wasser zu verdünnen, und die Oma bietet dem Enkel an heißen Tagen Wasser statt Milch an. Wird diesen Empfehlungen gefolgt, kann es im Babyalter – wenn auch selten – zu einem bedrohlichen Zustand kommen, der sogenannten hypotonen Hyperhydratation (Wasservergiftung).

### Lebensbedrohliches Zuviel

Wasser scheint auf den ersten Blick eine harmlose Flüssigkeit zu sein, ja nicht nur das: Für uns alle ist Wasser sogar absolut lebensnotwendig. Deswegen kann man sich auch nur äußerst schwer vorstellen, dass ein Zuviel an Wasser für Säuglinge – und nicht nur für diese – lebensbedrohlich sein kann. Dazu muss man wissen, dass der Wasserhaushalt des Babys empfindlicher ist als der des Erwachsenen. Der Flüssigkeitsumsatz ist in Bezug auf das Körpergewicht erhöht. Wenn das Baby nun Wasser statt Milch trinkt, verdünnt sich das Blut. Die Babynieren können jedoch noch keine großen Mengen an Wasser ausscheiden. Der Körper möchte den niedrigen Natriumgehalt im Blut wieder ausgleichen, und so tritt das Wasser ins Gewebe über und schwemmt die Zellen auf.

Info

## Wie viel Flüssigkeit braucht mein Kind?

Gerade an heißen Tagen wirst du feststellen, dass dein Kind öfter und kürzer angelegt werden will. Das ist in Ordnung, denn so erhält dein Baby mehr Muttermilch mit einem größeren Wasseranteil. Allgemein gesprochen hat ein Baby ausreichend Flüssigkeit, wenn die Fontanelle (die weiche Stelle am Schädel) nicht eingesunken, die Hautfarbe rosig, das Kind munter und die Windel nass ist.

Als grober Richtwert braucht ein Baby rund ein Sechstel seines Körpergewichts an Flüssigkeit. Je kleiner dein Baby ist, desto höher ist der Flüssigkeitsbedarf verglichen mit dem Körpergewicht. Für dich reicht es aber in der Regel, wenn du auf die Anzeichen einer Dehydrierung achtest (trockene Schleimhäute, trockene Windel, stehende Hautfalten, schlappes Baby).

Daraus ergeben sich zwei Probleme, die bedrohlich werden können:

1. Ein Elektrolytungleichgewicht (vor allem Natrium)

2. Eine Aufschwemmung der Zellen. Das kann besonders bei den Gehirnzellen Symptome verursachen.

Ein Säugling erhält durch die Muttermilch oder Formulanahrung ausreichend Flüssigkeit. Die Muttermilch selbst besteht beispielsweise zu 88 Prozent aus Wasser. An heißen Tagen ist es deshalb wichtig, dass die Mutter ausreichend Wasser trinkt, damit die Milchproduktion für ihr Baby ausreicht. Sobald du bei deinem Baby die Beikost einführst – etwa ab dem sechsten Lebensmonat –, nimmt dein Kind über die Nahrung vermehrt Elektrolyte auf. Nun darf es auch Wasser trinken.

**Wasser nach der Beikosteinführung**

Für Babys, die nach dem Beikostplan an die Familienkost herangeführt werden, wird empfohlen, ab der Einführung des dritten Breis zusätzlich zu den Mahlzeiten und zwischendurch über den Tag verteilt Wasser anzubieten.

Wer sein Kind mittels Baby-led Weaning an feste Nahrung gewöhnt, kann mit der zusätzlichen Gabe von Flüssigkeit etwas länger warten, und zwar bis nennenswerte Mengen fester Kost gegessen werden. Häufig werden diese Babys länger gestillt bzw. trinken noch mehr Fläschchen und erhalten dadurch Flüssigkeit.

Grob kann man sich merken: Sobald kleinere Mahlzeiten aufgenommen werden, sollte zusätzlich zu den Mahlzeiten und zwischendurch Wasser angeboten werden. Über den Tag verteilt werden 200 Milliliter empfohlen, das entspricht einem Glas oder einer Tasse. Unter bestimmten Bedingungen, etwa bei starker Hitze oder wenn das Kind Fieber oder Durchfall hat, steigt der Flüssigkeitsbedarf.

Wasser ist in Ergänzung zur Muttermilch bzw. zur Milchersatznahrung die favorisierte Flüssigkeit für Kinder, alternativ dürfen ungesüßte Tees (Fenchel, Kümmel, Anis, Melisse, Salbei) angeboten werden. Tees mit Koffein wie Schwarz-, Grün- oder Matchatee oder Tees mit ätherischen Ölen wie Pfefferminztee sind für Kinder nicht geeignet.

Von gezuckerten Getränken, Softdrinks und Fruchtsäften ist ganz klar abzuraten. Auch Kuhmilch oder Milchalternativen sind kein adäquater Flüssigkeitsersatz. Schorlen sollten auch im Kleinkindalter eher ausnahmsweise gegeben werden und stark verdünnt sein.

**Welches Wasser darf mein Baby trinken**

Trinkwasser wird in Deutschland streng überwacht und erfüllt in den meisten Haushalten die notwendigen Qualitätskriterien für die Zubereitung von Säuglingsnahrung oder als Getränk für beikostreife Babys. Grundsätzlich darf normales Leitungswasser verwendet werden, um Milchersatznahrung, Brei und Co. anzurühren. Auch als Getränk für Babys ab der Beikosteinführung ist herkömmliches Leitungswasser geeignet. Alle Menschen sollten auf die Verwendung von Fließwasser achten. Wenn Wasser vier Stunden oder länger in der Leitung steht, wird es als Standwasser bezeichnet. Hierbei kann es zur Aufnahme von Inhaltsstoffen aus den Leitungsrohren und somit zur Keimbildung und -vermehrung kommen. Lass das Wasser einfach ein paar Sekunden fließen; wenn es dann kälter wird, ist es Fließwasser.

Kritische Inhaltsstoffe im Leitungswasser können z. B. Nitrat, Nitrit, Blei und Uran sein. Nur in wenigen Gemeinden liegen die Messwerte für Nitrat und Nitrit nah an den zulässigen Grenzwerten der Trinkwasserverordnung (z. B. bei Leitungswasser aus Hausbrunnen). Beim örtlichen Wasserwerk kann man die Messwerte für Nitrat, Nitrit und Uran sowie Bakterien- und Mineralstoffgehalte erfragen. Viele Versorger stellen ihre Messergebnisse auch im Internet zur Verfügung.

**Was vom »Babywasser« zu halten ist**

In den ersten Lebensmonaten deines Kindes sollte Wasser vor der Verwendung abgekocht werden. Das Immunsystem des Babys ist noch nicht ausgereift und wäre Keimen schutzlos ausgeliefert. Weil die Keime aus dem Leitungswasser erst nach zwei bis fünf Minuten absterben, wird das Abkochen auf dem Herd empfohlen, nicht im Wasserkocher.

In Drogeriemärkten und in den sozialen Medien wird regelmäßig das sogenannte Babywasser beworben. Gleichermaßen trägt Mineralwasser häufig den Zusatz »Geeignet für die Zubereitung von Säuglingsnahrung«. Derartige Wasserprodukte sind beim Öffnen keimfrei und berücksichtigen bestimmte Grenzwerte, etwa für Natrium und Sulfat. Der Grenzwert für Natrium beträgt 20 Milligramm pro Milliliter. Laut Verbraucherzentrale ist Leitungswasser (auch für Babys und Kleinkinder) in Deutschland unbedenklich, die Qualität wird streng und regelmäßig kontrolliert. Somit ist spezielles Babywasser vor allem teuer, aber nicht notwendig.

Nach dem Öffnen können sich auch im Babywasser Keime vermehren. Du solltest das Babywasser deshalb im Kühlschrank aufbewahren. Außerdem muss auch Babywasser, das länger als einen oder zwei Tage geöffnet ist, vor der Zubereitung von Säuglingsnahrung abgekocht werden.

Ab etwa sechs Monaten bzw. wenn Babys mit der Beikost beginnen, ist das Abkochen von Wasser nicht mehr nötig. Das Immunsystem und der kindliche Magen-Darm-Trakt sind zu diesem Zeitpunkt fit genug, um herkömmliches, sauberes Leitungswasser verdauen zu können. Das Baby fängt nun auch langsam an, sich am Boden fortzubewegen, greift nach Krümeln und schiebt sich Dinge in den Mund – ein gutes und wichtiges Training fürs Abwehrsystem. Somit wird Babywasser spätestens jetzt überflüssig.

In folgenden Ausnahmefällen kann es dennoch sinnvoll sein, auf Babywasser zurückzugreifen:

- Bei Leitungswasser aus Häusern mit Blei- oder Kupferrohren (in Altbauten ist das manchmal der Fall)
- Bei Nitratbelastung des Wassers (z. B. bei Hausbrunnen oder in landwirtschaftlich genutzten Gegenden)
- Im Urlaub bzw. in Regionen, in denen die Qualität des Leitungswassers nicht optimal bzw. keine Möglichkeit zum Abkochen gegeben ist

# Kleinkinder – ran an die Familienkost

Mit dem zweiten Lebensjahr beginnt eine spannende Phase: das Kleinkindalter. Leider fühlen sich viele Eltern hier alleingelassen, denn oft heißt es in den Empfehlungen nur lapidar, dass das Kind nun an die Familienkost herangeführt werden kann. Von den Problemen, die dabei auftreten können, ist meist nicht die Rede. Hier erfährst du nicht nur, was dein Kind ab dem ersten Geburtstag essen sollte, sondern auch, wie du die Beziehung zum Essen weiter positiv gestalten kannst.

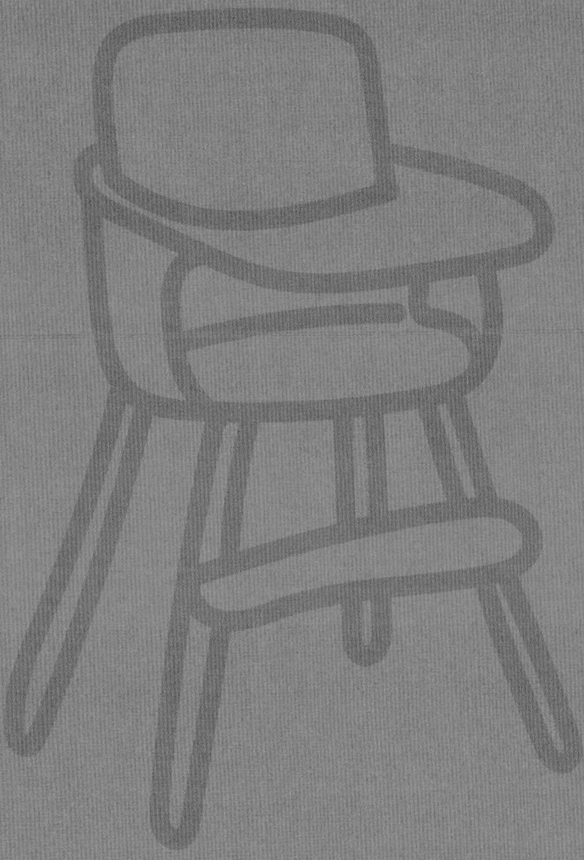

# Wie ein Kleinkind beim Essen »tickt«

Im ersten Lebensjahr hat dein Baby jede Menge Fähigkeiten dazugewonnen. Es kann mittlerweile unfallfreier mit Besteck essen, kommt mit den verschiedensten Konsistenzen zurecht und wirkt auf dich sehr kompetent. Trotzdem darfst du nicht vergessen, dass auch dein Kleinkind noch im Lernprozess steckt, und zwar mittendrin. Die Geschmacksknospen eines Kleinkinds befinden sich immer noch in der Entwicklungsphase, wodurch sich Vorlieben ständig ändern können. Außerdem kann in diesem Alter das Nebenher von verschiedenen Konsistenzen noch eine große Herausforderung darstellen. Es gibt also noch einiges zu lernen! Und deswegen spielst du als Elternteil bei der Unterstützung dieses Entwicklungsprozesses weiterhin eine maßgebliche Rolle.

## Goodbye, Honeymoon-Phase

Viele Babys sind im ersten Lebensjahr unkomplizierte Esser. Sie nehmen im Wesentlichen die Lebensmittel an, die ihnen gekocht und angerichtet werden. Noch ist der eigene Wille wenig ausgeprägt, die Beikostzeit kann also sehr harmonisch sein. Die meisten Babys nehmen die Mahlzeiten als eines der Highlights des Tages wahr.

Nach dem ersten Geburtstag verändert sich einiges. Zunächst wird das unfassbare Wachstumstempo des ersten Lebensjahres etwas abgebremst. Dein Kind wird im zweiten Lebensjahr nur noch zweieinhalb Kilogramm an Gewicht zulegen. Konsequenterweise braucht dein Kleinkind (obwohl es größer ist) nun weniger Kalorien pro Kilogramm Körpergewicht und zeigt deswegen auch weniger Appetit. Es ist für Kleinkinder zudem typisch, aufgrund von Wachstumsschüben, Krankheiten und Tagesform einen sehr schwankenden Appetit zu haben. An einem Tag essen sie wie ein Spatz, am nächsten wie ein Scheunendrescher. Gleichzeitig verändert sich das Interesse an der Nahrung. Was im ersten Lebensjahr noch als aufregendster Teil des Tages empfunden wurde, wird jetzt durch Bewegungsdrang und Abenteuerlust abgelöst. In diesem Alter liegen die Prioritäten naturgemäß auf dem Erlernen neuer Fähigkeiten und auf der Exploration.

Du darfst deinem Kleinkind aber trotzdem vertrauen. Denn auch Kleinkinder sind ähnlich wie Babys unglaublich gut mit ihren Hunger- und Sättigungsgefühlen verbunden. Sie reagieren auf ihre inneren Signale, die Signale ihres Körpers – anders als Erwachsene, die leider mehr auf äußere Signale wie Mahlzeitenstruktur oder gesellschaftliche Anlässe reagieren.

## Die Angst vor Neuem

Evolutionsbiologisch ergibt die Angst vor Neuem (Neophobie) im Explorationsalter durchaus Sinn. Die Skepsis hinsichtlich unbekannter Lebensmittel hat früher einmal dafür gesorgt, dass sich von der Mutter wegbewegende Kleinkinder nicht auf unbekannte Lebensmittel, die sie hätten vergiften können, stürzten. Heute wäre eine gewisse Neugier auf neue Lebensmittel sicherlich nicht lebensgefährlich, aber Millionen Jahre an Erfahrung lassen sich nun einmal nicht einfach durch einen relativ neuen Lebensstil überschreiben.

## Kleinkinds Vorlieben

Kleinkinder lieben schnelle Kohlenhydrate und Milchprodukte, und zwar aus zwei Gründen. Zum einen liefern diese rasch die Energie, die ein aktives Kleinkind benötigt. Zum anderen sind Kleinkinder an diese Produkte gewöhnt. Durch das geliebte Snackverhalten unserer Kleinkinder gelangen viele Eltern schnell in die Position, oft und flott kleine Mahlzeiten anbieten zu müssen. Und was eignet sich da für Eltern besser als eine Brezel oder ein Joghurt? Wie du dieser Falle entkommen kannst, erfährst du in den nächsten Unterkapiteln.

## Die Entwicklung der Persönlichkeit

In diesem Alter entwickeln sich aus angepassten Babys kleine willensstarke Persönlichkeiten. Dieser Entwicklungsprozess beinhaltet naturgemäß ein Austesten von Grenzen und dadurch eine gewisse Experimentierfreudigkeit am Familientisch. Dein Kleinkind muss die Regeln des harmonischen Miteinanders lernen, auch wenn das bedeutet, dass es erst einmal ausprobiert, was nicht erlaubt ist. Und weil Kleinkinder in vielen Lebensbereichen wenig Mitspracherecht haben, bemerken sie schnell, dass sie am Esstisch Kontrolle ausüben können. Deswegen wird das Verhalten am Tisch bei nicht wenigen Familien rasch zum Symbol für andere, nicht befriedigte Bedürfnisse des Kindes. Das kann bedeuten, dass die Autonomie dieses Alters besonders hier ausgelebt werden will und dass Eltern in diesem Lebensalter beim Essen an ihre Grenzen stoßen.

## Die drei Esstypen in der Kleinkindzeit

Bei Kleinkindern zeigt sich meist schon bald die Zugehörigkeit zu einem bestimmten Esstyp. Auf diesen Esstyp haben die Eltern keinen Einfluss, denn er hängt mit der Genetik und dem Charakter des Kindes zusammen. Allerdings werde ich dir Strategien aufzeigen, wie du mit einem vorsichtigen oder sehr mäkeligen Esser besser umgehen kannst.

### Der Abenteurer

Der Abenteurer isst eine relativ große Bandbreite an Lebensmitteln. Er hat wenig Probleme mit gemischten Mahlzeiten und probiert gelegentlich Neues. Doch hat auch er ab und zu Tage, an denen nur Nudeln mit Butter erlaubt sind.

### Der Vorsichtige

In diese Kategorie fallen tatsächlich die meisten Kleinkinder. Sie brauchen die gesamte Kindheit bis zum Vorschulalter, um eine große Bandbreite an Lebensmitteln

Info

## Vorbildrolle der Eltern

Viele Eltern übernehmen beim Essen unbewusst die Verhaltens- und Erziehungsstrategien ihrer eigenen Eltern. Noch vor einigen Jahrzehnten war der vorherrschende Erziehungsstil autoritär. Der Fokus wurde auf die Disziplinierung und Unterordnung der Kinder gelegt. Diese Kinder mussten essen, was auf den Tisch kam, was bedeutete, dass sie manchmal auch mehr essen mussten, als ihr Appetit es ihnen vorgab.

Dieser autoritäre Stil führte beim Kind dazu, die Verbindung zu Sättigungs- und Hungergefühlen zu verlieren. Das Kind isst, weil es ihm aufgetragen wird, nicht, weil es hungrig ist. Dem gegenüber stand eine ganze Weile der antiautoritäre Erziehungsstil, bei dem die Selbstentfaltung des Kindes im Mittelpunkt stand, die Erwartungen an das Kind aber gering waren. Diese Kinder hatten ein höheres Risiko, viele Lebensmittel minderer Qualität zu konsumieren. Überlässt man den Kindern das Zepter, neigen sie dazu, ihre Ernährung aus kleinen Kohlenhydrateinheiten aufzubauen. Ganze Mahlzeiten werden wenig gegessen.

Heute pflegen viele Eltern einen bedürfnisorientierten Erziehungsstil, was bedeutet, dass sowohl die Bedürfnisse des Kindes als auch die der anderen Familienmitglieder gesehen und gehört werden und dass entsprechend darauf reagiert wird. Verhandlungen über die Grenzen der Familienmitglieder gehören dazu. Genauso dazu gehört aber auch eine warme, führende Rolle des Elternteils.

Wir wissen heute also eine ganze Menge mehr über eine adäquate, individuell ausgerichtete Begleitung beim Essen unserer Kleinkinder. Und trotzdem sind wir durch die eigene Erziehung geprägt und neigen dazu, bekannte Phrasen zu wiederholen. Es ist an der Zeit, alte Strategien zu entlarven und über Bord zu werfen.

Die Verantwortung beim Essen wird klar aufgeteilt. Diese goldene Regel gilt zu allen Mahlzeiten: **Du entscheidest, was, wann und wo du die Mahlzeit servierst. Dein Kleinkind entscheidet, ob und wie viel es isst.**

Leider ist es besonders im Kleinkindalter nicht ganz leicht, die goldene Regel einzuhalten. Schnell bestimmt das Kind, wann und was gegessen wird, und die Eltern entscheiden lediglich über das Wo. Dein Kleinkind hat aber noch nicht den Weitblick, wie Ernährung und Gesundheit zusammenhängen. Im Gegensatz zu dir weiß es nichts von Makro- und Mikronährstoffen und den einzelnen Lebensmittelgruppen. Genauso wenig kann es die Vorzüge einer Mahlzeitenstruktur verstehen. Behalte also deinen Verantwortungsbereich bei und vertraue gleichzeitig deinem Kind bei seinem. Dein Kind weiß besser, ob und wie viel es essen möchte.

zu sich zu nehmen. Werden sie mit neuen Lebensmitteln regelmäßig konfrontiert, werden sie sie irgendwann probieren und vielleicht sogar gern essen.

**Der Mäkelige**
Diese Kinder haben Probleme mit neuen Lebensmitteln, ungewohnten oder gemischten Konsistenzen und starken Geschmäckern. Meist liegt ein überdurchschnittliches sensorisches Empfinden in der Mundregion zugrunde. Das Verhalten dieser Kinder führt häufig dazu, dass die ganze Familie bei den Mahlzeiten angespannt ist, die Nährstoffversorgung könnte kritisch werden. Sehr mäkelige Esser akzeptieren nicht mehr als zehn Lebensmittel überhaupt. Wenn dein Kleinkind in diese Kategorie fällt, lass dich von einem Experten beraten. Dein Kinderarzt hilft dir weiter.

## Eine angenehme Mahlzeitenatmosphäre schaffen

Kleinkinder lieben Routine, sie gibt ihnen Sicherheit und vermittelt eine Vorhersehbarkeit des weiteren Ablaufs. Die Kinder können ihre Autonomie in ihr ausleben, sie mitgestalten. Während sich Eltern viele Gedanken um das Abendritual der Kinder machen, finden Mahlzeiten häufig losgelöst von Routinen statt. So ist es schwierig, das Kleinkind an den Tisch zu bekommen.

Deshalb empfehle ich dir, ein kleines Ritual vor den Mahlzeiten zu etablieren, das dein Kind gedanklich darauf vorbereitet. Das könnte beispielsweise so aussehen, dass du dein Kind etwa zehn Minuten vor der Mahlzeit darüber informierst, dass es bald losgeht. Fünf Minuten vor der Mahlzeit darf das, womit sich dein Kind gerade beschäftigt, gemeinsam weggeräumt werden. Läuft der Fernseher, sollte dieser ausgeschaltet werden. Gemeinsames Händewaschen könnte folgen. Bevor du dein Kind in den Hochstuhl setzt, darf es sich ein Lätzchen oder das Geschirr aussuchen. Auf diese Weise lässt du dein Kind mitgestalten. Ich bin dazu übergegangen, meine Kinder erst dann an den Tisch zu holen, wenn der Tisch fertig gedeckt ist. Die meisten Kinder können nicht lange ruhig im Hochstuhl sitzen. Nachdem gemeinsam gegessen wurde, darf die Mahlzeit nach dem gleichen Schema beendet werden. Als Signal könnte beispielsweise das Waschen der Hände mit einem warmen Waschlappen dienen.

### Die richtige Position und der richtige Stuhl

Dein Kind kann nur Freude am Essen entwickeln, wenn es währenddessen nicht damit beschäftigt ist, eine angenehme Sitzposition zu finden. Ein Kleinkind sollte mindestens bis zum dritten Geburtstag im Hochstuhl sitzen. Am besten geeignet sind deshalb mitwachsende Stühle. Die Ellbogen deines Kindes sollten bequem auf dem Tisch abgelegt werden können. Stühle mit einem eigenen Tisch sollten nach dem ersten Lebensjahr langsam durch Stühle ohne Tisch ersetzt werden, damit dein Kind als vollwertiges Mitglied mit am Familientisch sitzen kann.

Um die Feinmotorik weiterentwickeln zu können, braucht dein Kind ausreichend Rumpfstabilität. Es sollte nach der 90-90-90-Regel im Hochstuhl sitzen: 90-Grad-Winkel im Hüftgelenk, 90-Grad-Winkel im Kniegelenk und 90-Grad-Winkel im oberen Sprunggelenk.

## Das Sitzen am Tisch üben

Viele Kleinkinder haben Probleme damit, länger am Tisch zu sitzen, doch das kann geübt werden. Am besten fängst du mit kleinen 5-Minuten-Einheiten an, die du langsam auf 10- bis 15-Minuten-Einheiten steigern kannst. Auf unserem Tisch steht ein kindgerechter Timer, der meinen Kindern anzeigt, wie lange ihre Zeit am Tisch sein sollte. Natürlich gibt es immer wieder unruhigere Tage, an denen das Ziel nicht erreicht wird. Wenn dein Kind aufsteht, ist die Mahlzeit beendet.

## Die Vorteile des Familientischs

Dein Kleinkind lernt am Vorbild, also an seinen Eltern. Deswegen möchte ich dich ermutigen, Mahlzeiten gemeinsam mit deinem Kind einzunehmen. Durch den Familientisch bedeuten Mahlzeiten weit mehr als Essen. Sie sind wertvolle Familienzeit, an der dein Kind als gleichwertiges Mitglied teilnehmen darf.

Dein Kind kann beobachten, dass Gemüse für Menschen nicht schädlich ist, und sich durch das Vorbild seiner Eltern nach und nach an mehr Lebensmittel herantrauen. Es kann sich mühelos Tischmanieren abschauen und die Mahlzeiten als Zeit der Verbindung erleben. Am Familientisch ergibt sich automatisch die optimale Balance aus Aufmerksamkeit für das Kind und Aufmerksamkeit für andere Familienmitglieder. Ich weiß, wie hektisch und chaotisch der Familienalltag abläuft. Die Forderung nach dem Familientisch lässt sich nicht immer erfüllen. Das Prinzip aber schon: Nicht jedes Familienmitglied muss am Tisch sitzen. Wenn du nicht hungrig bist, nimm dir etwas Obst und iss gemeinsam mit deinem Kind. Solange du ein Vorbild abgibst und in Verbindung gehst, ist das Ziel erreicht.

## Feste Regeln

Ab einem Alter von etwa drei Jahren können dem Kind die Tischregeln z. B. mittels einer kleinen Zeichnung dargelegt werden. Überlege dir mit deinem Partner (und gemeinsam mit deinen Kindern) drei bis fünf Regeln, die dir wichtig sind. Dazu könnten beispielsweise die folgenden gehören:

- Beim Essen sitzt jeder am Tisch.
- Keiner wird zum Essen gezwungen.
- Wenn man etwas nicht mag, darf man höflich ablehnen.
- Essen wird nicht geworfen.
- Nach dem Essen ist die Küche geschlossen.

- Wir essen ohne Bildschirme.
- Wir werfen Essen nicht weg.

## Mahlzeitenstruktur im Kleinkindalter

Eines vorweg: Die Mahlzeitenstruktur liegt in der Verantwortung der Eltern, nicht in der der Kinder. Viele Eltern glauben fälschlicherweise, eine gesunde Ernährung wäre allein durch die Auswahl der richtigen Lebensmittel zu bewerkstelligen. Wenn man aber das Kind entscheiden lässt, wann es isst, kommt man schnell in den Snack-Teufelskreis. Vor allem Kleinkinder essen liebend gern unterwegs. Werden Mahlzeiten und Snacks nicht strukturiert, entsteht ein ungesundes Essverhalten. Die Kalorien werden dann aus vielen kleinen Snacks aufgenommen, zu den großen Mahlzeiten wird wenig gegessen und folglich fehlen dem Kind warme, vollwertige Mahlzeiten.

Maren, 28 Jahre, Mutter des vierjährigen Tom und der neunmonatigen Lilly, war sehr stolz auf sich: Sie hatte sich aus Eigeninteresse ein überdurchschnittlich großes Ernährungswissen angeeignet. Ihr Mann bezeichnete sie zeitweise sogar als Ernährungspolizei. Sie verbrachte viel Zeit damit, selbst frisch zu kochen, und achtete auf einen hohen Gemüse- und Ballaststoffanteil der Mahlzeiten. Trotzdem aß Tom immer weniger. Weil Maren sich Sorgen um Toms niedriges Gewicht machte, bot sie ihm seine Lieblingsmahlzeiten zu jeder Tageszeit an, und bald bestanden Toms Mahlzeiten hauptsächlich aus seinen Lieblingssnacks. Obwohl Maren bemüht war, die Snacks möglichst gesund zu gestalten, ersetzten diese den Nährstoffgehalt vollwertiger Mahlzeiten eben doch nicht. Im Gespräch stellte sich heraus, dass Tom die Snacks auch eher unterwegs, beim Spielen, im Kinderwagen und im Auto zu sich nahm – ein weiterer Punkt, der Toms Snackverhalten begünstigte, denn so kam beim Essen keine Langeweile auf. Wir besprachen gemeinsam, die Snacks wie die Hauptmahlzeiten auch an den Tisch zu verlegen. Dadurch änderte sich Toms Snackvorliebe gewaltig, und er wandte sich mehr den Hauptmahlzeiten zu.

### Die elterliche Angst vor dem Hunger

Für uns Eltern steht ein gesättigtes Kind mit einem vollen Bauch stellvertretend dafür, dass wir uns gut um unser Kind kümmern, wir also gute Eltern sind. Das Sprichwort »Liebe geht durch den Magen« findet sich auf vielen Ebenen in der Eltern-Kind-Beziehung wieder. Ernährung ist Eltern nicht nur aus gesundheitlichen Aspekten wichtig. Die englische Bezeichnung für ernähren – *to nourish* – bedeutet gleichzeitig »pflegen«. Das zeigt, dass die Ernährung unserer Kinder weit mehr ist als eine bloße Kalorienzufuhr. Sie bedeutet Liebe, Pflege und Beziehung.

Aus diesen Gründen ist es für Eltern schwer auszuhalten, wenn ihr Kind hungrig ist. Sobald das Kind Hunger äußert, fühlen sich die Eltern in ihrer elementarsten Aufgabe des Elternseins angesprochen. Der Hunger muss sofort gestillt werden. Das führt bei einem Großteil der Kleinkinder dazu, dass sie durch ihre große Liebe zu Snacks selten hungrig am Tisch sitzen. Ein kleines, übrig gebliebenes Hüngerchen sorgt vielleicht noch dafür, dass die favorisierten (meist kohlenhydratlastigen) Bestandteile der Mahlzeit vorsichtig herausgepickt werden. Der Rest wird mit fast vollem Bauch verschmäht.

Um eine gute Mahlzeitenstruktur zu etablieren, ist es deswegen dringend notwendig, dass dein Kind zu den drei großen Mahlzeiten etwas Hunger mitbringt. Der Abstand zu den beiden Snackmahlzeiten sollte ungefähr jeweils zwei Stunden betragen. Kurze Nüchternzeiten führen nicht nur dazu, dass bei den Hauptmahlzeiten mehr gegessen wird. Sie sind auch für unser Verdauungssystem, unsere Insulinregulierung und die Zähne vorteilhaft.

## Mahlzeiten servieren

Das Anrichten eines Kindertellers scheint auch im zweiten Lebensjahr des Nachwuchses vielen Eltern praktisch. Sie haben damit aber die Rechnung ohne ihr willensstarkes, eigenständiges Kleinkind gemacht. Der fertig angerichtete Teller kann bei Kleinkindern einen Widerwillen auslösen. Die Menge der Lebensmittel kann überwältigend wirken. Viele Kleinkinder haben ein Problem damit, wenn sich bestimmte Lebensmittel berühren. Sie fühlen sich überfahren. Besonders mäkelige Esser werden durch angerichtete Teller noch mehr überfordert. Und so steht die Tür zum Machtkampf automatisch weit offen.

Ab dem 18. Lebensmonat lohnt es sich deswegen, zu einem ganz klassischen Familientisch überzugehen. Die einzelnen Lebensmittel oder Mahlzeitenbestandteile werden dafür in der Mitte des Tischs angerichtet. Die Schüsseln mit den einzelnen Bestandteilen werden zur Mahlzeit herumgereicht oder bei kleineren Kindern angeboten. Das Kind darf bestimmen, ob es sich etwas aus der Schüssel nimmt, wie viel und wo genau das Essen auf dem Teller platziert werden darf.

Auf diese Weise erfährt sich das Kind als gleichwertiges Familienmitglied, es darf seine Autonomie ausleben und gleichzeitig intuitiv nach seinem Appetit den eigenen Teller zusammenstellen. So wird das Kind auch Lebensmitteln ausgesetzt, die es momentan noch nicht mag. Sie liegen zwar nicht auf dem eigenen Teller, aber das Kind riecht und sieht das noch unbeliebte Lebensmittel bei den anderen Familienmitgliedern. Die Konfrontation mit unbeliebten Lebensmitteln innerhalb des Wohlfühlbereichs des Kindes öffnet ganz allmählich die Tür zur Akzeptanz dieses Lebensmittels. Übrigens verfahren viele Kitas beim Mittagessen nach einem ganz ähnlichen Prinzip.

Unabhängig davon, ob du deinem Kind den Teller anrichtest oder ob es das schon allein kann, solltest du das Prinzip »Weniger ist mehr« im Hinterkopf behalten. Übersichtliche Kinderteller können in der Regel besser bewältigt werden. Lieber wird deswegen mehrmals aufgetan.

**Justus (38) hatte mit seinem Sohn Anton im ersten Lebensjahr wenig Probleme beim Essen. Anton mochte zwar keinen Brei, aber solange Justus Antons Teller mit Fingerfood anrichtete, aß Anton alles glücklich auf. Im zweiten Lebensjahr machte Anton einen großen Entwicklungsschritt und wollte viel mitbestimmen. Er war nun mit dem bereits angerichteten Teller nicht mehr glücklich. Mahlzeiten wurden mehr und mehr zum Machtkampf. Durch den Familientisch konnten wir Anton wieder in seine Autonomie zurückholen, und der Machtkampf am Tisch ebbte ab.**

### Der Effekt des Wohlfühllebensmittels

Um Ängste vor Mahlzeiten abzubauen und sicherzustellen, dass dein Kind den Tisch satt verlässt, sollte jede Mahlzeit mit mindestens einem Wohlfühllebensmittel deines Kindes serviert werden. Die meisten Eltern greifen hier zu den bei Kindern beliebten Kohlenhydraten und bieten bei jedem Essen Brot, Nudeln, Reis oder Kartoffeln mit an. Es kann sich aber genauso um eine beliebte Obst- oder Gemüsesorte handeln. Das Wohlfühllebensmittel am Tisch sorgt bei deinem Kind für Sicherheit. Dadurch weiß dein Kind, dass es nicht hungrig vom Tisch geht und das Essen auf jeden Fall genießen kann. Diese entspannte innere Einstellung ist die Grundvoraussetzung dafür, dass dein Kind ein neues Lebensmittel probieren möchte. Damit du aber nicht in die Falle tappst, dass dein Kind bei jeder Mahlzeit nur Nudeln isst, solltest du die Wohlfühllebensmittel abwechseln. Jedes von deinem Kind akzeptierte Lebensmittel fällt in diese Kategorie.

## Verbale Begleitung beim Essen

Unsere Kinder haben sehr feine Antennen für die elterlichen Gefühle und Einstellungen. Sie spüren es, ob wir klar oder unsicher sind oder ob wir sie unter Druck setzen wollen. Darin sind sie so gut, dass sie auch subtile und indirekte Botschaften aufnehmen. Sie spüren, wenn sie beim Essen angestarrt werden, wenn sich die Eltern über jeden Bissen freuen oder umgekehrt frustriert sind, wenn eine Mahlzeit nicht angerührt wurde. Sie spüren, dass ihre Eltern bestimmte Lebensmittel für gut und andere für schlecht befinden. Sie sind irritiert von begeisterten Ausrufen, wenn Gemüse verzehrt wird, und spüren, welchen Einfluss sie durch ihr Essverhalten auf ihre Eltern ausüben können.

## Setz dein Pokerface auf

Um den zwischenmenschlichen Stress und innere Erwartungshaltungen beim Essen herauszunehmen, setzt du beim Essen ein freundliches Pokerface auf. Wie viel und was dein Kind auch immer isst: Du solltest es weder belohnen noch bestrafen. Sei neutral. Trotzdem kannst du neugierig nachfragen, wie dein Kind die Mahlzeit empfunden hat oder wie es die Lebensmittel erlebt. Die Erlebnisse deines Kindes sollten aber weder kritisiert noch bejubelt werden. Natürlich kannst du trotzdem eine Unterhaltung über das Essverhalten deines Kindes initiieren.

## Neutrale verbale Begleitung

Völlig unabhängig davon, was du servierst, kündigst du Mahlzeiten immer gleich und neutral an. Der Ton von »Heute gibt es Pizza!« sollte nicht zu unterscheiden sein von »Heute gibt es Gemüsesuppe!«. Wenn sich dein Kind nicht glücklich über das von dir servierte Essen zeigt, reagierst du ebenso neutral und versuchst, jegliche Gefühls- und Erwartungsebene aus deiner Reaktion herauszunehmen. Mit einer neutralen Reaktion nimmst du die Gefühle deines Kindes auf, ohne dich in eine Diskussion verwickeln zu lassen:

- »Du musst die Suppe nicht essen.«
- »Es ist in Ordnung, wenn du keine Gemüsesuppe magst. Es steht auch Brot auf dem Tisch.«
- »Es ist in Ordnung, wenn du noch keine Gemüsesuppe magst. Vielleicht schmeckt sie dir nächste Woche besser.«
- »Es gibt nicht jeden Tag dein Lieblingsessen. Heute ist es Mamas Lieblingsessen, morgen können wir wieder deins kochen.«
- »Du möchtest lieber Pizza als Gemüsesuppe? Das kann ich gut verstehen. Du liebst Pizza! Am Wochenende machen wir keine Gemüsesuppe, dann machen wir wieder Pizza!«

Tipp

### Mit dem Kind über das Essen reden

- »Schau mal, wie gut du das Fleisch gekaut hast: wie ein Löwe!«
- »Die Tomaten wolltest du heute nicht probieren. Fühlen die sich glibberig im Mund an?«
- »Die Erbsen haben dir das letzte Mal nicht geschmeckt. Wusstest du, dass sich dein Geschmack alle paar Wochen verändert und die Erbsen jetzt vielleicht schon ganz anders schmecken?«
- »Heute warst du mutig und hast die Gurke an deine Lippen gehalten!«

Unbekannte und neue Lebensmittel dürfen von dir ebenfalls neutral auf kindlicher Ebene beschrieben werden. Am besten vergleichst du das unbekannte Lebensmittel mit einem schon bekannten aus dem Wohlfühlkreis. Die Beschreibung neuer Lebensmittel soll die Ängste vor Unbekanntem abbauen:

- »Heute essen wir Linguine. Sie sind so ähnlich wie Spaghetti, nur flach.«
- »Heute essen wir einen Nudelauflauf. Der Auflauf hat außen eine Kruste und ist innen weicher.«

Wir möchten die Gabe unserer Kinder unterstützen, gut auf den eigenen Körper zu hören und seine Signale wahrzunehmen. Hilf deinem Kind dabei, die Gefühle des Hungers und der Sättigung zu benennen und einzuordnen.

- »Du hast Hunger? Das ist toll – bald gibt es Abendessen!«
- »Dein Bauch fühlt sich voll an? Das ist ein guter Zeitpunkt, dem Bauch eine Pause zu gönnen.«

## Druck erzeugt Gegendruck

Vermeide es, das Essen schönzureden oder dein Kind vom guten Geschmack überzeugen zu wollen. Kinder spüren den Druck dahinter und reagieren dann erst recht abwehrend. Jegliche Form von Kontrollversuch beim Essen wird das ungünstige Verhalten deines Kindes auf jeden Fall verstärken:

- »Die Gemüsesuppe ist so lecker. Probiere sie wenigstens!«
- »Heute habe ich Gemüsesuppe gekocht. Sie ist gut für dich, weil sie viele Vitamine enthält!«
- »Wenn du die Suppe isst, kriegst du eine Nachspeise.«
- »Mama wäre so stolz, wenn du die Suppe essen würdest.«
- »Ein Löffelchen für Oma, ein Löffelchen für Opa, ein Löffelchen für Mama, ein Löffelchen für Papa ...«
- »Wie kannst du wissen, dass du es nicht magst, wenn du es nicht probierst?«
- »Denk an all die armen Kinder, die zu wenig zu essen haben.«
- »Du nimmst jetzt noch einen Bissen davon und zwei Bissen davon und dann darfst du aufstehen.«
- »Wow, sieh dir deine Schwester an. Sie hat die ganze tolle Gemüsesuppe schon aufgegessen!«
- »Bitte, bitte, bitte, probiere das einmal für Mama!«
- »Papa hat so lange gekocht. Jetzt probierst du bitte auch!«

Vermeide verbale Schubladen, denn dein Kind wird wie eine selbsterfüllende Prophezeiung davon ausgehen, dass es ab dann in diese Schublade gehört. Gern besprechen wir vor den Ohren unserer Kinder ihr Verhalten und kleben ihnen so ein Etikett auf die Stirn.

»Sie ist eine ganz schlechte Esserin«, wird sich lauthals beschwert. Schnell ist das Kind davon überzeugt, dass das schlechte Essverhalten zu ihm gehört. »Niklas mag kein Gemüse«, wird der Freundin erzählt und das Kind ein weiteres Mal davon überzeugt, dass es nie Gemüse mögen wird.

## Die Macht der Exposition

Ein Kind muss ein Lebensmittel viele, viele Male sehen, um es mögen zu lernen. Die meisten Eltern unterschätzen, wie oft und regelmäßig ein neues Lebensmittel angeboten werden sollte, und geben zu schnell auf. Besonders bei Lebensmitteln, bei denen Eltern davon ausgehen, dass sie kein typisches Kinderessen sind, resignieren sie zu schnell. Beispielsweise wird Brokkoli innerhalb einer Woche drei- oder viermal angeboten und vom Kind vehement abgelehnt. »Welches Kind isst schon Brokkoli?«, denken sich die Eltern und schieben Brokkoli geistig in den No-go-Bereich. Brokkoli erscheint ab dann bei dem besagten Kind nicht mehr auf dem Teller oder Tisch. Die Ablehnung gegen Brokkoli wird forciert.

Zudem (und verständlicherweise) befinden sich viele Eltern aufgrund der unzähligen Anforderungen des Alltags in einer Routinespirale. Während das Abendessen noch variiert wird, sehen Snacks und Frühstück täglich oft identisch aus. Dabei werden wertvolle Gelegenheiten verpasst, unbekannte oder noch unbeliebte Lebensmittel in den Wohlfühlkreis des Kindes zu rücken. Prinzipiell darf aber jede Gelegenheit – auch Frühstück und Snackzeiten – genutzt werden, um das Kind neuen oder noch unbeliebten Lebensmitteln auszusetzen.

### Exposition bei vorsichtigen Essern

Die Abwechslung muss bei besonders vorsichtigen Essern in winzigen Schritten durchgeführt werden. Bei diesen Kindern kann der erste Schritt zu einer etwas variierenden Ernährung schon darin bestehen, die Form der geliebten Nudeln abzuwechseln oder die bekannte Joghurtmarke um eine weitere zu ergänzen. Als nächster Schritt kann beliebtes Essen als Brücke dienen, unbeliebteres Essen einzuführen. Beispielsweise werden die beliebten Haferflocken nun gemeinsam mit etwas Obst angeboten. Versuche, dich gleichzeitig an den Präferenzen deines Kindes zu orientieren: Wenn Karotten zunächst nur gern als pürierter Karottenbrei gegessen werden, kannst du die Konsistenz nach und nach stückiger zubereiten.

Neben dem neuen oder noch unbeliebten Lebensmittel wird zu jeder Mahlzeit ein Wohlfühllebensmittel mit angeboten. So wird die Angst, hungrig vom Tisch aufzustehen, abgebaut, und das neue Lebensmittel verliert an Bedrohlichkeit.

Die neu eingeführten Lebensmittel sollten danach ausgewählt werden, wie wahrscheinlich das Kind sie akzeptieren wird. Anfangs kombiniert man am besten ein

Lebensmittel aus dem Wohlfühlkreis mit einem Lebensmittel, das sehr wahrscheinlich akzeptiert wird. Nach und nach tastet man sich an Lebensmittel heran, die weit außerhalb des Wohlfühlkreises liegen.

## Schritt für Schritt zum unbeliebteren Lebensmittel

Viele Eltern sehen die reine Aufnahme der Nährstoffe als Ziel einer Kleinkindmahlzeit an. Wenn das Kind kaum gegessen hat, sind sie enttäuscht und haben das Gefühl, ihr Kind mache keine Fortschritte.

Dabei ist Essen erst einmal nicht das einzige Ziel. Essen will gelernt sein, und genauso wie bei anderen Entwicklungsschritten erfolgt auch hier die Entwicklung in vielen kleinen Steps. Jeder der hier vorgestellten Schritte ist ein Fortschritt und führt dazu, dass ein zunächst unbeliebtes Lebensmittel langsam in den Wohlfühlkreis des Kindes gerückt wird.

**Schritt 1 – Toleranz:** Dieser Schritt wird von den Eltern oft nicht als solcher anerkannt, doch ist es einer. Das Kind toleriert das besagte Lebensmittel in seiner Nähe oder sogar auf seinem Teller.

**Schritt 2 – Interaktion:** Das Kind interagiert mit besagtem Lebensmittel. Es hilft z. B. bei der Zubereitung oder den anderen Familienmitgliedern beim Anrichten des Lebensmittels auf dem Teller.

**Schritt 3 – Geruch:** Das Kind riecht an besagtem Lebensmittel.

**Schritt 4 – Berührung:** Das Kind berührt das Lebensmittel. Dabei ist es typisch, dass das Lebensmittel zunächst nur mit der Fingerspitze berührt wird. Langsam rückt das Lebensmittel näher in Richtung Gesicht, es wird an die Wange, die Lippen oder sogar die Zunge gehalten.

**Schritt 5 – Geschmack:** Vorsichtig wird das neue Lebensmittel probiert. Dein Kind leckt daran, nimmt es kurz in den Mund (und spuckt es erst einmal wieder aus), nimmt es länger in den Mund, kaut darauf herum (und spuckt es dann wieder aus), nimmt es in den Mund, kaut und schluckt etwas (und spuckt es dann wieder aus), bis es das Lebensmittel schließlich ohne Probleme kaut und schluckt.[58]

Wenn ich Eltern diese Schritte näherbringe, sind viele überrascht, denn mit Ausnahme von Essen und Schlucken interpretieren sie alle anderen Schritte als Ablehnung. Dabei gehören sie zum vorsichtigen Kennenlernen dazu und müssen bei vielen Kindern langsam durchlebt werden. Wenn ein Kind ein Lebensmittel zum Mund bringt und dann wieder ausspuckt, ist es nur noch ein kleiner Schritt bis zur vollkommenen Akzeptanz. Jede neue erreichte Stufe darf von dir demnach als erfolgreiche Exposition interpretiert werden.

**Besonders wichtig: Die Interaktion**
Um Lebensmittel in den Wohlfühlkreis des Kindes zu rücken, ist die Interaktion mit dem Lebensmittel wichtig. Deswegen möchte ich dich ermutigen, dein Kleinkind bei der Zubereitung der Mahlzeiten mitwirken zu lassen. Ein Lernturm kann dabei helfen. Schon Einjährige ab etwa 16 Monaten können beim Saucenanrühren helfen, Küchenutensilien anreichen, Obst und Gemüse waschen oder den Tisch decken.

Die nächsten Schritte können erreicht werden, indem du dein Kind zum Chefkoch beförderst. Frag es, was der zubereiteten Mahlzeit noch fehlt, und lass es probieren. Wenn es nicht probieren möchte, darf es daran riechen und dir seinen Gewürztipp geben. Ziel ist hier wieder, Ängste vor Unbekanntem abzubauen, nicht die Nährstoffaufnahme. Der Chefkochtrick funktioniert deswegen oft ganz wunderbar, weil hier der Druck, etwas essen zu müssen, für die Kinder nicht spürbar ist.

## Trick 17 – Essensspiele

»Man spielt nicht mit dem Essen!« Doch! Essensspiele sind im Kleinkindalter die effektivste Methode, um sie mit unbekannten oder unbeliebten Lebensmitteln ver-

**Tipp**

### So förderst du das Spiel mit dem Essen

Frag dein Kind:

- Welche Form hat das Lebensmittel? Welche Farbe? Ist es rund oder eckig?
- Kannst du es mit deiner Nase berühren oder mit deiner Wange?
- Stell dir vor, die Gurke wäre ein Lippenstift. Wollen wir die Lippen damit anmalen?
- Kannst du die Karotte zum Schwertkampf benutzen?
- In wie viele Stücke kannst du die Paprika brechen? Macht sie dabei ein lautes Geräusch?
- Kannst du das Brot in den Dip tunken und dann damit auf deinem Teller malen?
- Macht die Tomate beim Essen ein lautes Geräusch? Wo im Mund klingt sie am lautesten?
- Wie würde das eine Maus essen? Wie würde ein Löwe zubeißen?
- Schmeckt der rote oder der grüne Apfel sauer?
- Schmecken die Cracker besser mit oder ohne Mandelmus?

traut zu machen. Denn Kinder in diesem Alter lernen über das Spielen. Beim Spiel werden alle Aspekte eines Lebensmittels wahrgenommen und alle Sinne angesprochen. Beim Spiel wird das Lebensmittel berührt, erfühlt, auf Konsistenz und Verhalten erprobt, gerochen – und ganz nebenbei probiert.

Vermeide es auch beim Essensspiel, Bewertungen abzugeben, zu loben oder enttäuscht zu sein. Wenn dein Kind das Lebensmittel nicht berühren will, versuche es zu einem anderen Zeitpunkt noch einmal. Das Spiel soll Spaß machen und authentisch sein. Ziel ist es nicht, dass dein Kind das Lebensmittel sofort isst, sondern dass wir langsam eine positive Beziehung zu besagtem Lebensmittel aufbauen.

## Die Macht des Neuen

Im Kleinkindalter ist das Erlernen neuer Fähigkeiten für die Kinder überlebenswichtig. Sie werden deshalb von neuen Erfahrungen magisch angezogen. Diese Anziehung kann man sich auch beim Essenlernen zunutze machen.

### Neues Equipment

Bring etwas Abenteuergefühl an den Tisch und biete deinem Kind unkonventionelles Equipment zum Essen an: eine kleine Zuckerzange, einen Probierlöffel, Stäbchen für Kinder, einen neuen Strohhalm, eine ungewöhnliche Schüssel.

Das gleiche Prinzip greift, wenn du eine Mahlzeit auf ungewöhnliche Weise anbietest: Verteile die Portionen in einem Muffinblech, benutze ein geriffeltes Messer oder einen Ausstecher zum Schneiden attraktiverer Formen, verteile das Essen auf viele kleine Schüsselchen, richte das Sandwich in Form eines Gesichts an – hier sind deiner Kreativität keine Grenzen gesetzt.

### Mahlzeiten zum Zusammenstellen

Ein spielerischer Weg, um neue Lebensmittel einzuführen, sind außerdem Mahlzeiten, die sich jedes Familienmitglied auf seine Weise selbstständig zusammenstellen kann. Dafür bieten sich etwa Wraps, Sandwiches oder eine Joghurt-Haferflocken-Obst-Mahlzeit gut an. Mit solchen Mahlzeiten schlägt man zwei Fliegen mit einer Klappe. Zum einen stehen mehrere Schüsseln mit verschiedenen Lebensmitteln auf dem Tisch, die dazu einladen, dass sich jedes Familienmitglied selbst bedient. Zum anderen verliert das Unbekannte durch das Nebeneinander von Bekanntem und Unbekanntem seine Bedrohlichkeit.

Bei den Mahlzeiten zum Zusammenstellen eignen sich auch Dips hervorragend, um unbekannte Lebensmittel einzuführen, denn Kleinkinder lieben Dips. Für ihr Leben gern tunken sie Lebensmittel in Dips und Saucen. Du kannst dich mit dem pas-

Tipp

### Rezept für Hummus (Kichererbsenmus)

200 Gramm Kichererbsen über Nacht in Wasser einweichen und am nächsten Morgen in einem Sieb mit reichlich Wasser spülen. Anschließend etwa 40 Minuten kochen, bis sie weich sind. Mit **25 Gramm Sesampaste**, dem **Saft von ½ Zitrone, 2 Esslöffel Olivenöl, 2 Esslöffel Wasser, 1 abgezogenen Knoblauchzehe, 1 Teelöffel Salz** sowie etwas **gemahlenem Kreuzkümmel oder Paprikapulver** pürieren. Knoblauch und Gewürze je nach Geschmack deines Kindes vorsichtig dazugeben.

senden Dip auf den Geschmack deines Kindes einstellen. Lass dein Kind das neue Lebensmittel in den Pesto-, Guacamole-, Joghurt- oder Hummusdip (Rezept siehe Kasten oben) tunken – dadurch schmeckt das unbekannte Lebensmittel bekannter und wird eher angenommen.

### Spannende Umgebung

Vielleicht ist dir schon einmal aufgefallen, dass dein Kind außer Haus viel offener gegenüber neuen Lebensmitteln ist. Das Einführen neuer Lebensmittel gelingt viel leichter in einer ungewohnten und daher spannenden Umgebung. Mach mit deinen Kindern ein Picknick oder gestalte den Abendessenstisch wie zum romantischen Dinner mit Tischdecke und Kerze. Lade die Kuscheltiere deines Kindes zum Kuscheltierabendessen ein und decke für sie mit oder spiele mit deinen Kindern »Dinner in the Dark«. Die Aufmerksamkeit wird so mehr auf die Umgebung gelenkt, und das Essen geschieht nebenbei.

## Der richtige Umgang mit Süßigkeiten und Nachspeisen

Die Zuckeraufnahme bei Kindern – und natürlich auch bei Erwachsenen – sollte begrenzt sein. Es wird empfohlen, in den ersten beiden Lebensjahren völlig auf freien Zucker in der Ernährung der Kinder zu verzichten. Ab dem zweiten Geburtstag sollte die Aufnahme von Zucker unter zehn Prozent der gesamten Energiemenge liegen. Die Weltgesundheitsorganisation (WHO) empfiehlt sogar eine Reduzierung auf unter fünf Prozent der Gesamtenergiemenge. Die gesundheitlichen Folgen eines übertriebenen Zuckerkonsums sind mittlerweile allen Eltern bewusst: Zucker führt zu Karies, Heißhunger, Adipositas, mehr Zucker und auf ganz lange Sicht Diabetes, Herz-Kreislauf-Störungen sowie Gefäß-, Nieren- und Nervenschäden.

So weit, so gut. Nur kenne ich die Realität, in der unsere Kinder leben, und in dieser wird dein Kind unweigerlich mit Zucker konfrontiert. Ob bei den Großeltern, im Kindergarten, auf Geburtstagen oder im Supermarkt: Dein Kind wird Zucker in Form von Süßigkeiten irgendwann zwangsläufig begegnen.

Deswegen dürfen wir Eltern zwar ein Auge auf die Zuckermenge haben, wir sollten ihn aber meiner Meinung nach nicht völlig dämonisieren. Das absolute Verbot, vor allem nach dem zweiten Geburtstag, wird bei deinem Kind vermutlich ein noch größeres Verlangen nach Süßigkeiten auslösen und es ihm nicht ermöglichen, entspannt und gesund mit den süßen Verführungen umzugehen.

Das Ziel sollte also nicht sein, Süßigkeiten völlig vom Speiseplan zu verbannen, sondern sie wie jedes andere Nahrungsmittel auch ab und zu in die Ernährung zu integrieren. Idealerweise kannst du Süßigkeiten deswegen etwa zweimal wöchentlich anbieten. Dieses Angebot sollte jedoch nicht auf das Verlangen nach Süßigkeiten erfolgen: Du entscheidest im Vorhinein, wann es etwas zum Naschen geben darf. So erfährt dein Kind, dass Nachspeisen durch deine Initiative regelmäßig in der wöchentlichen Mahlzeitenstruktur auftauchen werden, und es kann aufhören, darum zu betteln.

## Unkonventionell, aber wirksam

Biete Süßigkeiten gemeinsam mit dem Hauptgericht an. Die traditionelle Abfolge von Hauptspeise und Nachspeise sorgt dafür, dass die Hauptspeise nur gegessen wird, um zur Nachspeise zu gelangen (sich die Kinder also überessen), oder an der Hauptspeise gespart wird, um noch ausreichend Platz für die Nachspeise zu haben. Bietest du Nach- und Hauptspeise gemeinsam an, wird die Nachspeise gleichwertig zu den anderen Lebensmitteln angeboten und verliert damit ihren Belohnungseffekt. Durch diesen Trick gelingt es den Kindern leichter, auf ihren Körper zu hören und das von Haupt- und Nachspeise zu essen, was ihnen guttut.

Trotzdem sollte die Menge der Nachspeise von dir begrenzt werden. Nach einer Portion kannst du deinem Kind neutral erklären, dass die Nachspeise aus ist und es gern noch mehr von der Hauptspeise nehmen kann.

## Ausnahmen als Lerneinheit

Diesen Tipp gebe ich Eltern, weil ein realistischer Alltag automatisch dazu führen wird, dass dein Kind ab und zu unbegrenzten Zugang zu Naschereien hat (Feiertage, Geburtstag etc.). Gelegentlich – etwa einmal in zwei Monaten – kannst du dein Kind absichtlich mit einem Überangebot an Süßigkeiten konfrontieren. Stelle einen Teller mit Keksen zur freien Verfügung bereit. Gut möglich, dass dein Kind beim ersten Mal zu viele Kekse zu sich nimmt. Es wird dabei aber lernen, wie sich Bauch und Körper nach einem Übergenuss an Süßigkeiten anfühlen, und beim nächsten Mal weniger nehmen. Und wieder wird durch das strukturierte elterliche Angebot die Anziehungskraft des Verbotenen abnehmen.

### Variiere die Nachspeisen

Genauso wie bei den Snacks lohnt es sich, etwas Kreativität in die Zubereitung der Nachspeise zu stecken. Natürlich darf es als Nachspeise gelegentlich die von den Kindern so geliebte Schokolade geben. Aber auch gesündere Zusammenstellungen wie Honigbanane, Erdbeeren mit Schokostreuseln oder Datteln dürfen als Süßigkeit mit angeboten werden.

## Kalorienbedarf und Nährstoffzusammensetzung im Kleinkindalter

Kleinkinder brauchen abhängig von Gewicht, Körpergröße, Alter, Geschlecht, Verwertungstyp und Aktivitätslevel zwischen 1000 und 1400 Kilokalorien täglich. Die Kalorien stammen bei Kleinkindern idealerweise aus drei Hauptmahlzeiten und zwei bis drei Snackeinheiten täglich. Erfahrungsgemäß bezieht ein Teil der Kleinkinder seine Kalorien zusätzlich aus nächtlichen Milchmahlzeiten. Dementsprechend werden Snack- oder sogar Hauptmahlzeiten ausgelassen. Auch Kleinkinder ohne Milchmahlzeiten lassen je nach Tagesform gern Snack- oder Hauptmahlzeiten ganz aus. Gerade weil der Kalorienbedarf in diesem Alter schwankt, sollten Eltern ihren Kleinkindern unabhängig von der Tagesform konsistent das entsprechende Kalorien- (und Nährstoff-)Angebot machen.

### Zusammenstellung der Nahrungsmittel

Einen groben Anhaltspunkt bietet folgende Übersicht, die sich an die Empfehlungen der Deutschen Gesellschaft für Ernährung anlehnt:[59]

**Obst:** Zwei bis drei Portionen täglich; eine Portion entspricht einer Kinderhandvoll Obst oder zwei Kinderhandvoll klein geschnittenem Obst wie Beeren.

**Gemüse:** Zwei bis drei Portionen täglich; eine Portion entspricht einer Kinderhandvoll Gemüse.

**Getreide:** Fünf Portionen täglich und damit ca. 55 Prozent des gesamten Energiebedarfs; eine Portion entspricht 30 Gramm Brot oder Müsli, 30 Gramm rohen Teigwaren oder 30 Gramm rohem Reis; alternativ können auch Hülsenfrüchte als Kohlenhydratquelle dienen.

**Milchprodukte wie Joghurt, Käse:** Drei Portionen täglich; eine Portion entspricht einem halben Glas Milch, einem halben Becher Joghurt oder einer Scheibe Käse.

**Fleisch, Wurst, Fisch, Eier:** Insgesamt eine Portion täglich; eine Portion entspricht 50 Gramm Fisch oder Fleisch; Fisch wird ein- bis zweimal wöchentlich empfohlen, fettarmes Fleisch zwei- bis dreimal wöchentlich, Eier maximal zwei- bis dreimal

Tipp

## Die richtige Portionsgröße

Generell wird die Menge der benötigten Lebensmittel von den Eltern gern überschätzt. Besonders diejenigen Eltern, die ihr Baby mit Brei fütterten, haben sich optisch an die großen Gläschen gewöhnt. Die Gläschen bestehen jedoch auch aus einem hohen Wasseranteil.

Visualisiere einmal die vorgeschlagene Portionsmenge für die kritischen Gruppen Obst und Gemüse. Eine Kinderhandvoll ist weniger, als du wahrscheinlich denkst.

Um einzuschätzen, ob dein Kind die Empfehlungen erreicht, betrachtest du besser die Mengen, die dein Kind über eine Woche isst, nicht die eines einzelnen Tags. Das Essverhalten ist in diesem Alter stark von der Tagesform abhängig.

wöchentlich; dabei auch auf versteckte Eier in Pfannkuchen etc. achten; ein vegetarisches oder pflanzenbasiertes Leben ist im Kindesalter durchaus möglich.

**Fette wie Öl, Margarine, Butter, Nüsse, Avocado:** Insgesamt zwei kleine Portionen täglich; die Betonung sollte auf pflanzlichen Fetten liegen; zwei Portionen entsprechen 25 Gramm täglich.

**Getränke in Form von Wasser oder ungesüßtem Tee:** Sechs bis sieben Portionen täglich; eine Portion entspricht 125 Milliliter oder einem halben Glas.

**Hülsenfrüchte:** Dürfen an zwei Wochentagen (oder mehr) angeboten werden; das Angebot sollte sich nach der Verträglichkeit richten und schrittweise gesteigert werden. Hülsenfrüchte wie Erbsen, Bohnen und Linsen bestehen aus komplexen Kohlenhydraten und bieten eine wertvolle Nährstoffalternative zu Fleisch. Sie sollten über Nacht eingeweicht werden, das Einweichwasser sollte für die bessere Verträglichkeit verworfen werden.

Die Empfehlungen für Getreide, Fleisch und Milchprodukte werden in der Regel gut erreicht oder teilweise überschritten. Der Fokus der Eltern sollte deswegen auf ausreichend Obst, Gemüse und gesunden (pflanzlichen) Fetten liegen.

## Die »FEBO-Regel«

Der Kalorienbedarf und die Zusammensetzung der Ernährung dürfen als theoretische Grundlage für dich dienen. Sie sollten aber nicht dazu führen, dass du täglich Portionsgrößen abmisst und Buch über die Ernährung deines Kindes führst. Schließlich sollen Genuss und Spaß am Essen für dein Kind und dich im Vordergrund stehen.

Es reicht aus, sich bei jeder Mahlzeit an meiner »goldenen FEBO-Regel« zu orientieren, um eine optimale Zusammensetzung anzubieten.

Nach dieser Regel sollte jede Mahlzeit aus Folgendem bestehen:

- Gesundes Fett (Oliven, Olivenöl, Avocado, Eier, fettreicher Fisch, Nussprodukte, Vollmilchprodukte)
- Eiweiß (fettarmes Fleisch, schadstoffarmer Fisch, Meeresfrüchte, Tofu, Hülsenfrüchte, Eier, Nussbutter, Vollmilchprodukte)
- Ballaststoffe (Obst, Gemüse, Haferflocken, Vollkornprodukte, Chiasamen, Hülsenfrüchte)
- Obst und Gemüse (wenn nicht schon durch obige Kategorien abgedeckt)

Wenn du dich bei der Zusammensetzung der Mahlzeiten an der FEBO-Regel orientierst, wirst du sehr wahrscheinlich den Nährstoffbedarf deines Kleinkindes decken. Dazu wird der Blutzuckerspiegel stabil gehalten, und du vermeidest Hungerlöcher.

Einige Lebensmittel fallen in zwei Gruppen der FEBO-Regel, z. B. decken Kichererbsenprodukte sowohl Ballaststoffe als auch Eiweiß ab. Obst und/oder Gemüse sollte zu (fast) jeder Mahlzeit angeboten werden. Die konstante Exposition mit diesen beiden kritischen, aber essenziellen Gruppen führt dazu, dass Kleinkinder Obst oder Gemüse auf ihrem Teller oder in ihren Brotzeitboxen erwarten und diese Lebensmittel in den Wohlfühlkreis gerückt werden.

## Snacks – Tipps und Tricks

Kleinkinder lieben Snacks. Sie haben kleine Mägen und können zu den Hauptmahlzeiten weniger Kalorien aufnehmen als die Erwachsenen. Durch Wachstum und ein enormes Aktivitätslevel werden außerdem häufig schnelle Kalorien benötigt. Wir Eltern sollten deswegen lernen, Snacks als wertvolle Optionen für die Nährstoffaufnahme zu begreifen.

Ein Kleinkind sollte etwa zwei Snackmahlzeiten am Tag angeboten bekommen, typischerweise eine am Vormittag und eine am Nachmittag. Gute Frühstücker können die Snackmahlzeit am Vormittag auslassen.

Viele, sehr viele Eltern tappen aufgrund der großen Liebe der Kleinkinder zu den Snackmahlzeiten häufig in die Snackfalle: Schleichend machen die Snackmahlzeiten tagsüber den größten Anteil der Kalorienmenge aus, und zu den Hauptmahlzeiten wird kaum gegessen. Dieser Snackfalle solltest du aus vielen Gründen entkommen. Das ständige Snacken führt nicht nur zu einem schwankenden Blutzuckerspiegel, sondern auch dazu, dass bei weniger wertvollen Snackangeboten wichtige Nährstoffe nicht ausreichend aufgenommen werden. Hier einige Tipps zum Vermeiden der Snackfalle:

**Tipp 1:** Das Timing ist entscheidend. Snacks sollten etwa zwei Stunden nach einer Hauptmahlzeit und mindestens eine Stunde vor der nächsten Hauptmahlzeit angeboten werden. Werden sie zu früh nach einer Hauptmahlzeit angeboten, kann sich das Kind seinen Hunger für den schon ersehnten Snack aufsparen und isst deswegen weniger zur Hauptmahlzeit. Werden sie zu nah an der Hauptmahlzeit angeboten, sitzt das Kind anschließend ohne Hunger am Tisch.

**Tipp 2:** Snacks sollten der Nährstoffaufnahme dienen und den Blutzucker deines Kindes konstant halten. In der Realität werden Snacks von den Eltern gern aus anderen, falschen Gründen eingesetzt: um Langeweile beispielsweise im Auto zu überbrücken oder als Tröster, wenn das Kind gerade quengelig ist und wahrscheinlich nach Verbindung sucht.

**Tipp 3:** Eine beliebte Angewohnheit von Kleinkindern sind Gute-Nacht-Snacks. Diese können dann sinnvoll sein, wenn das Abendessen sehr früh stattfindet und zwischen Abendessen und Einschlafen mehr als zweieinhalb Stunden liegen. Der Gute-Nacht-Snack sollte dein Kind satt machen und trotzdem gesund sein. Beispielsweise kannst du deinem Kind etwas Banane mit Mandelmus anbieten. Besteht der Gute-Nacht-Snack aus ungesunden, schnellen Kohlenhydraten, wird dein Kind während des Abendessens weniger essen, um noch Platz für das Highlight vor dem Schlafengehen zu lassen, und umso vehementer auf seinem Snack bestehen. Zuckerhaltige Snacks führen außerdem zu einem Blutzuckerabfall in der Nacht und können deswegen sogar dazu führen, dass dein Kleinkind nachts vor Hunger wach wird. Wenn du einen Gute-Nacht-Snack anbietest, sollte dieser satt machend und gesund sein.

Nicht wenige Kleinkinder nutzen das Ritual des Gute-Nacht-Snacks auch, um die Verabschiedung von den Eltern hinauszuzögern, und fordern nach dem Gute-Nacht-Sagen einen Snack nach dem nächsten ein. Dieses Ritual ist nicht nur schädlich für die Zahngesundheit, es hilft dem Kleinkind auch nicht beim Einschlafen.

**Tipp 4:** Der Elternalltag ist stressig. Verständlicherweise greifen die Eltern bei den Snacks ihrer Kleinkinder deshalb gern zu schnellen Kohlenhydraten wie Brezeln, »Quetschies«, Fruchtriegeln oder Crackern. Von den Kleinkindern werden diese immer gleich schmeckenden Produkte mit offenen Armen empfangen und bald auch eingefordert. Der Nachteil: Nach einem kurzen Hoch fällt der Blutzuckerspiegel rasch wieder ab – und der nächste Snack wird eingefordert. Der Nachmittag wird vom Snackverhalten des Kindes dominiert, und das mühsam zusammengestellte Abendessen wird ignoriert.

Snacks sollten deswegen aus gesunden, satt machenden Lebensmittelgruppen bestehen. Sie sollen dafür sorgen, dass der Bauch der kleinen Wirbelwinde für ein, zwei Stunden gefüllt ist und sie mit konstantem Blutzuckerspiegel bis zur nächsten Hauptmahlzeit durchhalten. Wähle bei einem Snack ein gesundes Fett und/oder

Tipp

## Gesunde Snackimpulse

**Für zu Hause:**

- Birne mit griechischem Joghurt (Ballaststoffe mit Fett und Eiweiß)
- Rohkost mit Guacamole, körnigem Frischkäse oder Hummus (Ballaststoffe mit Fett/Eiweiß)

**Für unterwegs:**

- Bananenscheiben mit Nussmus (Ballaststoffe mit Fett)
- Vollkornbrot mit Frischkäse und Gemüse (Gurke, Karotte, Tomate, Radieschen)

einen Ballaststoff und/oder ein Eiweiß und/oder ein Obst oder Gemüse. Das kommt dir bekannt vor? Richtig, die beste Zusammenstellung für einen Snack ähnelt der einer Mahlzeit. Du kannst dich auch hier an meiner »goldenen FEBO-Regel« (siehe S. 125) orientieren.

**Tipp 5:** Bei den Hauptmahlzeiten hast du gelernt, dass dein Kind entscheiden darf, wie viel es nimmt. Bei den Snacks darfst du über die Portionsgröße bestimmen, schließlich wollen wir erreichen, dass dein Kind zur Hauptmahlzeit noch hungrig ist.

**Tipp 6:** Industriell hergestellte Kindersnacks sind in aller Regel nicht gesund, obwohl sie so vermarktet werden. Viele Firmen werben mit Bioqualität sowie mit veganem oder vegetarischem Inhalt – alles Eigenschaften, von denen wir vermuten, dass sie den Kindern guttun. Leider aber hat ein Großteil dieser Produkte einen sehr hohen Energie- und vor allem einen hohen Zuckergehalt. »Quetschies«, die genuckelt werden, sind vergleichsweise lange im Kontakt mit den Zähnen und können dort durch den hohen Zuckergehalt Karies verursachen.

Lernen unsere Kinder schon sehr früh Nahrungsmittel mit einem hohen Zuckergehalt kennen, prägt das den Geschmack der Kinder nachhaltig und sie werden wahrscheinlich auch in einem höheren Alter zuckerhaltige Nahrung bevorzugen. Industriell hergestellte Kindersnacks sollten deswegen wie eine Süßigkeit behandelt und nur ausnahmsweise eingesetzt werden. Werden auch zu den Snackzeiten »echte« Lebensmittel angeboten, haben die Hauptmahlzeiten eine bessere Chance, vom Kind verzehrt zu werden. Sie sind dann nicht langweiliger als ihre Snackkonkurrenz, sondern im besten Fall noch leckerer.

**Tipp 7:** Mach es dir leicht: Aus den Hauptmahlzeiten können gut kleine Bestandteile für die Snackmahlzeiten abgezweigt werden. Gab es zum Abendessen z. B. Tacos mit Guacamole, kann die Guacamole später mit Rohkost kombiniert werden. Für Kinder müssen die Bestandteile der Snackmahlzeiten außerdem nicht perfekt zueinanderpassen. Deswegen ist es auch kein Problem, die Vollkornnudeln des Abends mit einer kleinen Schüssel griechischem Joghurt und Gurken anzubieten. Dein Kind wird sich an dieser ungewöhnlichen Kombination nicht stören.

## Milch, Wasser und andere Getränke

Babys trinken Muttermilch oder einen entsprechenden Milchersatz. Zum Zeitpunkt der Geburt und in den ersten Lebenswochen oder -monaten ist das hierzulande ziemlich eindeutig.

Zu Beginn ist die Milch praktischerweise Flüssigkeit und Nahrung in einem. Das macht es einfach. Stillen passt fast immer: wenn das Baby müde ist, wenn es Nähe sucht, wenn es hungrig, aber auch wenn es durstig ist. Wenn Babys nicht gestillt werden oder wenn mit der Einführung der Beikost die Nahrungsmittelauswahl größer wird, gilt es, die Signale des Babys noch präziser zu deuten: Hat mein Kind Hunger oder Durst? Oder braucht es etwas (ganz) anderes?

Im zweiten Lebenshalbjahr wird die Milch als bislang einzige Kalorienquelle durch weitere Nahrungsmittel ergänzt, außerdem spielt Wasser nun eine wichtige Rolle im Flüssigkeitshaushalt.

Ungefähr ab dem ersten Geburtstag können Kinder am Familientisch mitessen, was bedeutet, dass sie die meisten Lebensmittel kennengelernt haben und diese kauen und verdauen können. Damit tritt die Muttermilch bzw. Milchersatznahrung als Nahrungsquelle in den Hintergrund.

### Große individuelle Unterschiede

Wie bei allen Aspekten der kindlichen Entwicklung gibt es auch hier große individuelle Unterschiede. Manche Kinder beginnen sehr rasch, feste Nahrung zu sich zu nehmen, und können unkompliziert und schnell an die Beikost herangeführt werden. Andere Kinder trinken auch am ersten Geburtstag scheinbar am liebsten Milch und sind einfach noch nicht so weit, den Kalorienbedarf überwiegend mittels fester Nahrung zu decken. Das ist völlig normal. Jedes Kind hat sein ganz eigenes, persönliches Tempo. Deshalb stellen die genannten Zeitpunkte auch nur einen groben Richtwert dar.

Die Weltgesundheitsorganisation empfiehlt, Kinder bis zum zweiten Geburtstag zu stillen. Im zweiten Lebensjahr dient Stillen nicht mehr vorrangig der Flüssigkeits- und Nährstoffzufuhr, sondern es kann das Immunsystem unterstützen und andere wichtige Bedürfnisse wie das nach Nähe und Bindung erfüllen.

Manche Kinder halten auch im zweiten Lebensjahr so sehr an der geliebten mütterlichen Brust fest, dass sie verzögert feste Nahrung zu sich nehmen. Bei diesen Kindern kann es sinnvoll sein, die Brustmahlzeiten langsam zu reduzieren. Für diesen Prozess muss die Mutter in ihrem Weg begleitet und unterstützt werden. Theoretisch sind im Laufe des zweiten Lebensjahres fast alle Kinder bereit, die notwendige Energie und alle wichtigen Nährstoffe über die Nahrung aufzunehmen.

## Kuhmilch im Kleinkindalter

Generell gibt es auch bei Kindern kein einziges Lebensmittel, das zwingend zugeführt werden muss. Kuhmilch darf damit also ein Bestandteil der Ernährung von Kleinkindern sein, muss aber nicht. Als solcher kann Kuhmilch ein wertvoller Lieferant von Eiweiß, Vitamin $B_2$, Vitamin $B_{12}$, Vitamin A, Folat, Magnesium, Phosphor, Jod und vor allem Kalzium sein. Kuhmilch ist aufgrund ihrer Nährstoffdichte als Teil der Ernährung zu sehen und nicht als Getränk einzuordnen.

Die Deutsche Gesellschaft für Ernährung empfiehlt für Kleinkinder bis drei Jahre eine maximale Kuhmilchmenge von 300 Millilitern täglich. Das entspricht in etwa drei kleinen Portionen und wird bei Kleinkindern schnell erreicht: Ein kleines Glas Kuhmilch, ein Joghurt und eine Scheibe Käse decken den Tagesbedarf bereits.[60]

Große Mengen an Kuhmilch oder Kuhmilchprodukten sind für Kleinkinder nicht empfehlenswert. Der hohe Eiweißanteil der Kuhmilch (3,38 g/100 ml) kann in Kombination mit einer generell eiweißreichen Ernährung, z. B. durch Fleisch, Eier und Wurst, potenziell zu späterem Übergewicht führen. Nimmt ein Kind 300 Milliliter Kuhmilch täglich auf, werden damit bereits zwei Drittel der gesamten empfohlenen Eiweißmenge erreicht. Die meisten Kleinkinder kommen deswegen leicht über die von der Deutschen Gesellschaft für Ernährung empfohlene Eiweißmenge und haben dadurch ein höheres Risiko, Adipositas zu entwickeln.

Kuhmilch ist zwar ein wertvoller Kalziumlieferant, doch davon abgesehen eignet sich ihre Zusammensetzung nicht unbedingt für die Ernährung von Kleinkindern. Neben dem oben besprochenen hohen Eiweißanteil deckt sie weder den Bedarf an Eisen, Jod oder Omega-3-Fettsäuren noch den Vitamin-D-Bedarf ausreichend.

### Kindermilch – eine Kuhmilchalternative?

Kindermilch als Kuhmilchalternative ist in ihrem Eiweißgehalt deutlich reduziert (1,5 g/100 ml), allerdings zeichnet sie sich im Vergleich zur Kuhmilch auch durch einen geringeren Kalziumgehalt aus.

Der Kindermilch sind in aller Regel Jod, Eisen und Zink sowie Omega-3-Fettsäuren zugesetzt. Aus diesem Grund weist sie gegenüber der Kuhmilch auch einige Vorteile auf. Trotzdem sind sich die Experten über die Vorzüge der Kindermilch nicht einig. Der niedrigere Kalziumgehalt wird kritisiert, außerdem werden der höhere Preis und die fehlende wissenschaftliche Evidenz bezüglich der möglichen gesundheitlichen Vorteile moniert. Kindermilch mit süßenden Geschmacksverstärkern sollten auf jeden Fall gemieden werden. Ansonsten gilt bei Kindermilch wie bei der Kuhmilch: Aufgrund des hohen kalorischen Gehalts sollten beide Produkte nur in Maßen genossen werden.

**Aktuelle Empfehlungen**
Aktuell wird empfohlen, dass Kinder fettarme 1,5-prozentige Kuhmilch trinken sollen, es sei denn, sie sind untergewichtig.[61] Gleichzeitig sind neuere Daten erschienen, die diese Empfehlung infrage stellen und Vollmilch für eine ähnlich gute Wahl halten.

Magermilchprodukte sollten im Kindesalter nicht angeboten werden, weil mit der Fettreduktion auch der Nährstoffgehalt erheblich reduziert wird. Sahne auf der anderen Seite sollte durch den sehr hohen Fettgehalt nur gelegentlich Platz auf der Kinderspeisekarte finden. Rohmilchprodukte sind für Kinder gänzlich ungeeignet: Sie können lebensbedrohliche Bakterieninfektionen auslösen.

Zurückhaltend sollte man bei den diversen »Kinder«-Kuhmilchprodukten sein, die mittlerweile viel Platz im Kühlregal des Supermarkts einnehmen. Trotz des gesunden Marketingimages sind die diversen Fruchtjoghurts und Milchmischungen für Kinder in aller Regel deutlich mit Zucker angereichert. Naturprodukte sind hier auf jeden Fall die bessere Wahl.

Damit dein Kleinkind nicht zu viel Kuhmilch und damit Eiweiß zu sich nimmt, sollte Kuhmilch von dir in offenen Tassen und nicht in Nuckelflaschen angeboten werden. Kuhmilch wird nicht als Durstlöscher, sondern als Teil der Ernährung präsentiert. Weil Kleinkinder Kuhmilchprodukte wie Joghurt oder Käse meist lieben und mit diesen Produkten schnell über das tägliche Eiweißziel hinausschießen, sollten sich die Eltern angewöhnen, den Kuhmilchkonsum ihres Kindes im Auge zu behalten. In diesem Kapitel wird die rein ernährungsmedizinische Perspektive auf Kuhmilch bei Kindern diskutiert. Außer Acht gelassen werden die ökologischen Auswirkungen des hohen Kuhmilchkonsums.

## Flüssigkeitsbedarf in der Kleinkindzeit

Das Netzwerk Gesund ins Leben hat im Sommer 2022 aktualisierte Empfehlungen zur Kleinkindernährung veröffentlicht. Diese Empfehlungen werden von Fachgesellschaften und Experten für die Themen Ernährung und Kindergesundheit entwickelt. Kinder zwischen einem und vier Jahren benötigen täglich 600 bis 800 Milliliter Flüssigkeit. Diese Menge entspricht etwa fünf Bechern, wovon in der Regel ein Becher über den Wassergehalt der Nahrung aufgenommen wird und ein Teil gelegentlich noch über Mutter- oder Pre-Milch. Der tatsächliche Flüssigkeitsbedarf ist individuell unterschiedlich und von Faktoren wie Gewicht, Geschlecht und Aktivitätslevel abhängig. Du solltest dich von den Empfehlungen also nicht zu sehr unter Druck setzen lassen. Am besten bietest du Wasser an, alternativ können ungesüßte Kräuter- und Früchtetees gereicht werden.

**Gesunde Trinkgewohnheiten unterstützen**

Bei Kleinkindern gibt es zwei Gruppen: diejenigen, die aus Gewohnheit sehr viel Wasser zu sich nehmen (gern nachts zur Beruhigung), und diejenigen, bei denen die Eltern jedem Schluck hinterherlaufen müssen. Ziel sollte es sein, eine gesunde Trinkgewohnheit zu unterstützen. Das kann entweder bedeuten, die Kinder sanft von ihrer nächtlichen Trinkgewohnheit zu entwöhnen oder aber das Trinken schmackhafter und als Teil der Routine zu gestalten. Solange dein Kind täglich fünf- bis sechsmal Wasser lässt, hydrierte Schleimhäute hat, der Urin gelblich und klar ist und dein Kind fit und aktiv ist, darfst du dich auf das Durstgefühl deines Kindes verlassen.

In der Regel geht ein Flüssigkeitsmangel mit eindeutigen Anzeichen einher: Dein dehydriertes Kind zeigt trockene Schleimhäute, es hat einen stark gefärbten, konzentrierten Urin und eine trockene Haut. Im Extremfall kann eine erhöhte Herzfrequenz hinzukommen.

## Säfte – so wertvoll wie Obst und Gemüse?

Vielen Eltern ist die Bedeutung von Obst und Gemüse in der Ernährung ihrer Kinder klar. Wenn ihr Kind wenig Obst und Gemüse zu sich nimmt, weichen sie deswegen gern auf Säfte aus, in dem Glauben, diese seien der Reinform von Obst und Gemüse gleichwertig. Säfte unterscheiden sich jedoch wesentlich vom gesunden Obst und Gemüse: Sie enthalten kaum noch Faser-, Ballast- und sekundäre Pflanzenstoffe, dafür jedoch jede Menge Fruchtzucker. Der hohe Fruchtzucker- und Kalorienanteil der Säfte ist mit dem von Softdrinks durchaus vergleichbar. Safthersteller werben mit einem hohen Vitamin-C-Gehalt, der zwar faktisch richtig ist, den Kindern aber kaum nutzt. Denn in Deutschland können Kinder ihren Vitamin-C-Bedarf leicht anders decken.

Säfte können deswegen von der Speisekarte deines Kindes gänzlich gestrichen werden. Wenn der Saft für deine Familie unverzichtbar ist, solltest du zwischen einem und drei Jahren höchstens 110 Milliliter Saft täglich anbieten, zwischen vier und sieben Jahren nicht mehr als 180 Milliliter täglich. Saft sollte wegen des Kariesrisikos auf keinen Fall in Nuckelflaschen gereicht werden und das gesunde Obst sowie Gemüse nicht ersetzen.[62]

## Wasser interessanter machen

Bei Kindern, die sich an ihren täglichen Saft sehr gewöhnt haben, kann man ihn mehr und mehr mit Wasser verdünnen. Wasser kann für Kinderaugen interessanter gemacht werden, indem man Eiswürfel hineingibt, Fruchtscheiben hinzufügt oder lustige Strohhalme zum Trinken anbietet.

Für viele Eltern ist es zwar selbstverständlich, doch der Vollständigkeit halber soll noch einmal betont werden, dass sich Softdrinks nicht für Kinder (und eigentlich auch nicht für Erwachsene) eignen. Die klebrigen Getränke sind aufgrund ihres hohen Zucker-, Aromen- und teilweise auch Koffeingehalts nicht nur ungesund, sie haben außerdem Auswirkungen auf die kindliche Psyche.[63]

## Typische Herausforderungen in der Kleinkindzeit

Auch in dieser Lebensphase deines Kindes gibt es hinsichtlich der Ernährung und der Gesundheit Herausforderungen, mit denen mehr oder weniger alle Eltern zu kämpfen haben. In erster Linie handelt es sich dabei um Verstopfung sowie eine zu geringe oder zu hohe Gewichtszunahme.

### Verstopfung – ein häufiges Thema bei Kleinkindern

Studiendaten zeigen, dass etwa drei Prozent der Patienten in der kinderärztlichen Praxis aufgrund von Verstopfungsbeschwerden – medizinisch: Obstipation – vorgestellt werden. Die Problematik betrifft 7 bis 14 Prozent aller Kinder (je nach Diagnosekriterien und Studienpopulation), ist also sehr häufig. Die meisten Betroffenen werden im Laufe des dritten Lebensjahres auffällig. Tendenziell sind mehr Jungen als Mädchen von Verstopfung betroffen. Es gibt Anzeichen dafür, dass Verstopfung bei Kindern in den letzten Jahren zugenommen hat, am ehesten aufgrund der insgesamt ballaststoffarmen und kalorienreichen Ernährung.

Info

### Symptome der Verstopfung

Häufig halten die betroffenen Kinder den Stuhlgang eher unbewusst zurück. Hieraus ergeben sich die Symptome, die auch Eltern beobachten:

- Wiederkehrende Bauchschmerzen
- Schmerzen beim Stuhlgang
- Harter Stuhlgang
- Blähungen
- Appetitlosigkeit
- Im weiteren Verlauf Gedeihstörungen und Abgeschlagenheit
- Häufiger, fast durchfallartiger Stuhlgang; dazu kommt es, wenn große Anteile des Stuhls im Darm zurückbleiben und immer nur wässriger Stuhl abgesetzt wird.

Obstipation wird als Stuhlretention infolge unvollständiger Stuhlentleerung definiert. Vereinfacht könnte man sagen, dass die Verstopfung eine zu seltene bzw. unvollständige Stuhlentleerung ist. Ab wann von »zu selten« die Rede ist, hängt vom Alter des Kindes ab. Bei Kleinkindern zwischen einem und vier Jahren müssen bestimmte Diagnosekriterien für mindestens einen Monat bestehen, um von einer chronischen Obstipation sprechen zu können. Hierzu gehören weniger als drei Stuhlentleerungen pro Woche oder ein schmerzhafter und harter Stuhlgang.

**Auslöser der Verstopfung**

Letztlich können alle Veränderungen im Tagesablauf oder in der Ernährung sowie neue Entwicklungsaufgaben zu einer Verstopfung führen. Zu den häufigsten Auslösern gehören:

- Der Wechsel von der Mutter- zur Flaschenmilch
- Die Einführung der Beikost
- Das Sauberwerden, Entwicklungsaufgaben oder die Eingewöhnung in der Kita
- Lange Reisen, längere körperliche Inaktivität
- Vorangegangene Erkrankungen, insbesondere Durchfallerkrankungen
- Unangenehme Stuhlgangerlebnisse
- Eher selten im Kindesalter: eine ballaststoffarme Ernährung

Am Beginn einer Verstopfung steht häufig ein unangenehmes Stuhlgangerlebnis – etwa ein wunder Po, Risse am Anus, ein sehr harter Stuhl –, was dazu führt, dass das Kind vor dem nächsten Stuhlgang Angst hat und ihn sich verkneift. Dieses Verhalten ist leider oft der Beginn eines Teufelskreises, denn das Einhalten begünstigt wiederum einen größeren und härteren Stuhlgang. Durch die größer werdende Stuhlmenge im Enddarm leiert der Darm gewissermaßen aus, und die Regulationsschleife zwischen Darm und Gehirn nimmt Schaden. Hinter dem großen Kotballen am Enddarm kann es bei chronischer Verstopfung zu einer Verflüssigung des Stuhls kommen. So kann dieser trotz ausgeprägter Verstopfung passieren. Dieses Phänomen nennt sich »paradoxe Diarrhoe« und wird häufig nicht erkannt. Es ist wichtig, diesen Kreislauf zu verstehen, das Symptom Verstopfung frühzeitig zu behandeln und vor allem die verstärkenden Faktoren wie Druck durch die Eltern herauszunehmen.

**Mögliche Behandlungsschritte**

Eine Verstopfung ist nicht mit einem einmaligen Einlauf behandelt. Meist handelt es sich um ein schon länger andauerndes Krankheitsgeschehen, das in der Behandlung Geduld erfordert. Es ist nicht ungewöhnlich, dass die Therapie ebenso lange dauert, wie die Verstopfung angehalten hat.[64]

Hier einige Tipps zur Behandlung von Verstopfung:

- Eine längerfristige Behandlung über Wochen oder Monate mit Medikamenten zum Weichhalten des Stuhls kann sinnvoll sein, damit das Kind wieder die Erfahrung

einer schmerzfreien Stuhlentleerung macht und sich der harte Stuhl auflösen kann (nach Verordnung durch den Kinder- oder Jugendarzt).[65]
- Eine Ernährungsumstellung kann unterstützend wirken, ist aber selten die alleinige Lösung der Problematik.
- Glycerinzäpfchen oder Mini-Klistiere zur Auflösung des harten Stuhls können eine Akutmaßnahme sein, eignen sich aber nicht als dauerhafte Behandlung. Darüber hinaus sollten sie nicht bei entzündetem Po und nie gegen den Widerstand des Kindes eingesetzt werden.
- Toilettensitzungen finden je nach Entwicklungsstand und Bereitschaft des Kindes statt, aber nie unter Zwang.
- Erkläre deinem Kind die Darmfunktion und die entsprechenden Zusammenhänge mit einfachen, kindgerechten Worten (Buchtipp: *Die Kackwurstfabrik* von Marja Baseler und Annemarie van den Brink).[66]
- Pflege Po und After deines Kindes, um potenzielle Entzündungen zu verhindern oder bestehende zu beseitigen.
- Keine Manipulationen mit dem Finger oder Fieberthermometer!

Ein Gewöhnungseffekt bei Stuhlweichmachern ist nicht zu befürchten, sie führen nicht zu Darmträgheit oder körperlicher Abhängigkeit. Die Anpassung der Dosis erfolgt nach dem Ergebnis des Stuhlgangs: Ein apfelmusartiger Stuhlgang pro Tag ist Ziel der Behandlung.

Wichtig ist, Therapie und Toilettentraining so lange konsequent durchzuführen, bis sich dein Kind an eine normale, schmerzfreie Darmentleerung gewöhnt hat und sich die Weite des Enddarms wieder normalisiert hat.

Trotz der weitverbreiteten Auffassung, Verstopfung werde durch einen Ballaststoffmangel verursacht, wurden bisher nur wenige pädiatrische Studien durchgeführt, die die Wirksamkeit einer Therapie mit Ballaststoffen bewerteten. Die empfohlene Ballaststoffaufnahme beträgt bei Kindern ab zwei Jahren das Lebensalter in Jahren plus fünf Gramm.

Anders als oft angenommen, führt eine Veränderung der Flüssigkeitszufuhr nicht zu einem veränderten Stuhlgang. Kinder müssen, solange sie nicht dehydriert sind, nicht dazu gezwungen werden, mehr zu trinken, als ihr Durst verlangt.[67]

**Gute und schlechte Nahrungsmittel bei Verstopfung**

Diese Nahrungsmittel können bei Verstopfung unterstützend wirken:

- Vollkornprodukte, Naturreis, Vollkornteigwaren, Kartoffeln
- Obst, vor allem Pflaumen, Birnen, Äpfel, Melonen, Aprikosen, Feigen und Dörrobst wie z. B. Trockenpflaumen
- Gemüse, Salate, Rohkost, Müsli, Nüsse
- Sauermilchprodukte (Joghurt, Buttermilch, Kefir)

Diese Nahrungsmittel solltest du seltener anbieten:

- Weißbrot, Toastbrot, Brötchen, Zwieback, weißer Reis, Teigwaren, Knabbergebäck
- Zu viel Milch und Milchprodukte
- Schokolade, Pudding, Cremespeisen, Kuchen und Süßigkeiten
- Bananen

## Zu geringe Gewichtszunahme im Kleinkindalter

Wie bereits erwähnt, ist das Gedeihen deines Kindes immer im Gesamtkontext zu beurteilen. Für Kleinkinder ist es völlig normal, aufgrund von Wachstumsschüben, Krankheiten und Entwicklungssprüngen nicht wöchentlich konstant dasselbe Gewicht zuzunehmen. Insgesamt wird der Kinderarzt aber darauf achten, ob dein Kind entlang seiner Perzentile gedeiht und über die Zeit angemessen an Gewicht zulegt. In den ersten beiden Lebensjahren beobachten wir häufig, dass ein Kind »seine« Perzentile erst noch finden muss.

Sollte dein Kind zu wenig an Gewicht zulegen, wird der Kinderarzt zunächst nach körperlichen Ursachen Ausschau halten: gastroösophagealem Reflux, einer Verengung der Speiseröhre, einer Malabsorption (mangelnde Nährstoffaufnahme) wie bei der Zöliakie, Infektionen, Tumoren, Hormon- und Stoffwechselstörungen (Diabetes, Mukoviszidose), Herz- und Nierenerkrankungen, Lebererkrankungen und genetischen Störungen oder einem langsameren Wachstum in der Schwangerschaft, bedingt z. B. durch Nikotin- oder Alkoholkonsum.

Wenn keine körperliche Ursache hinter dem langsamen Wachstum steckt, müssen andere Ursachen in Betracht gezogen werden. Ein auf Kinder spezialisierter Ernährungsberater oder der Kinderarzt kann helfen, Licht ins Dunkel zu bringen. Frühkindliche Ess- und Fütterstörungen sind keine Seltenheit, die rechtzeitige Diagnose und entsprechende Hilfestellung für die Familie kommt trotzdem oft verzögert. Jeder Übergang zu Brei und später an den Familientisch kann Kinder mit ihren Eltern vor Herausforderungen stellen.

### Einfache Maßnahmen zur Gewichtszunahme

Wenn keine Grunderkrankung vorhanden ist und das geringe Körpergewicht deines Kindes womöglich nur durch viele Infekte oder ein zögerliches Essverhalten verursacht wird, können einfache Maßnahmen helfen, an Gewicht zuzunehmen.

Zum einen sollte das Nahrungsangebot erhöht und zum anderen kann auf eine Nahrungsanreicherung gesetzt werden. Die Erhöhung des Nahrungsangebots kann nur weiterhelfen, wenn das Angebot vorher nicht passend für den kindlichen Bedarf war. In solchen Fällen kann eine entsprechende Ernährungsberatung über ein optimales Angebot aufklären.

Häufiger habe ich erlebt, dass das Nahrungsangebot zwar passend war, das zurückhaltende Essverhalten des Kindes aber zu einer geringen Gewichtszunahme führte. In diesen Fällen kann die angebotene Nahrung angereichert werden. Das bedeutet, dass durch die Zugabe von Kohlenhydraten und/oder Fetten die Nahrung kaloriendichter wird. Meist wird dabei mit Öl (Raps- oder Sonnenblumenöl) gearbeitet, je nach Vorliebe des Kindes kann darüber hinaus ein erhöhter Fettanteil in die Nahrung integriert werden, beispielsweise in Form von Sahne, Nüssen oder Milchshakes. Kalorienreiche Zwischenmahlzeiten und Trinknahrungen können häufiger angeboten werden. Im Fokus solcher Maßnahmen sollte jedoch immer stehen, dass die Freude am Essen nicht verloren geht.[68]

## Zu hohe Gewichtszunahme im Kleinkindalter

Wie bereits erwähnt, werden im Kleinkindalter entscheidende Weichen für die lebenslange Gesundheit gestellt. Ist ein Kind in den ersten drei Lebensjahren adipös, liegt die Wahrscheinlichkeit für Adipositas in der Jugendzeit bei 90 Prozent. Über-

**Tipp**

### Anregungen für (zu) zarte Kinder

Orientiere dich am Geschmack deines Kindes und versuche, das Originalrezept mit Kalorien anzureichern:

- Benutze viel **Öl oder Butter,** wenn du Lebensmittel anbrätst.
- Bestreiche Toast oder Brote, aber auch Obst mit **Nussbutter.** Nussmus wird in der Regel nur aus Nüssen hergestellt, Nussbutter oder Nusscreme ist häufig mit Öl, Zucker oder anderen Zusatzstoffen versehen.
- Gib **Käse** dazu – das funktioniert bei fast jedem Lebensmittel.
- Versuche, mehr **fettreichen Seefisch, Nussprodukte oder Avocado** in die Ernährung zu integrieren.
- Für Kinder, die lieber trinken als essen, eignet sich ein **hochkalorischer Smoothie** (ca. 400 ml) aus ½ Dose Kokosmilch, 1 Banane, 1 Avocado, 1 Mango und 1 Teelöffel Nussbutter.
- **Pimp die Brotzeitbox:** Bestreiche das Brot deines Kindes mit Butter, belege es mit einer zerdrückten Avocado und garniere es mit Chiasamen. Gib etwas Limettenspritzer darüber, damit die Avocado nicht braun wird.
- Biete **Energiekugeln** für zwischendurch an: Dafür 75 Gramm Datteln, 2 Esslöffel Mandelbutter, 1 Esslöffel Leinöl und 50 Gramm Kokosraspel in den Mixer geben, die Masse anschließend zu Bällchen formen und diese ins Gefrierfach legen. Vor dem Verzehr über Nacht auftauen.

gewicht im Kleinkindalter bleibt meist ein lebenslanges Problem. In Deutschland sind 3,2 Prozent der drei- bis sechsjährigen Mädchen und ein Prozent der drei- bis sechsjährigen Jungen adipös.

Der Body-Mass-Index (BMI) wird analog zu Körpergewicht und Körpergröße in Perzentilen eingeteilt. Wird die 90-Prozent-Perzentile überschritten, sprechen wir von Übergewicht, ab der 97-Prozent-Perzentile von Adipositas. In Deutschland ist etwa jedes sechste Kleinkind übergewichtig oder adipös.

Die Bedeutung einer gesunden Ernährung von Anfang an kann aus diesem Grund nicht oft genug und nicht eindringlich genug betont werden. Die Eltern sollen auf diesem Weg nicht nur durch Aufklärungsprogramme, sondern auch durch den Kinderarzt unterstützt werden.

**Die Ursachen von Übergewicht im Kindesalter**

Körperliche Ursachen für Übergewicht oder Adipositas im Kleinkindalter – angeborene Erkrankungen oder Funktionsstörungen der Hirnanhangsdrüse, der Schilddrüse oder der Nebennieren – sind eher selten. Viel häufiger findet sich als Ursache eine gewisse genetische Veranlagung, die auf mangelnde Bewegung und eine falsche Ernährung – meist ein Überangebot – trifft. Zudem hat der elterliche Lebensstil einen enormen Einfluss auf das kindliche Essverhalten. Zu wenig Bewegungsmöglichkeiten, zu viel Medienkonsum und eine schlechte Vorbildfunktion verstärken die Neigung zu Übergewicht ungünstig.

Die Lösung für das Übergewichtsproblem liegt deshalb auf der Hand: Ein gesundes, kindgerechtes Ernährungsangebot in Kombination mit ausreichend Bewegung hätte eine fantastische Prognose. In der Praxis scheitern viele Therapieansätze jedoch an der hohen Abbruchquote, sprich: Die Familie fällt in ihr altes Muster zurück.

**Übergewicht durch die Ernährung entgegenwirken**

Oft reichen einfache Kniffe, um das Übermaß an Kalorien zu drosseln und Gewicht zu verlieren. Die Eltern müssen keine Ernährungswissenschaftler werden, um die Ernährung des Kindes positiv zu beeinflussen:

- Das Ersetzen zuckerhaltiger Getränke (und Säfte) durch Wasser spart schnell unnötige Kalorien ein.
- Kleinkinder sollten jeden Tag fünf Portionen Obst und Gemüse essen. Leider erreichen nur etwa 16 Prozent der Drei- bis Sechsjährigen diese Vorgabe.
- Auch das Ersetzen von Weißmehlprodukten durch besser sättigende Vollkornprodukte baut Übergewicht ab.
- Auf dem Speiseplan sollten gesunde Fette wie fetter Fisch, Avocado und gesunde Öle stehen.
- Industriell hergestellte Nahrung und Fast Food sollte ganz vom Speiseplan gestrichen werden.

- Süßigkeiten sind in Maßen und zu besonderen Anlässen wie Familienfesten oder Geburtstagen erlaubt.
- Ernähren sich die Eltern gesund und bewegen sie sich ausreichend, schauen sich die Kinder den gesunden Lebensstil wahrscheinlich ab. Der Trend in Deutschland ist trotz aller Aufklärung gegenläufig. 14 Prozent der Väter und zehn Prozent der Mütter von Kindern im Kita-Alter sind adipös. Die Bewegungsempfehlungen der Weltgesundheitsorganisation erfüllen lediglich 40 Prozent der Väter und 30 Prozent der Mütter.

Nicht zu beeinflussen von den Eltern ist das Nahrungsmittelangebot in der Kita – allerdings nehmen viele Kleinkinder zwei Mahlzeiten des Tages in einer Kita ein. Wäre das Angebot hier passend, könnte man damit viel erreichen und individuell ungünstige Umstände besser ausgleichen. Die Zahlen machen deutlich, dass hier noch Handlungsbedarf besteht: Nur ein Drittel aller Kitas hält sich an die Vorgaben der Deutschen Gesellschaft für Ernährung.

**Übergewicht durch Bewegung entgegenwirken**

Ausreichend Bewegung im Kleinkindalter bedeutet, dass das Kind 60 Minuten täglich mäßiger bis starker körperlicher Belastung ausgesetzt wird. Den Weg zum Kindergarten zu Fuß oder mit dem Rad zurückzulegen, kann schon ausreichen, um dieses Ziel zu erreichen. Trotzdem kommt nur etwas weniger als die Hälfte aller Kleinkinder auf eine Stunde körperliche Betätigung täglich. Strukturelle Maßnahmen wie kinderfreundliche Bürgersteige, Sportangebote, Spielplätze und Freiflächen können die Familien bei mehr Bewegungsintegration in den Alltag unterstützen.

Kleinkinder unter drei Jahren sollten am besten keine, auf jeden Fall aber nicht mehr als 30 Minuten täglich vor dem Bildschirm verbringen. Fernsehen ist nicht nur ungünstig für die Gehirnentwicklung, es geht in der Regel auch mit einem sehr geringen Energieverbrauch einher. Die Zeit vor dem Fernseher lähmt die Kreativität nicht nur während des Fernsehens, sondern auch insgesamt – ein Effekt, der wiederum dazu führen kann, dass die Kinder alles in allem passiver werden.

Die Entstehung von Adipositas ist multifaktoriell. Neben Aufklärungskampagnen sollten im Sinne des Kindeswohls politisch Strukturen hergestellt werden, die einen gesunden Lebensstil begünstigen. Ein erhöhtes Angebot an Freiflächen, Spielplätzen und Sportvereinen sowie ein verpflichtend gesundes Mahlzeitenangebot in den Kitas kann Weichen in die richtige Richtung stellen.

Erschreckende 20,9 Prozent der null- bis sechsjährigen Kinder gelten in Deutschland als armutsgefährdet und haben allein aufgrund des sozialen Nachteils ein deutlich erhöhtes Risiko für Adipositas. Bei diesen Kindern gilt es besonders, die strukturellen Gegebenheiten wie Kita-Ernährung und Freiflächenangebot zu verbessern. Ein langfristiger Erfolg kann sich nur einstellen, wenn die Eltern als gleichberechtigte Therapiepartner mit eingebunden werden.[69]

Tipp

## Unter-/Übergewicht im Kindesalter

Für eine langfristige Verhaltensveränderung liegt die Antwort nie darin, mehr Druck auszuüben. Trotzdem können wir als Eltern effektive Maßnahmen ergreifen:

- Verändere das Nahrungsmittelangebot zu niedrigkalorischer oder hochkalorischer Kost. Dein Kind entscheidet nach wie vor, wie viel und was es davon isst.
- Kinder lernen am Vorbild ihrer Eltern. Versuche, deinem Kind das erwünschte Verhalten mit Freude vorzuleben.
- Weder mit dem Kinderarzt noch vor Freunden oder dem Partner sollte das Essverhalten des Kindes ständig thematisiert werden. »Schlechter Esser« oder »Isst zu gern« sind Etiketten, die die Kinder schnell als unumstößliche Wahrheit über sich selbst empfinden.

# Kindergartenkinder – ab jetzt alles leicht?

Ab dem vierten Lebensjahr wird der Umwelteinfluss auf dein Kind größer, sei es über Kindergarten, Vorschule, Freunde oder andere Familien. Du hast in den ersten drei Lebensjahren die Grundlage dafür gelegt, dass dein Kind Freude am Essen und das Selbstvertrauen hat, auf Hunger- und Sättigungsgefühle zu hören, und gern Neues entdeckt. Nun gilt es, die erlernten Strategien auch auf unbekanntem Terrain anzuwenden.

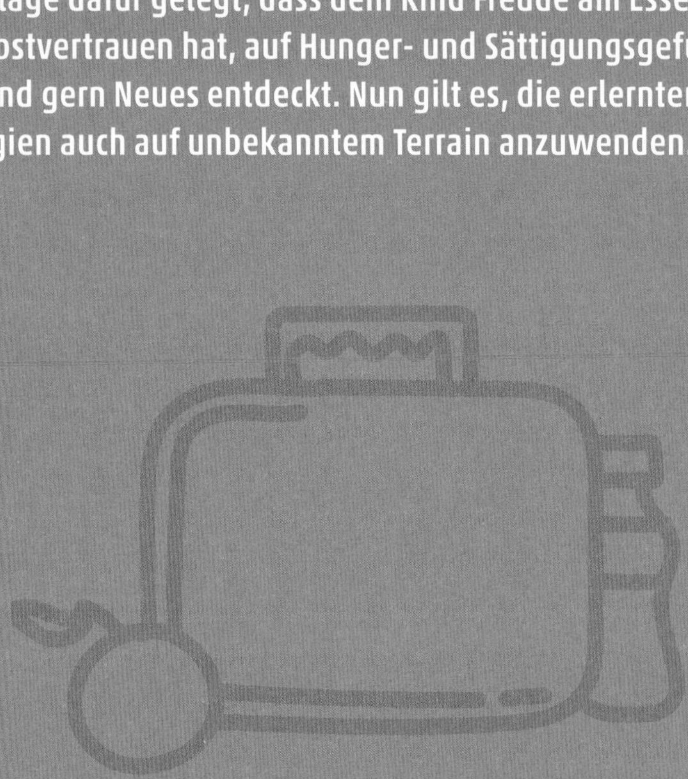

## Der Entwicklungsstand deines Kindes

Wie du dein Kindergartenkind ernähren solltest, hängt auch mit dem Entwicklungsstand des Kindes zusammen, sowohl mit seinen nun erworbenen motorischen als auch mit seinen kognitiven Fähigkeiten.

### Zur Motorik

Vier- bis Sechsjährige haben viele Entwicklungsaufgaben schon erfolgreich bewältigt. Die grobe motorische Entwicklung ist wahrscheinlich so weit, dass dein Kind gut sein Gleichgewicht halten kann. Es kann auf einem Bein stehen und einen Purzelbaum schlagen.

Am Familientisch kann dein Kind Schüsseln mit herumreichen, den Tisch decken oder dir beim Anrichten der Speisen helfen. Dein Kind befindet sich nach wie vor auf einer Lernreise. Es mag für dich so aussehen, als ob es fast wie ein Erwachsener isst, doch wissen wir, dass die Kau- und Schluckfunktionen erst mit acht Jahren vollständig ausgebildet sind. Deswegen benötigt dein Kind nach wie vor kindgerechtes Essen, was bedeutet, dass schwer kaubare Lebensmittel entsprechend von dir vorbereitet werden.

### Zu den kognitiven Fähigkeiten

Vier- bis sechsjährige Kinder sind kleine Schwämme: Sie lieben es, neue Wörter aufzusaugen und sie dafür zu benutzen, ihre kleine Welt besser zu beschreiben. Diese Fähigkeit hilft ihnen auch beim Essen; sie können nun besser ausdrücken, was sie mögen und warum.

Kinder in diesem Alter übernehmen gern Aufgaben im Haushalt, um sich als gleichwertiges Familienmitglied wahrgenommen zu fühlen. Und wie wir schon im Kleinkindkapitel besprochen haben, ist jede Exposition mit den verschiedenen Lebensmitteln wertvoll, auch bei der Vorbereitung des Essens. Das Alter eignet sich hervorragend dazu, die Kinder mehr in die Zubereitung der Mahlzeiten zu involvieren. Dein Kind ist nun auch bereit, mehr über Lebensmittel sowie darüber zu erfahren, wie die Ernährung unsere Gesundheit beeinflusst.

## Ernährung als Lernfeld

Leider gibt es in der Schule kein Fach, in dem Ernährung unterrichtet wird. Dabei wäre das komplexe und sich stetig entwickelnde Wissen über Ernährung so hilfreich, um eine gesündere Gesellschaft zu erreichen. Es liegt bei dir, die Grundlage für ein gesundes Ernährungswissen zu legen. Du kannst deinem Kind jetzt vermitteln, dass Ernährung eine große Rolle in deiner Familie spielt, und die Beziehung zum Essen positiv mitgestalten.

## Kleine Gärtner

Bis zu diesem Alter hat dein Kind eventuell noch nicht das Verständnis dafür entwickelt, woher die Lebensmittel, von denen wir uns ernähren, kommen. Nun kann dein Kind lernen, dass Lebensmittel in unserer Erde wachsen und dafür Pflege, Wasser und Sonnenlicht brauchen.

Gärtnern mit Kindern schlägt viele Fliegen mit einer Klappe. Du verbringst dabei kostbare Zeit mit deinem Kind an der frischen Luft und bringst deinem Kind gleichzeitig etwas über den Wert von Lebensmitteln bei.

Außerdem wird dein Kind die selbst gepflanzten und gehegten Lebensmittel mit viel größerer Wahrscheinlichkeit akzeptieren. Falls es ein eher zurückhaltender Gemüseesser ist, lohnt es sich, Cocktailtomaten, verschiedene Salate oder Zucchini anzupflanzen und gemeinsam mit deinem Kind zu ernten. Dieser Zusammenhang lässt sich sogar wissenschaftlich belegen: Wird in der Schule gegärtnert, zeigen die Kinder ein besseres Essverhalten.[70]

Es gibt zahlreiche Möglichkeiten, ein bisschen Gartenarbeit in den Alltag zu integrieren, auch wenn dafür nur ein Fensterbrett zur Verfügung steht. Kräuter können beispielsweise genauso gut indoor wachsen. Und du wirst sehen: Dein Kind hat auch daran großen Spaß und kann z. B. lernen, die Kräuter am Geruch zu identifizieren und sie zu ernten.

## Einkaufen gehen mit Kindern

Im Kleinkindalter kann der Gang zum Supermarkt eine große Herausforderung darstellen und ist oft ein Ort des Konfliktes zwischen Eltern und Kindern. Die Kleinen sind überfordert mit dem bunten Angebot und der Masse an Reizen, die auf sie einprasseln. Und sie haben noch nicht gelernt, sich im Supermarkt richtig zu verhalten.

Viele Eltern versuchen deswegen aus reiner Gewohnheit, das Einkaufen mit ihren Kindern zu vermeiden. Dabei wäre jetzt ein Alter, in dem dein Kind beim Einkaufen seine Beziehung zu gesunder Ernährung weiter ausgestalten kann.

Bring deinem Kind deine Einkaufsentscheidungen näher! Es wird in den nächsten Jahren unabhängiger von dir werden und in immer mehr Situationen eigene Entscheidungen über sein Essverhalten treffen müssen. Es lohnt sich also, in einer verführerischen Umgebung wie dem Supermarkt mit deinem Kind zu üben.

# Ungesunden Lebensmitteln ausgesetzt sein

Mittlerweile verbieten viele Kitas, die Brotzeitdosen mit »Kinder«-Lebensmitteln zu füllen, auch das Werbeverbot für Süßigkeiten wird noch immer heiß diskutiert. Doch

Tipp

## Anregungen zum gemeinsamen Einkaufen

- Lass dein Kind eine eigene Gerichtidee zu Hause entwickeln und lass es für sein Gericht einkaufen. Wenn sich dein Kind z. B. Nudeln mit Tomatensauce überlegt hat, kannst du es im Supermarkt die besten Zutaten dafür auswählen lassen. Ihr könnt dabei darüber sprechen, dass Vollkornnudeln länger satt machen als weiße Nudeln. Und ihr könnt gemeinsam überlegen, wie man eine Tomatensauce ohne Fertigprodukte selbst zubereiten kann.
- Kauft einen Regenbogen ein. Zu Beginn dieses Buchs haben wir schon darüber gesprochen, dass wir Obst und Gemüse in möglichst vielen Farben und Variationen anbieten wollen. Lass dein Kind den Einkaufswagen in der Obst-und-Gemüse-Abteilung nach dem Regenbogenprinzip füllen.
- Wenn du vor einem Regal mit gesünderen und ungesünderen Produkten stehst, lass dein Kind an deinen Überlegungen teilhaben. »Ich entscheide mich für den Naturjoghurt, weil der meinem Körper guttut und keinen zusätzlichen Zucker enthält. Der Fruchtjoghurt hier ist eher wie eine Nachspeise.«
- Lass das nächste Mal dein Kind genau diese Entscheidung treffen. Du kannst es auffordern, aus dem Joghurtregal den Joghurt auszusuchen, der gesund ist.
- Geh mit deinem Kind auf den Wochenmarkt. Dieser eignet sich hervorragend, um ihm die Prinzipien des lokalen und saisonalen Einkaufens näherzubringen. Auf dem Wochenmarkt werden die Lebensmittel außerdem in einer viel ursprünglicheren Form präsentiert, die bunten Verpackungen aus dem Supermarkt können hier nicht ablenken. Lass dein Kind am Stand eigenständig bestellen und überlege gemeinsam mit ihm, welche Tomate am schönsten aussieht.

so oder so: Dein Kind wird trotzdem ständig mit ungesunden Lebensmitteln konfrontiert, sei es im Supermarkt, am Kindergeburtstag oder bei Freunden zu Hause. Aus diesem Grund sollte es meiner Meinung nach auch lernen, mit dieser Herausforderung umzugehen.

## Für Werbung sensibilisieren

Dein Kind wird viele Male am Tag der Werbung ausgesetzt sein, und selbst Erwachsene lassen sich von ihr massiv in ihren Kaufentscheidungen beeinflussen. Das trifft auf Kinder noch mehr zu, da ihnen die Fähigkeit, genau zwischen Realität und Illusion zu unterscheiden, noch fehlt. Deshalb lohnt es sich, möglichst früh auf die

Tricks der Werbeindustrie aufmerksam zu machen. Erkläre deinem Kind, wie auch ungesunde Lebensmittel als gesund beworben werden, und lass es nach und nach die Täuschungen und Spielchen selbst erkennen.

Hinzu kommt noch, dass Einkaufen mit Kindern sehr anstrengend sein kann. Oft kommen die Kleinen gerade aus dem Kindergarten und sind müde, hungrig und gelangweilt – und werden von uns dann auch noch durch die Supermarktgänge geschleppt. Kein Wunder also, dass all die bunten Verpackungen, die speziell für Kinderaugen und -geschmäcker entworfen wurden, in diesen Augenblicken besonders verführerisch sein können.

Die Lösung kann jedoch keinesfalls darin bestehen, dem Wunsch der Kinder nach ungesunden, industriell verarbeiteten Lebensmitteln nachzugeben, nur weil wir möglichst schnell nach Hause wollen und keine Lust auf Auseinandersetzungen haben. Hier muss hingegen liebevoll und fürsorglich eine Grenze aufgezeigt werden. Und je älter dein Kind ist, desto besser wird es die Gründe für dein Handeln in diesen Situationen verstehen können.

## Nein zu ungesunden Lebensmitteln sagen

Für solche Situationen im Supermarkt empfiehlt es sich, einige Anregungen im Kopf zu haben, wie man gut Nein zu ungesunden Lebensmitteln sagen kann.

- Biete eine ähnliche, aber gesündere Alternative an: »Die Kekse sehen toll aus. Mir wäre es lieber, wir würden sie selbst zu Hause machen. Ich habe ein super Rezept im Kopf!«
- Nutze die Situation als Gelegenheit für eine kleine Lebensmittelunterrichtsstunde: »Diesen Kindersnack kaufe ich nicht ein, weil er unter anderem aus Farbstoffen besteht. Davon kann man krank werden. Soll ich dir die Farbstoffe mal auf der Verpackung zeigen?«
- Mit satten Kindern lässt es sich wesentlich leichter einkaufen. Versuche also, den Supermarktbesuch so zu timen, dass dein Kind satt ist.
- Lege ein paar allgemeine Regeln fest, bevor der Supermarkt betreten wird: »Mama und Papa kaufen keine Süßigkeiten an der Kasse.« Oder: »Mama und Papa kaufen keine Süßigkeiten im Supermarkt – wir machen sie lieber selbst.« Oder: »Wir kaufen nur Lebensmittel, die auf der Einkaufsliste stehen. Hilfst du mir, die Bananen zu finden?«
- In diesem Alter werden Hobbys ein größeres Thema. Häufig besteht der Tag der Kinder aus einer schnellen Abfolge zwischen Kindergarten und Sport. Vermeide Zuckertiefs, bei denen du schnell in die Situation gerätst, einen ungesunden Snack anzubieten oder Fast Food zu kaufen. Schnell wirst du feststellen, dass dein Kind beispielsweise immer nach dem Sport auf dem Heimweg großen Hunger hat. Mach es dir dann zur Angewohnheit, vor der Autofahrt einen gesunden Snack wie eine Banane anzubieten.

## Verbale Begleitung beim Essen

Dein Vorschulkind befindet sich nach wie vor auf einer Reise und wird die Welt der Lebensmittel nach und nach kennenlernen. Es ist völlig normal, dass auch Vorschulkinder noch ein im Vergleich zum Erwachsenen eingeschränktes Spektrum an Lebensmitteln zu sich nehmen. Eine Abneigung gegen grünes Gemüse oder gegen bittere, schärfere oder ungewöhnliche Geschmäcker liegt in der Natur der Kinder.

Umso wichtiger ist es, dieses völlig normale Verhalten nicht mit Etiketten zu versehen. »Johann mag kein Gemüse« oder »Anneliese ist eine schlechte Esserin« wird schnell zur selbsterfüllenden Prophezeiung und beeinflusst das weitere Verhalten der Kinder.

In anderen Entwicklungsbereichen wird die langsame und stetige Lernkurve unserer Kinder viel selbstverständlicher akzeptiert als beim Essenlernen. Wenn ein Kind etwa Probleme beim Lesenlernen hat, werden wir Eltern alles dafür tun, dass das Kind viele kleine Lese-Lerneinheiten erhält, und es liebevoll dabei begleiten. Wir würden uns über jeden kleinen Fortschritt freuen. Wenn wir unsicher sind, würden wir uns sogar professionelle Hilfe holen. Und wir würden nicht vor dem Kind davon reden, »was für ein schlechter Leser es doch ist«.

Essen muss ebenso erlernt werden. Wenn ein Kind eine eingeschränkte Auswahl an Lebensmitteln zu sich nimmt, begleiten wir es liebevoll bei seiner Reise. Wir nutzen jede Gelegenheit, um dem Kind neue Lernmöglichkeiten zu bieten. Wir sprechen nicht abfällig oder wertend über das Essverhalten, sondern unterstützen die kleinen Schritte, die dieses Kind geht. Wenn du mit deinem Partner oder anderen Eltern über dein Kind sprichst, kannst du andere Worte wählen: »Johann lernt noch beim Essen« oder »Anneliese entdeckt noch viel Neues« beschreibt die Situation viel positiver und zeigt dem Kind auf, dass Essen gelernt sein will. Genauso gut darf dein Kind lernen, die Worte anders zu wählen. Statt »Bäh« kann es dir mitteilen, »dass es dieses Lebensmittel NOCH nicht mag« – auf diese Weise bleibt das Gericht für andere mitessende Kinder attraktiv.

## Mahlzeitenstruktur im Kindergartenalter

Im Kapitel »Mahlzeitenstruktur im Kleinkindalter« (siehe S. 112f.) haben wir bereits ausführlich über die Rolle strukturierter Mahlzeiten gesprochen. Im Kindergartenalter gelten dieselben Grundsätze. Kinder in diesem Alter benötigen drei Hauptmahlzeiten und eine bis zwei Snackmahlzeiten täglich. Auch in diesem Alter gilt: Um zu den Mahlzeiten zu essen, müssen Kinder etwas Hunger aufbauen. Kinder, die nicht hungrig sind, werden sicher nichts Neues probieren, und Kinder, die zu hungrig und deswegen gestresst sind, halten sich in diesem emotionalen Zustand am liebsten an Vertrautes. Passe die Reichhaltigkeit der Mahlzeiten dabei an die Bedürfnisse deines Kindes an und bleib dann bei deiner flexiblen Routine.

Info

## Vorbildrolle der Eltern

Die Menge an von der Mutter gegessenem Gemüse korreliert mit der Menge an Gemüse, die das jeweilige Kind zu sich nimmt, zeigt eine Studie aus dem Jahr 2016.[71] Was wir für unsere Kinder wollen, sollten wir deswegen unbedingt vorleben. Die Regeln, die dein Kind beim Essen einhalten soll, können nur dann authentisch vermittelt werden, wenn auch du nach ihnen lebst. Nur dann wird dein Kind verstehen, dass diese Regeln für alle Menschen gelten.

Dein Kind wird viel leichter verstehen, dass Obst und Gemüse einen Teil der Ernährung ausmachen, wenn es sieht, dass seine Eltern es essen. Es wird viel unwahrscheinlicher Säfte einfordern, wenn es am Familientisch für alle Beteiligten selbstverständlich Wasser zu trinken gibt. Deswegen gilt auch im Kindergartenalter der Familientisch als allerbeste Maßnahme, um nebenbei die Vorbildrolle auszufüllen. Viele Infos zu den Vorteilen des Familientischs findest du im Kleinkindkapitel (siehe S. 111).

Häufig wird die zweite Snackmahlzeit zwischen Kindergarten und den nun zunehmenden Nachmittagsaktivitäten zu gering ausfallen, und dein Kind fällt am Nachmittag vielleicht ins Hungerloch. Achte deswegen darauf, die Snackmahlzeit entsprechend meiner »goldenen FEBO-Regel« (siehe S. 125) aufzubauen, und biete neben Obst und Gemüse auch gesundes Fett, Eiweiß und/oder Ballaststoffe an.

## Neue Lebensmittel einführen

Kinder im Kindergartenalter heißen zwar nach und nach immer mehr Lebensmittel in ihrem Wohlfühlbereich willkommen, das bedeutet aber nicht, dass sie auf einmal alles essen würden. Hat dein Kind bis jetzt bestimmte Lebensmittel nicht akzeptiert, sollten sie jedoch trotzdem nicht unwiderruflich in der Kategorie »Geht gar nicht« landen. Sie dürfen sogar erst recht auf dem Teller deines Kindes auftauchen. Und vergiss nicht: Allein die Akzeptanz des Lebensmittels auf dem Teller ist schon ein großer Fortschritt!

Kinder zwischen vier und sechs Jahren sind in der »magischen Phase«. Die grenzenlose Fantasie bestimmt ihr Handeln und Denken. Diese kannst du dir bei der Einführung neuer Lebensmittel zunutze machen. Spiele mit dem Essen dürfen die Fantasie deines Kindes anregen:

- »Wusstest du, dass Spiderman Karotten isst, um im Dunkeln besser sehen zu können?«

Info

## Neophobie im Kindergartenalter

Die neu gewonnene Autonomie, erweiterte kognitive Funktionen, eine weniger starke Wachstumsrate: All das führt dazu, dass Kinder zwischen zwei und sechs am Höhepunkt ihres eingeschränkten Essverhaltens angelangt sind. Es ist völlig normal, dass dazu bestimmte Phasen kommen, bei denen über Wochen nur ein Lebensmittel akzeptiert wird – beispielsweise »Nudeln ohne alles«.

Gleichzeitig bedeutet das für die Eltern aber auch, dass es bald besser wird! Wie wir schon im Kleinkindkapitel festgestellt haben, war dieses Verhalten in Jäger-und-Sammler-Zeiten auch durchaus sinnvoll. Schließlich haben sich kleine Kinder erstmals von den Eltern wegbewegt, ohne zu wissen, welche Nahrungsmittel potenziell giftig sein könnten. Kinder, die mit neuen Lebensmitteln konfrontiert werden, treffen ihre Entscheidung intuitiv: Sieht das Essen bitter oder von der Konsistenz her unangenehm aus? Dann fällt es schnell in die unsichere Kategorie und wird abgelehnt.

Die Kleinkindzeit ist zwar vorbei, aber auch das Essverhalten von Kindergartenkindern lässt sich immer noch gut mit dem Wort »Neophobie« beschreiben: Alles Neue oder Fremde wird jetzt vehement verweigert. Übrigens müssen sich Eltern sehr skeptischer Esser an die eigene Nase fassen: Die Angst vor neuen Lebensmitteln wird genetisch weitergegeben.

- »Die Paprika ist mein Boot, sie fährt über den Teller. Jetzt habe ich von der Paprika abgebissen. Geht das Boot jetzt unter?«
- »Schau mal, hier ist mein Brokkoli-Wald. Sollen wir etwas Sauce über den Wald regnen lassen?«

Der Fantasie der Eltern sind also ebenfalls keine Grenzen gesetzt. Denke immer daran: Jede Art von positiver Interaktion mit dem neuen Lebensmittel ist ein Schritt in Richtung Akzeptanz.

Lebensmittel, die für dein Kind neu und unbekannt sind, sollten auch im Vorschulalter immer gemeinsam mit einem Wohlfühllebensmittel (siehe S. 114) angeboten werden. Genauso sollte nach wie vor am besten am Familientisch gegessen und das Essen begleitet werden.

## So gelingt das Einführen neuer Lebensmittel leichter

Um neue Lebensmittel ohne Stress einzuführen, gibt es einige Tipps und Tricks (siehe dazu auch S. 118ff.). So kannst du mit deinem Kind beispielsweise einen Lebensmittelpass basteln. Nimm ein Notizbuch und gestalte gemeinsam mit deinem Kind

Vorder-und Rückseite des Passes, schreib den Namen deines Kindes hinein und klebe ein Foto des Kindes dazu. Sobald dein Kind ein neues Lebensmittel ausprobiert, kannst du eine Seite mit dem Lebensmittel gestalten. Es kann gemalt oder beschrieben werden, es kann beschrieben werden, wie das Geschmackserlebnis war, oder das Gericht, in dem das Lebensmittel verarbeitet wurde, kann dem entsprechenden Land zugeordnet werden. Du wirst sehen: Die Motivation, neue Lebensmittel auszuprobieren, wird auf einmal riesig sein!

**Sonderfall grünes Gemüse**

Grünes Gemüse steht auf der Hitliste von Kindergartenkindern ganz unten. Viele Kinder in diesem Alter trauen sich an Karotten, Paprika und Tomaten heran, um grünes Gemüse wird aber noch ein großer Bogen gemacht. Das liegt zum einen an der evolutionären Abneigung gegen Grünes, zum anderen am typischen, leicht bitteren Geschmack von Salat, Spinat, Mangold, grüner Paprika und Co. Um den Geschmack vertrauter zu machen, sollte in kleinen Schritten vorgegangen werden.

Ein wichtiges Stichwort dabei ist die Partizipation, die Mitwirkung: Lass dein Kind sein eigenes Dressing oder eine Sauce kreieren, das bzw. die es über den Salat geben darf. Dein Kind wird sich viel eher an grünes Gemüse herantrauen, wenn es mit dem selbst hergestellten Dressing versehen ist. Das Dressing sollte lieber etwas süß als säuerlich sein, damit der leicht bittere Geschmack des Gemüses abgemildert wird. So könnte das Dressing beispielsweise aus Olivenöl, Limettensaft und etwas Honig angerührt werden.

Aus vielen Gemüsesorten lassen sich zudem Gemüsechips herstellen. Sie sind lecker, salzig und knusprig, sehen aber nach wie vor wie das ursprüngliche Gemüse aus, weshalb sich dein Kind trotzdem mit dem jeweiligen Lebensmittel vertraut machen kann. Für die Zubereitung beträufelst du das fein geschnittene Gemüse mit etwas Olivenöl, bestreust es mit Hefeflocken und Gewürzen (z. B. Paprikapulver, Salz, Kurkuma) und schiebst es in den Ofen. Ein genaues Rezept findest du im Kasten auf Seite 149. Diese Zubereitungsart eignet sich z. B. für Kürbis, Aubergine, Zucchini und Grünkohl.

Der Vorteil beider Methoden ist, dass das grüne Gemüse nicht versteckt wird wie bei einem Smoothie, sondern dass das Kind mit dem echten Lebensmittel konfrontiert wird und sich auf diesem Weg mehr und mehr mit ihm anfreunden kann.

## Kalorienbedarf und Nährstoffzusammensetzung im Kindergartenalter

Nun ist Aufatmen angesagt. Während der ersten Lebensjahre verspüren viele Eltern einen hohen Druck bei der Ernährung ihrer Kinder. Schließlich befinden sich in dieser Lebensperiode Wachstum und Nährstoffbedarf in einer besonders kritischen Phase.

Tipp

## Zucchini-Gemüsechips

Den Backofen auf 180 °C Umluft vorheizen. **2 große Zucchini** waschen und mit einem Sparschäler längs in dünne Scheiben schneiden. Die Scheiben in eine Schüssel geben und mit **2 Esslöffel Olivenöl, 1 Teelöffel Salz** sowie **1 Teelöffel edelsüßem Paprikapulver** vermengen. Anschließend auf einem mit Backpapier oder einer Backmatte belegten Backblech verteilen und etwa 7 Minuten im Ofen backen.

Vier- bis sechsjährige Kinder sind aus der kritischen Periode dann hinausgewachsen. Die Grundlage ist gelegt. In diesem Alter hat das Wachstum ein stabiles Niveau erreicht. Nährstoffmängel werden außerhalb chronischer Erkrankungen noch seltener, als sie es vorher schon waren.

Nathalie stellte sich mit ihrem vier Jahre alten Sohn Theo bei mir vor. Viele Probleme aus der Kleinkindzeit traten bei Theo nun nicht mehr auf. Er warf beispielsweise nicht mehr mit Essen, er akzeptierte eine größere Bandbreite an Lebensmitteln und der Familientisch lief relativ harmonisch ab. Trotzdem war Nathalie unsicher. Insgesamt zeigte Theo meist wenig Interesse am Essen. Sobald er ein paar Happen gegessen hatte, sprang er auf und wollte weiterspielen. Außerdem hatte sie große Probleme, Portionen und Mahlzeiten zu planen. An einem Tag aß Theo viel, am nächsten wenig. In der einen Woche mochte er jeden Tag Trauben essen, nur um sie in der nächsten Woche nicht mehr anzurühren.

Ich besprach mit Nathalie die Eigenheiten dieser Altersgruppe: Bezogen auf das Körpergewicht wurde von Theo nun ein kleinerer Kalorienanteil für das Körperwachstum benötigt. Dafür investierte der Stoffwechsel 43 bis 44 Prozent seines Energiebedarfs ins Gehirnwachstum. Synapsen wurden verknüpft. Dafür brauchte Theos Gehirn Zucker – kein Wunder also, dass Kinder in diesem Alter eine große Vorliebe für Kohlenhydrate zeigen.[72] Das bedeutete nicht, dass sich Theo sein Leben lang so ernähren würde.

Nachdem Nathalie und ich über die typischen und normalen Gewohnheiten dieser Altersgruppe gesprochen hatten, war sie erleichtert. Ihre Sorge, dass Theo sein Leben lang am liebsten nur Nudeln, Reis und Toast essen würde, war unbegründet. Außerdem konnte ich ihr den Druck nehmen, Theo aus Angst vor einer zu geringen Kalorienaufnahme ständig Snacks anzubieten. Gemeinsam konnten wir anhand seiner Wachstumskurve feststellen, dass er ausreichend mit Kalorien versorgt war.

Viele Kinder zeigen wegen des reduzierten Kalorienbedarfs in dieser Altersgruppe so wie Theo aus dem Fallbeispiel weniger Interesse am Essen. Auch das liegt in der Natur der Entwicklungsphase und sollte dir, solange dein Kind innerhalb seiner Perzentile wächst, keine Sorgen bereiten. Ein etwas unberechenbares Essverhalten ist ebenso alterstypisch. Langsam kann zudem der Abstand zwischen zwei Mahlzeiten vergrößert werden: Etwa drei Stunden zwischen zwei Mahlzeiten können in dieser Altersgruppe schon gut überbrückt werden.

## Zu den einzelnen Lebensmittelgruppen

Im Folgenden findest du Hinweise, wie sich die Mahlzeiten deines Kindergartenkindes hinsichtlich der Lebensmittelgruppen optimalerweise zusammensetzen.

### Geeignete Getränke

Nach wie vor sind Wasser und Tee die Getränke der Wahl. Vier- bis Sechsjährige sollten zwischen 750 und 1000 Milliliter Wasser täglich zu sich nehmen, entsprechend mehr bei Hitze oder körperlicher Anstrengung.

Fruchtsäfte werden generell nicht empfohlen und sollten, wenn überhaupt, stark verdünnt angeboten werden. Die empfohlene Höchstmenge in dieser Altersspanne beträgt 180 Milliliter täglich.[73] Um den Leiter der Abteilung für Stoffwechsel und Ernährung für Kinder- und Jugendmedizin am Dr. von Haunerschen Kinderspital in München zu zitieren: »Säuglinge und Kleinkinder sollten Fruchtsaft so zurückhaltend trinken wie Erwachsene Champagner. Saft ist kein alltägliches Lebensmittel, sondern vielmehr etwas, das zu besonderen Anlässen genossen werden darf.«

### Obst und Gemüse: Fünfmal täglich

Fünf kleine Kinderhände gefüllt mit Obst und Gemüse sollten täglich angeboten werden – idealerweise drei Portionen Gemüse und/oder Hülsenfrüchte und zwei Portionen Obst –, um dein Kind optimal mit Ballaststoffen, Vitaminen und Mineralstoffen zu versorgen. Um diese Empfehlung zu erreichen, sollte Obst und/oder Gemüse völlig selbstverständlich zu jeder Mahlzeit dazugehören: Wenn es Nudeln gibt, dann mit einer Gemüsesauce, wenn es Reis gibt, dann mit Erbsen, wenn es Tomatensauce gibt, werden Linsen hinzugefügt. Orientiere dich dabei am regionalen und saisonalen Angebot. Auch hier sollte fleißig abgewechselt werden: Scheue dich nicht, ein möglichst breites und buntes Obst-und-Gemüse-Angebot zu unterbreiten und dieses ständig zu variieren. Ein paar Hacks helfen, damit dein Kind Obst und Gemüse lieber zu sich nimmt:

- Schneide es in kleine Schnitze oder steche es als Stern, Herz etc. aus. So wird dein Kind mit mehr Begeisterung zugreifen.

- Wenn du bemerkst, dass dein Kind Obst und Gemüse zu einer Mahlzeit stehen lässt, biete es 30 Minuten vor der Mahlzeit an, wenn sich der erste Hunger rührt. Dieser kleine Überbrückungssnack wird häufig besser angenommen.
- Hülsenfrüchte wie Erbsen, Linsen und Bohnen bestechen durch ihren hohen Ballaststoff- und Eiweißanteil. Besonders bei Kindern, die kein oder wenig Fleisch essen, sollten sie regelmäßig auf dem Teller erscheinen.

## Getreideprodukte

Getreideprodukte werden einen großen Teil der Ernährung in diesem Alter ausmachen. Deswegen musst du dich nicht grämen, denn auch sie können wertvolle Nährstofflieferanten sein. Sie bilden gewissermaßen das Grundgerüst der Ernährung. Dein Kind benötigt sie für die Versorgung des Gehirns und für die schnelle Energie, damit es fit und aktiv durch den Alltag kommt. Pro Tag sollten drei bis vier Portionen angeboten werden. Dabei entspricht eine Portion einer Scheibe Brot in der Größe der Handfläche des Kindes oder so viel Getreide, wie in beide Kinderhände zur Schale geformt hineinpasst.

### Vollkorn – die gesündere Alternative

Wenn du auf Vollkornprodukte setzt, nimmt dein Kind mehr Nähr- und Ballaststoffe auf. Mit ihnen kannst du dem ständigen Hungergefühl sowie den Snackgelüsten entgegenwirken, da sie länger anhaltend sättigen. Sollte dein Kind Vollkornprodukte noch ablehnen, kannst du sie nach und nach einführen und z. B. Pasta halb und halb anbieten, bis du irgendwann nur Vollkornnudeln reichst. Gleichzeitig kann es sein, dass der Verdauungstrakt deines Kindes durch den hohen Ballaststoffanteil überfordert ist. Auch hier kann es helfen, den Vollkornanteil des Gerichts nach und nach zu erhöhen und zunächst Weißmehl- sowie Vollkornmehlprodukte zu mischen. Bei Brotsorten verzweifeln manche Eltern und tun sich schwer, Vollkornbrot einzuführen. Mittlerweile gibt es aber Vollkorntoastsorten, die dem Geschmack von Weißmehl nahekommen und von den meisten Kindern akzeptiert werden. Ideal ist Vollkorntoast auf Dauer leider nicht, denn ihm werden Zucker, Fett und andere Stoffe zugesetzt. Übrigens bedeutet Mehrkorn in der Regel nicht Vollkorn. Auch die dunkle Farbe eines Brötchens muss nicht bedeuten, dass es aus Vollkorn besteht.

## Milch und Milchprodukte

Die Deutsche Gesellschaft für Ernährung empfiehlt, Kindergartenkindern täglich drei bis vier Portionen Milch und Milchprodukte anzubieten. Dabei fällt Milch – wie wir aus den vorherigen Kapiteln jetzt schon wissen – nicht in die Kategorie Getränke, sondern zählt wegen des hohen Nährstoffgehalts zur Ernährung. Mit einer Portion meint man 100 Milliliter Milch, 100 Gramm Joghurt, Quark oder Hüttenkäse, 15 Gramm Halbhart- oder Hartkäse oder 30 Gramm Weichkäse. Der Grund für die Empfehlung liegt im hohen Nährstoffgehalt der Milch und Milchprodukte. Sie enthalten Vitamin $B_2$, Vitamin $B_{12}$ und Kalzium. Dennoch sind aufgrund ethischer oder

Info

## Die Knochen brauchen auch Vitamin D

Das Knochenwachstum benötigt neben Kalzium Vitamin D. Besonders in den Wintermonaten könnte es sein, dass dein Kind nicht ausreichend mit Vitamin D versorgt ist. Über das Für und Wider einer Vitamin-D-Supplementation nach dem ersten Lebensjahr erfährst du mehr im Kapitel: »Vitamin D – wichtig für den Knochenstoffwechsel« (siehe S. 25f.).

klimapolitischer Aspekte viele Eltern kritischer gegenüber Milchprodukten geworden, weswegen auch hier noch einmal gilt: Dein Kind braucht nicht zwangsweise Milch – es braucht Kalzium (siehe S. 23f. und 34f.). Um den vierten Geburtstag steigt der Kalziumbedarf deines Kindes an, deswegen sollte besonderes Augenmerk auf eine kalziumreiche Ernährung gelegt werden.

## Eiweißreiche Lebensmittel: Fleisch, Fisch, Wurst, Eier, Tofu

Täglich sollte dein Kind zusätzlich eine Portion, das heißt, 50 bis 60 Gramm, eines eiweißreichen Lebensmittels angeboten bekommen; zu diesen Lebensmitteln zählen Fleisch, Geflügel, Fisch, Eier, Tofu, Seitan, Käse und Quark.

Fisch sollte auch im Kindergartenalter wegen des hohen Anteils an ungesättigten Omega-3-Fettsäuren ein- bis zweimal wöchentlich serviert werden. Er hat nicht nur ein günstiges Nährstoffprofil, sondern kann auch der Entwicklung von Asthma bronchiale und Neurodermitis entgegenwirken. Gewisse Fische wie Thunfisch, Hai oder Heilbutt, also solche, die in der Nahrungsmittelkette weit oben stehen, können eine Schwermetallbelastung aufweisen und sollten deswegen zurückhaltender angeboten werden. Allerdings überwiegen insgesamt die gesundheitlichen Vorteile, und die meisten Fische liegen weit unter den Schadstoffgrenzen.[74]

Fleisch kann zur Versorgung von Kindern mit Eisen und hochwertigem Eiweiß beitragen. Viele Fleischarten und Fleischprodukte wie Wurst haben jedoch auch gesundheitlich nachteilige Zusammensetzungen, z. B. einen hohen Fett-, Cholesterin- und Puringehalt. Zwei bis drei Portionen Fleisch oder Wurst pro Woche sind deswegen ausreichend, vorzugsweise sollte mageres Fleisch serviert werden. Auch ein bis drei Eier wöchentlich reichen vollkommen aus. Nicht vergessen: Mitzurechnen sind auch »versteckte« Eier in Pfannkuchen oder Gebäck.

## Fette und Öle

Hier gilt es, vor allem auf die »guten« Fette zu setzen. Hochwertige pflanzliche Öle wie Raps-, Oliven-, Walnuss-, Soja-, Lein-, Sesam- und Traubenkernöl sollten gegenüber tierischen oder weniger hochwertigen Fetten bevorzugt werden, da sie wertvolle ungesättigte Fettsäuren wie Linolsäure – eine Omega-6-Fettsäure – und alpha-Linolensäure – eine Omega-3-Fettsäure – enthalten. Kokosöl und Palmfett enthalten einen höheren Anteil an gesättigten Fetten und sind deswegen ernährungsphysiologisch gesehen ungünstiger. Zwei Esslöffel Öl täglich sollten nicht überschritten werden. Fette sind kalorienreich und können günstigere Lebensmittel vom Speiseplan verdrängen.

## Süßigkeiten

Natürlich muss im Grunde nicht gesagt werden, dass dein Kind aus ernährungsphysiologischer Sicht keine Süßigkeiten braucht. Andererseits kann die Konfrontation mit diesen Lebensmitteln deinem Kind dabei helfen, eine gesunde Beziehung zu Schokolade, Kuchen und Co. zu entwickeln.

Ein Patentrezept kann ich dir leider nicht anbieten, denn die Integration von Süßigkeiten in den Alltag hängt eben auch stark vom Kind ab. Manchen Kindern kann man tatsächlich das Zepter übergeben und durch eine offen zugängliche Süßigkeitenschublade freie Hand lassen. Bei den meisten Kindern wird diese Strategie allerdings auf sehr zuckerhungrige Geschmacksknospen treffen, und die Süßigkeiten werden überhandnehmen.

Das Forschungsinstitut für Kinderernährung (FKE) empfiehlt für Kinder eine Portion Süßigkeiten pro Tag, was nicht mehr als 50 Gramm bzw. 150 Kilokalorien entspricht. Das Bundesministerium für Ernährung und Landwirtschaft empfiehlt, dass maximal zehn Prozent des Energiebedarfs durch Süßigkeiten gedeckt werden sollten. Dabei sollten die Süßigkeiten wegen des Kariesrisikos nicht in mehreren Portionen, sondern nur einmal am Tag gegeben werden. Analog zu den Snacks sollten sie am Tisch gereicht werden. Übrigens müssten die meisten Quetschies, Fruchtjoghurts und Frühstücksflocken aufgrund des hohen Zuckeranteils ebenfalls in die Kategorie Süßigkeiten fallen.

## Für deine Entspannung

Obwohl du nun einiges über wichtige Nährstoffe in der Kindergartenzeit gelesen hast, sollen dir diese Ratschläge und Empfehlungen nur als theoretisches Unterfutter für euren Familienalltag dienen. Mir ist bewusst, dass das Essverhalten von Vier- bis Sechsjährigen sehr eingeschränkt sein kann. Nährstoffmängel treten trotzdem in dieser Altersgruppe ausgesprochen selten auf. Selbst Kinder, die so gut wie kein Obst und Gemüse zu sich nehmen, sind in der Regel ausreichend mit Vitaminen versorgt. Es werden zwar nicht bei allen Nährstoffen immer die optimalen Zufuhrmengen erreicht (beispielsweise bei Vitamin D, Eisen, Jod und Kalzium), doch sind Nahrungsergänzungsmittel selten notwendig, weil die optimalen Zufuhrmengen eher großzügig berechnet werden.[75]

## Aufbau der Ernährung in der Kindergartenzeit

Das Dortmunder Forschungsinstitut für Kinderernährung (FKE) gibt eine grobe Orientierung, wie die tägliche Ernährung der Kindergarten- und Vorschulkinder aufgebaut sein kann:

| Reichlich | Mäßig | Sparsam | Geduldete Lebensmittel |
|---|---|---|---|
| Getränke: 900 ml<br>Brot, Getreide: 170 g<br>Kartoffeln, Nudeln, Reis: 180 g<br>Gemüse: 200 g<br>Obst: 200 g | Milch, Milchprodukte: 350 ml bzw. g<br>Fleisch, Wurst: 40 g<br>Eier: 2 pro Woche<br>Fisch: 50 g pro Woche | Margarine, Öl, Butter: 25 g | Kuchen, Süßes: 50 g<br>Marmelade, Zucker: 10 g |

## Brotzeitboxen und Essen unterwegs

Spätestens jetzt wird dein Kind einen Großteil seines Tages außerhalb der eigenen vier Wände verbringen. Der Inhalt der Brotzeitbox wird deswegen einen Teil der Ernährung ausmachen und verdient etwas Aufmerksamkeit.

### Bento-Boxen – ein sinnvoller Trend

Kinder lieben unterteilte Teller und Brotzeitboxen. Die Lebensmittel sehen so nicht nur attraktiver und übersichtlicher aus, das Kind fühlt sich durch die Unterteilung auch weniger überfordert. Auch im Vorschulalter gibt es Kinder, die es nach wie vor nicht mögen, wenn sich einzelne Lebensmittelgruppen berühren. Deswegen bieten sich die zahlreichen Varianten der kindgerechten Bento-Boxen für den Snack oder das Frühstück unterwegs gut an. Hier einige Tipps zu ihnen:

- Benutze einen Wellenschneider für eher unbeliebte Obst- und Gemüsesorten. Die griffige gewellte Form macht das Obst und Gemüse für dein Kind attraktiver.
- Mach es dir leicht: Für gestresste Mamas und Papas gibt es in jedem Supermarkt vorgeschnittenes Gemüse oder Obst für unterwegs. Wenn die gesunde Brotzeitbox also am Zeitmangel scheitert, ist das eine gute, wenn auch leider nicht sehr umweltfreundliche Alternative.
- Dein Kind isst nur den Kohlenhydratanteil der Brotzeitbox? Schneide auch diesen in kleine Teile (Sandwichhappen). So wird dein Kind verleitet, den Obst- und Gemüsehappen ebenfalls Aufmerksamkeit zu schenken.
- Nutze jede Expositionsgelegenheit, auch in der Brotzeitbox, um das Angebot zu variieren. Manche Kinder sind unterwegs experimentierfreudiger als zu Hause.
- Wer bestimmt schon, wie ein Frühstück oder Snack auszusehen hat? Durch die Werbung und das eigene Verhalten haben wir eine genaue Vorstellung von einem Vormittagssnack oder dem Frühstück. Dein Kind hat diese aber nicht. Deswegen spricht nichts dagegen, auch übrig gebliebenes Abend- oder Mittagessen in die Brotzeitbox zu packen.

- Wenn du einmal keine Zeit hast und ausnahmsweise ein industriell hergestelltes Kinderlebensmittel in die Brotzeitbox wandern sollte, dann empfiehlt es sich, das Lebensmittel ohne Verpackung in die Box zu legen. Verpackungen führen dazu, dass Kinder automatisch ein bekanntes Geschmackserlebnis erwarten und sich darauf auch fokussieren.

Melanie stellte sich mit ihrem Sohn Leo, vier Jahre, bei mir vor. Leo war schon seit seinem ersten Geburtstag ein sehr vorsichtiger Esser und auch insgesamt ein eher zurückhaltendes Kind. Als Säugling neigte er zur Überreizung. Melanie konnte schon viele Ratschläge zu Hause umsetzen. Nur im Kindergarten blieb Leos Snackbox immer völlig unberührt. Jeden Abend warf sie den kompletten Inhalt in den Müll. Als ersten Schritt packte sie zur Übung eine ähnliche Snackbox für den Nachmittag. Sie konnte aber beobachten, dass Leo sie in Anwesenheit seiner Mutter gern öffnete und sich wie für ihn typisch daraus vorsichtig bediente. Es lag demnach nicht an der Dose oder dem Inhalt. Nachdem sie auf meinen Ratschlag hin im Kindergarten genauer nachgefragt hatte, stellte sich heraus, dass Leo seinen Vormittagssnack an dem ihm zugewiesenen Platz mitten im Raum einnahm bzw. stehen ließ. Seine Kindergartengruppe bestand aus 22 Kindern, die zum großen Teil älter und vor allem lauter waren. In Absprache mit der Erzieherin durfte Leo nun seinen Snack an dem Tisch einnehmen, der am meisten am Rand stand. Dieser Tisch wurde dann nur noch mit zwei weiteren ruhigeren Kindern besetzt. Hinter dem Tisch war die Wand, die Leo zusätzlich ein haltendes Gefühl vermittelte. Außerdem wurde der Stuhl ausgetauscht. Leo bekam nun einen Stuhl mit zwei Lehnen, der ihm mehr Stabilität gewährte als der ursprüngliche Hocker. Mit diesen einfachen Maßnahmen des sehr kooperativen Kindergartens konnte der geräuschempfindliche Leo von dann an seine Snackbox in ruhigerer Atmosphäre genießen.

## Brotzeitboxen für mäkelige Esser

Bei besonders mäkeligen Essern kann man unterwegs zwei Phänomene beobachten: Sie essen mehr und abwechslungsreicher als zu Hause und das Mäkeln findet überwiegend am Familientisch statt oder sie geraten erst recht in eine angespannte Situation und essen deshalb noch weniger. So wandern liebevoll zubereitete Brotzeitboxen beinahe unberührt in den Müll. Dazu hier einige Tipps:

- Auch wenn bestimmte Lebensmittel in der Brotzeitbox unberührt bleiben, gib sie trotzdem in kleiner Menge mit. Ziel ist es zunächst nicht, dass dein Kind das Lebensmittel zu sich nimmt, sondern dass es Kontakt mit ihm hat und versteht, dass das Lebensmittel zur Ernährung dazugehört. Lass es unkommentiert, wenn das Lebensmittel übrig bleibt, und biete es wieder und wieder an.

Tipp

## Kleine Ideenhilfe für Brotzeitboxen

Pack deine Brotzeitbox nach meiner **FEBO-Regel** (siehe S. 125) und wechsle zwischen den Lebensmitteln ab:

**Gesundes Fett:** Oliven, Avocado, Eier, Nussprodukte, Vollmilchprodukte

**Eiweiß:** Joghurt, Käse, Eier, fettarmer Aufschnitt, Hummus, Hülsenfrüchte, Nussbutter, Vollmilchprodukte

**Ballaststoffe:** Obst, Gemüse, Haferflocken, Vollkornprodukte, Chiasamen, Hülsenfrüchte

**Obst/Gemüse:** Apfelschnitze, Trockenfrüchte, Trauben, Beeren, Melonenstückchen, Karottenstifte, Edamame, Grünkohlchips, Gurkensticks, Kirschtomaten

Und: Kalzium nicht vergessen! Kinder in diesem Alter benötigen Kalzium. Milchprodukte sind eine gute Kalziumquelle. Es gibt aber auch Alternativen: Nüsse, Bohnen, Samen und Blattgemüse sind ebenso gute Kalziumlieferanten. Auch Hummus eignet sich gut. Mit diesem Dip nehmen die meisten Kinder gern Gemüse zu sich (Rezept siehe S. 121).

Eine leckere Abwechslung in puncto Obst ist das **Bananenbrot:** Dafür den Backofen auf 180 °C Ober-/Unterhitze vorheizen. **2 sehr reife Bananen** schälen, mit einer Gabel zerdrücken und mit **100 Gramm Erdnussmus, 50 Milliliter Rapsöl, 140 Milliliter Milch, 1 Teelöffel Zimtpulver, 240 Gramm Dinkel-Vollkornmehl** sowie **2 Teelöffel Backpulver** zu einem Teig kneten. Diesen in eine gefettete Kastenform geben und etwa 45 Minuten im Ofen backen.

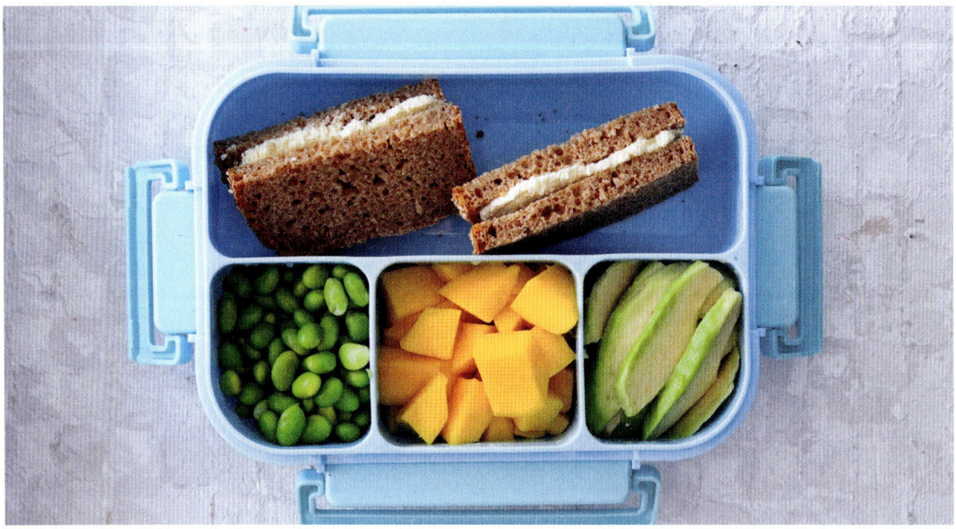

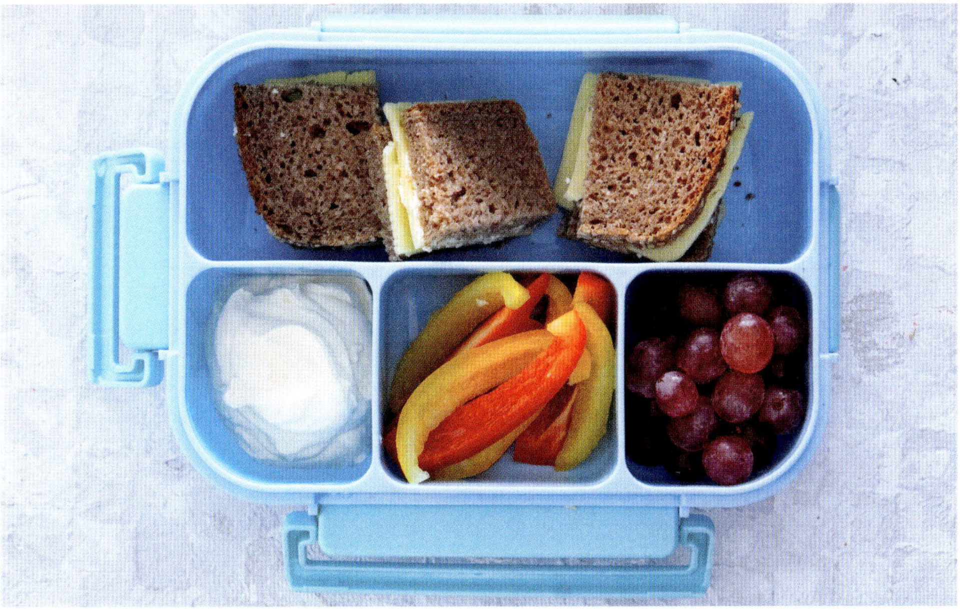

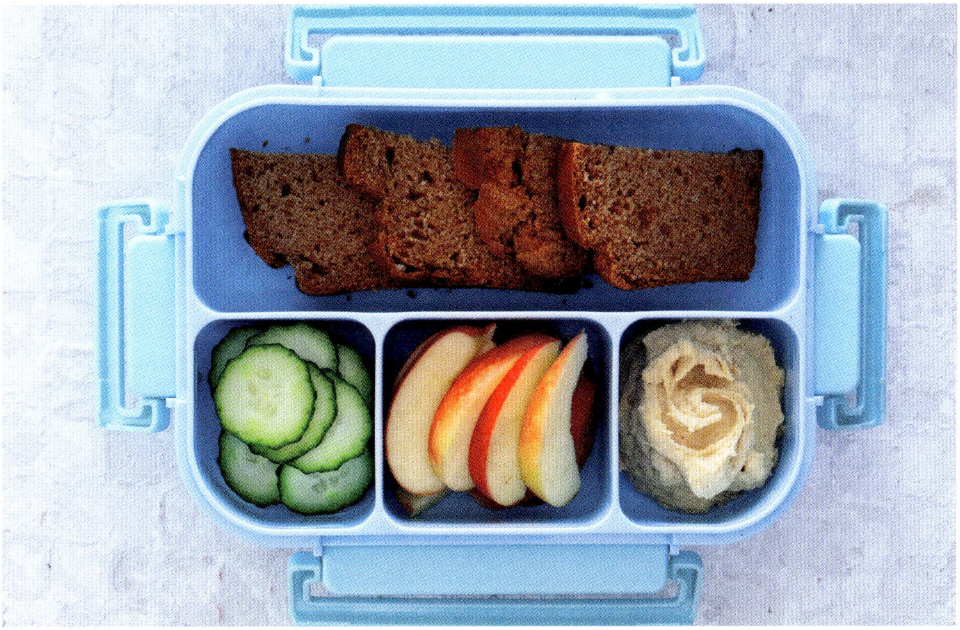

*Bento-Boxen für Kindergartenkinder sind nicht nur praktisch, sondern können auch sehr abwechslungsreich befüllt werden, beispielsweise mit einem Brot mit Frischkäse, Avocado, Mangostückchen und Edamamebohnen (siehe links, Edamame gibt es frisch in der Salatabteilung großer Supermärkte), mit Trauben, einem Joghurt, einem Käsebrot und Paprikastreifen (siehe ganz oben) oder mit Bananenbrot (Rezept siehe S. 156), Apfelschnitzen, Hummus (Rezept siehe S. 121) und Gurkenscheiben (siehe oben). Je vielfältiger der Bento-Box-Inhalt, desto ausgewogener die Ernährung des Kindes.*

- Beziehe dein Kind in einen Teil der Entscheidungen mit ein. So könnt ihr beispielsweise gemeinsam »Brotzeitchef« werden: Du bestimmst über einen Teil des Inhalts und dein Kind über den anderen. Überlass deinem Kind Entscheidungen, die du ein wenig mitgestalten kannst: Möchtest du Banane oder Apfel als Obstmahlzeit dabeihaben? Soll morgen ein hart gekochtes Ei oder etwas Joghurt mitgegeben werden? Auf diese Weise wird dein Kind die Brotzeitbox mit größerer Vorfreude öffnen.
- Das Wohlfühllebensmittel – bei den meisten deutschen Kindern ist das ein Brot oder Sandwich – sollte zwar in ausreichender Menge mitgegeben werden, sodass dein Kind nicht hungert, aber auch nicht so viel Platz einnehmen, dass andere Bestandteile der Brotzeitbox nicht angerührt werden. Die meisten Eltern packen so viel Brot oder Sandwich ein, dass kein Hunger mehr für Obst, Gemüse, Eiweiß oder gesunde Fette bleibt.
- Die Übergangsphase vom Kindergarten nach Hause stellt für viele Kinder eine Herausforderung dar. Insbesondere Kinder, die sensorisch empfindlich sind (und deswegen auch vorsichtig essen), haben häufig Probleme mit Übergangssituationen. Jegliche Kommentare oder Wertungen über eine nicht angerührte Brotzeitbox können das Verhalten des Kindes verstärken. Auf keinen Fall wird das Verhältnis zum Essen durch enttäuschte Gesichter der Eltern entspannter. Wenn du das Essverhalten deines Kindes kommentieren musst, versuche, eine interessierte und neugierige Haltung einzunehmen: »Ich sehe, dass du die Gurke angebissen hast. Macht die ein Geräusch, wenn du sie abbeißt? Warte, ich probier das auch gleich noch mal aus!«
- Weniger ist mehr: Die Eltern meinen es gut und machen die Brotzeitboxen gern randvoll. Doch gerade dieses Überangebot kann für Kinder überfordernd sein, sodass sie am Ende gar nichts anrühren.
- Eruiere die Situation im Kindergarten mit den Erziehern und deinem Kind. Hat es ausreichend Gelegenheit, in Ruhe zu essen, oder ist die Brotzeit durch Ablenkung und einen hohen Lärmpegel geprägt? Manchmal reichen einfache Maßnahmen aus, um den Fokus auf die Nahrungsaufnahme zu legen.

## Typische Herausforderungen in der Kindergartenzeit

Obwohl einige Dinge leichter geworden sind, können in diesem Alter bestimmte Verhaltensmuster ihren Ursprung nehmen. Damit du sie im Hinterkopf behältst, stelle ich dir die Herausforderungen, die ich in dieser Altersgruppe häufig beobachte, hier kurz vor.

**Herausforderung 1:** Obst und Gemüse verschwinden mehr und mehr aus der täglichen Routine. Dabei benötigen Kinder dieser Altersgruppe genauso Vitamine und Ballaststoffe. Sie sollten täglich drei Portionen Gemüse und/oder Hülsenfrüchte und zwei Portionen Obst zu sich nehmen. Eine Portion entspricht der Menge, die in einer Kinderhand Platz findet.

**Herausforderung 2:** Der Anteil an hochverarbeiteten Lebensmitteln ist zu hoch. Diese eignen sich aus vielen Gründen nicht für Kinder, denn in der Regel haben sie einen zu hohen Salz- und Zuckeranteil und sind zu kalorienreich, dafür aber nährstoffarm.

**Herausforderung 3:** Es erfolgt auch über Getränke wie beispielsweise Säfte eine Kalorienaufnahme. Das richtige Getränk für Kinder in jeder Altersgruppe ist abgesehen von der Mutter- oder Pre-Milch, die aber eher als Nahrung zu definieren ist, Wasser. Säfte haben keinerlei ernährungsphysiologischen Vorteil – im Gegenteil: Sie bestehen aus Zucker, sind schlecht für die Zähne und stehen einer ausgewogenen Ernährung im Weg.

# Schulkinder – die Welt deines Kindes wird größer

Schulkinder haben sich über die letzten Jahre eine große Portion Unabhängigkeit erkämpft. Kleine Entscheidungen werden nun selbstständig getroffen. Gleichzeitig wird der Einfluss des Freundeskreises größer, auch bei der Ernährung. Der Spagat zwischen Loslassen und Einflussnehmen ist beim Thema Ernährung die Herausforderung dieser Altersgruppe. In diesem Kapitel möchten wir über neue Rätsel, Anforderungen und Themenbereiche sprechen, die das Schulkindalter bei der Ernährung mit sich bringt.

## Die Latenzphase: Konzentration auf Weiterentwicklung und Lernen

Je nach Definition meint man mit Latenzphase oder Latenzzeit das Alter zwischen sechs und zehn oder sieben und elf Jahren. In der Latenzzeit konzentrieren sich die Kinder auf ihre persönliche Weiterentwicklung und das Erlernen neuer Fähigkeiten. Soziale Bindungen werden gestärkt, Regeln erkannt und eingehalten, die Orientierung am Freundeskreis gewinnt an Bedeutung. Das Kind lernt, dass es sich entfernen und wieder annähern kann. Es befindet sich im stetigen Spannungsfeld zwischen Autonomiebestrebungen und Bindungswunsch.

Wachstumssprünge wechseln sich ab mit Phasen des Wachstumsstillstands. Analog dazu wechseln sich Phasen des großen Appetits ab mit Phasen, in denen die Kinder wenig zu sich nehmen.

Die vielleicht noch etwas breitere Mittelpartie des Körpers mit relativ kurzen Armen und Beinen streckt sich weiter. Der Bauch wird flach, Arme und Beine gewinnen deutlich an Länge dazu. Gesichtspartien werden feiner, der Kopf wirkt nicht mehr so groß. Das Wachstum deines Kindes hängt weiterhin von seinen genetischen Voraussetzungen sowie von Umweltfaktoren ab.

Benedikt war neun Jahre alt und ging in die vierte Klasse. Er war Klassenbester, ein talentierter Junge, der große Freude am Lesen hatte. Sein Vater Arno stellte sich mit ihm ziemlich verzweifelt bei mir vor. »Benedikt isst nach wie vor wie ein Kleinkind«, erklärte er mir, »und möchte nur Nudeln, Reis und weißen Toast essen. Ich habe ihm ganz genau erklärt, wie Ernährung und Gesundheit zusammenhängen, trotzdem geht er nicht mit. Dabei ist er so schlau und müsste das eigentlich verstehen.« Im Einzelgespräch mit Benedikt erfuhr ich dann von dem Jungen, dass er mittlerweile bei jeder Mahlzeit einen schweren Stein im Bauchbereich verspürte und einfach nur froh war, wenn eine Mahlzeit beendet war.

Im Schulkindalter wächst das Bedürfnis nach Selbstständigkeit enorm. Der Weg zu einer breiteren Akzeptanz von Lebensmitteln kann deswegen nur darüber gehen, den Wunsch nach Selbstständigkeit und eigenen Entscheidungen zu respektieren. Trotzdem ist in dem Alter die Vorbildrolle der Eltern nach wie vor sehr wichtig. Arno hatte nach unserem Gespräch verstanden, dass Druck fehl am Platz war. Er musste lernen, seinem intelligenten Sohn mehr zuzutrauen. Benedikt durfte nun einmal die Woche ein Gericht aussuchen, für das er selbstständig einkaufen wollte. Dadurch wurden Benedikts Neugier und Experimentierfreudigkeit geweckt, und langsam erweiterte sich der Kreis der beliebten Lebensmittel.

Allen voran spielt die Ernährung eine entscheidende Rolle dabei, ob das Wachstumspotenzial deines Kindes ausgenutzt werden kann. Der Kinderarzt wird neben der Größen- und Gewichtsperzentile – die individuell sehr verschieden sein kann – auch auf den BMI deines Kindes achten, sprich darauf, ob Größen- und Gewichtswachstum zusammenpassen. Bei der Perzentilenerhebung spielt vor allem der individuelle Verlauf deines Kindes eine Rolle, also ob das Kind innerhalb seiner eigenen Perzentile gedeiht.

### Ab wann beginnt die Pubertät?

Die Pubertät beginnt bei Mädchen im Alter zwischen 10 und 14 Jahren, bei Jungen zwischen 12 und 16 Jahren. Dabei ändert sich in der Pubertät erneut deutlich der Körperbau. Die Mädchen nehmen an Gewicht zu, bekommen kurvigere Hüften sowie festere Oberschenkel und entwickeln Brustgewebe. Auch bei den Jungen werden typisch männliche Attribute mehr und mehr sichtbar. Die Schultern werden deutlich breiter, der Habitus insgesamt muskulöser. Das schnelle Größenwachstum kann vorübergehend dazu führen, dass die Kinder nicht mehr proportional aussehen.

## Der Entwicklungsstand deines Schulkindes

Der Körper der Schulkinder wächst, gleichzeitig nimmt die kognitive Entwicklung rasant Fahrt auf. Unsere wenig rationalen Kleinkinder werden zu Schulkindern, die immer wieder Entscheidungen aus der Vernunft heraus treffen können. Dennoch sind auch Schulkinder keine kleinen Erwachsenen. Sie haben eine eigene Wahrnehmung der Welt, ihre kognitiven Prozesse unterscheiden sich wesentlich von den kognitiven Prozessen der Eltern.

### Kognitive Entwicklung

Falsche Erwartungshaltungen führen zu einem Druck, den dein Schulkind spüren wird. Wie Arno im Beispiel auf Seite 161 geht es vielen Eltern: Sie beobachten, dass ihr Schulkind immer vernünftiger wird und in der Lage ist, Argumentationen und logische Konsequenzen nachzuvollziehen. So manches Elternteil zieht dabei schnell den Trugschluss, dass das Kind nun auch beim Essen rational handeln müsste. Arno vergisst dabei, dass die Gedankenwelt seines Sohns völlig anders aufgebaut ist als seine eigene. Grundschulkinder befinden sich in einem Entwicklungsstand der »konkret-operationalen Phase«[76]: Sie denken in Schwarz-Weiß-Kontrasten, den Graustufen dazwischen schenken sie wenig Beachtung. Einschätzbare Grenzen und Regeln geben Kindern die Sicherheit, sich in der komplexen Welt zurechtzufinden.

Zudem besitzen Grundschulkinder die wunderbare Gabe, im Moment zu leben. Diese Fähigkeit führt aber auch dazu, dass Kinder in diesem Alter die Konsequenzen ihrer Handlungen, die in ferner Zukunft liegen, schwer einschätzen können. Deswegen ist es Benedikt aus unserem Beispiel egal, wenn sein Vater Arno von seiner Zukunft und Gesundheit als Erwachsener spricht. Er kann damit wenig anfangen. Wenn sich Benedikt zum Essen an den Familientisch setzt, denkt er an die momentane Bedürfnisbefriedigung. Seine ferne Zukunft spielt in diesem Augenblick keine Rolle. Außerdem geht Benedikt davon aus, dass für ihn etablierte Regeln für immer Gültigkeit haben. Er mochte als Kleinkind keine grünen Lebensmittel und geht deshalb davon aus, dass er sie nie mögen wird. Er hat noch nicht erlebt, dass sich Vorlieben und Geschmäcker im Laufe der Zeit verändern können. Mit zehn bis zwölf Jahren wird dein Kind langsam komplexere und weitreichendere Zusammenhänge verstehen. Trotzdem kann auch in diesem Alter nicht erwartet werden, dass vernünftige Ernährungsentscheidungen eigenständig getroffen werden. Die Hirnreife dafür ist erst mit 25 Jahren (!) erreicht. Und wenn man mal ehrlich ist, fällt es auch manchem Erwachsenen schwer, sich gesund zu ernähren.

## Werksinn und Minderwertigkeit bei Schulkindern

| Werksinn | Merkmale/Aufgaben |
|---|---|
| Kind: »Ich bin fähig.«<br>Eltern: »Du bist fähig. Ich unterstütze dich vertrauensvoll in deinen Fähigkeiten.« | Das Kind unterscheidet zwischen Hunger- und Sattheitsgefühlen.<br>Das Kind wird in die Mahlzeitenzubereitung eingebunden.<br>Das Kind wird in die Mahlzeitenplanung eingebunden.<br>Das Kind wird beim Einkaufen mit eingebunden und bekommt dort Aufgaben.<br>Das Kind bereitet kleine Mahlzeiten selbstständig zu, z. B. das Sonntagsfrühstück für alle. |
| **Minderwertigkeit** | **Merkmale/Aufgaben** |
| Kind: »Ich schaffe das nicht.«<br>Eltern: »Du schaffst das nicht.« | Die Mahlzeiten werden ohne Beteiligung des Kindes serviert.<br>Das Kind darf bei der Mahlzeitenzubereitung nicht helfen.<br>Das Kind wird während der Mahlzeit unter Druck gesetzt, die Mahlzeit aufzuessen, andere Lebensmittel zu mögen, mehr oder weniger zu essen.<br>Das Kind muss probieren. |

Quelle: Castle, J., Jacobsen, M.: *Fearless Feeding: How to Raise Healthy Eaters from High Chair to High School.* Wiley-VCH GmbH, San Francisco, 2013.

### Psychosoziale Entwicklung

Laut dem Psychologen Erik Erikson befinden sich Grundschulkinder in einem Spannungsfeld zwischen Werksinn und Minderwertigkeit (siehe Tabelle S. 163). Das Kind in diesem Alter ist bestrebt, aus seinen kognitiven Fähigkeiten etwas herzustellen (Werksinn), gerät dabei aber immer wieder an seine Grenzen (Minderwertigkeit). Kinder wollen ein Teil der Welt der Erwachsenen sein und zu dieser positiv beitragen. Erikson summiert die psychosoziale Entwicklung unter dem Motto »Ich bin, was ich lerne«. Als Eltern wollen wir in dieser Entwicklungsphase den Werksinn bestätigen, Minderwertigkeitsgefühle auffangen und das Selbstbewusstsein fördern.

In dieser Entwicklungsphase können wir als Eltern viel dazu beitragen, dass die Beziehung zwischen Kind und Ernährung positiv gestaltet wird. Im Hinterkopf sollten wir dabei stets behalten, wie unser Kind die Welt wahrnimmt. Wir möchten dabei den Werksinn – Kompetenzentwicklung und Selbstvertrauen – unseres Kindes unterstützen. Es kann die Kompetenzen nur weiterentwickeln, wenn wir diesen Vertrauen entgegenbringen und das Kind als wertvolles Mitglied ins Familienleben einbinden. Dein Kind wird in diesem Alter mehr Fragen zur Herstellung, Herkunft und Verarbeitung der Lebensmittel stellen. Nutze die natürliche Neugier und das Entwicklungsfenster und traue deinem Kind zu, beim Einkaufen, beim Kochen und bei der Gestaltung der Mahlzeiten mitzuwirken.

## Mahlzeitenstruktur im Schulkindalter

Alle Menschen profitieren von einer Mahlzeitenstruktur, auch Schulkinder. Bei Schulkindern spielt das Frühstück eine besondere Rolle, denn leider führen der frühe Schulbeginn und stressige Morgenabläufe bei vielen Familien dazu, dass diese für ein ordentliches Frühstück kaum mehr Zeit finden. Dabei hilft ein gesundes Frühstück den Kindern, den anstrengenden Schulalltag gut zu bewältigen und am Vormittag nicht ins sonst drohende Hungerloch zu fallen. Zudem verhindert eine gute Mahlzeitenstruktur, dass dein Kind in die Snackfalle tappt, und sie hilft, den Blutzuckerspiegel konstant zu halten.

Jedes zehnte Grundschulkind verlässt mit leerem Magen das Haus. Das Ergebnis einer groß angelegten Studie des Discounters Lidl ist erschütternd. Das fehlende Frühstück wirkt sich nicht nur auf die Leistungsfähigkeit, sondern auch auf das weitere Essverhalten über den Tag aus. Kinder, die frühstücken, haben weniger wahrscheinlich Gewichtsprobleme.[77]

### Die Snackfalle vermeiden

Sollte dein Grundschulkind ständig nach Snacks fragen, muss man nach der Ursache dafür suchen. Ist die Mahlzeitenstruktur an die Hungerzeiten deines Kindes angepasst? Gibt es ein ausreichendes Frühstück? Reicht deinem Kind die Kalo-

Info

## Vorbildrolle der Eltern

Taten sagen mehr als Worte. In der Schulkindzeit wird dein Kind dein Essverhalten noch bewusster wahrnehmen und sich mit seinen eigenen Verhaltensmustern an dir orientieren. Wenn du ständig snackst, wird dein Kind dieses Verhalten als normales Essverhalten abspeichern. Genauso wird dein Kind es unbewusst für normal empfinden, wenn du den ganzen Tag kaum Zeit zum Essen findest. Umgekehrt wird es sich auch gesunde Verhaltensmuster bei dir abschauen.[78]

Als gutes Vorbild nimmst du deine Mahlzeiten regelmäßig und mit Genuss ein. Deine Ernährung besteht aus hauptsächlich gesunden, frisch zubereiteten Lebensmitteln. Gleichzeitig kannst du gelegentlich Süßigkeiten oder weniger gesunde Lebensmittel zu dir nehmen, ohne dass es zur täglichen Gewohnheit wird. Ungesunde Nahrungsmittel werden nicht dämonisiert. Du magst deinen Körper, bewegst dich regelmäßig und gern und gönnst deinem Körper Ruhepausen, wenn er sie braucht.

rienmenge? Oder möchte dein Kind aus anderen Gründen snacken? Isst es aus Gewohnheit, aus Langeweile oder zur Emotionsbewältigung?

Um herauszufinden, ob dein Kind wirklich hungrig ist, kannst du den Obsttest machen. Biete deinem Kind zunächst einen Apfel oder ein anderes nährstoffreiches Lebensmittel wie Joghurt an. Wenn es deinen Vorschlag ablehnt, wird Hunger wahrscheinlich nicht die Ursache für das Verlangen nach einem Snack sein. Greift es beherzt zu und wiederholt sich das Muster, gehe gedanklich eine Mahlzeit zurück und überlege, wie du diese nährstoffreicher gestalten könntest.

Halte dich bei der Gestaltung deiner Snacks weiterhin an die FEBO-Regel (siehe S. 125). Snacks sollen Minimahlzeiten sein und Nährstoffe liefern, nicht nur leere Kalorien. Eine gute Mahlzeitenstruktur entsteht unter anderem auch dadurch, dass die Küche Schließzeiten hat. Biete deinem Kind etwa drei Hauptmahlzeiten und zwei Snackmahlzeiten pro Tag an. Zwischendurch ist die Küche geschlossen. Hunger auf die nächste Mahlzeit darf und muss entstehen.

## Der Familientisch in der Grundschulzeit

Wenn er nicht schon längst in deiner Familie etabliert ist, wird es spätestens jetzt Zeit für den Familientisch. Zahlreiche Studien belegen die diversen positiven Effekte: die Stärkung der Beziehung zwischen Eltern und Kindern, der höhere Obst- und

Gemüsekonsum der Kinder, eine bessere Wahrnehmung von Hunger- und Sattheitsgefühlen.[79] Die gemeinsame Zeit beim Essen bietet die Möglichkeit zum Austausch sowie zum gemeinsamen Genuss, und ganz nebenbei können die Kinder an dem Vorbild der Eltern ihr Essverhalten trainieren. Wenn eure Alltagsstruktur das klassische gemeinsame Abendessen nicht möglich macht, suche nach anderen Zeitpunkten, zu denen ihr als Familie gemeinsam essen könnt. Der Familientisch findet am besten zu Hause, nicht im Restaurant statt. Zu Hause wird frisch zubereitetes Essen serviert, es wird sich nach und nach an unbekannte Lebensmittel herangetraut und dort hat man auch genügend Ruhe, um gemeinsam in Verbindung zu treten.

Die gemeinsame Zeit als Familie beim Essen ist wertvoll. Vermeide negativ besetzte Gesprächsthemen beim Essen und vor allem bewerte das Essverhalten der Familienmitglieder nicht!

### Warum sich dein Kind selbst bedienen sollte

Das Essen in verschiedenen Schüsseln zu servieren und diese in die Mitte des Tischs zu stellen, bedeutet auf den ersten Blick zwar etwas mehr Aufwand, ist auf lange Sicht aber ein großer Erfolg. Die Schüsseln werden herumgereicht, und jedes Familienmitglied nimmt sich entsprechend seines Appetits etwas daraus. So signalisierst du deinem Kind, dass du über die grobe Auswahl an Lebensmitteln entscheidest, gleichzeitig jedoch deinem Kind in seinen weiteren Entscheidungen vertraust. Auch im Schulkindalter gilt: Durch das Herumreichen der Schüsseln wird dein Kind zwangsläufig mit Lebensmitteln konfrontiert, die es sonst nicht zu sich nehmen würde. Die Kinder lernen dadurch zudem, mehr auf ihren Hunger – oder das Gefühl der Sattheit – zu hören und Hunger sowie Sattheit besser einzuschätzen.

## Kalorienbedarf und Nährstoffzusammensetzung im Schulkindalter

Damit dein Schulkind sein volles Wachstumspotenzial entfalten kann, benötigt es die richtige Kalorienmenge sowie die richtigen Makro- und Mikronährstoffe. Wenn sich dein Kind ausgewogen ernährt, wird es sich beim Lernen leichter tun, es wird aktiver sein, es wird weniger oft krank sein und es wird die Basis für eine lebenslange gesunde Ernährung erlernen.

### Du bist, was du isst

Sowohl die Konzentrationsfähigkeit in der Schule als auch die akademische Leistung hängen nachweislich von der Ernährung ab. Eine Studie demonstriert eindrücklich, dass Fünftklässler mit unterschiedlichem sozioökonomischem Hintergrund, die sich sehr einseitig ernährten, bei einem standardisierten Test eher durchfielen als Kinder, die sich optimal ernährten.[80]

Nicht nur die ausgewogene Ernährung im Allgemeinen, auch das regelmäßige und gesunde Frühstück hängt eng mit der Konzentrationsfähigkeit, dem Gewicht und dem weiteren Essverhalten über den Tag zusammen.[81]

Alle Schulkinder brauchen eine Ernährung, die ihren körperlichen Bedürfnissen gerecht wird. Der wachsende kindliche Körper benötigt ausreichend Kalorien, Eiweiß, Vitamine, Mineralien, Ballaststoffe und Flüssigkeit.

Eiweiß wird beispielsweise zum Aufbau neuer Muskeln, für wachsende Knochen, Organe und das umliegende Gewebe verwendet. Kinder in diesem Alter haben einen gleichbleibenden Eiweißbedarf von rund 0,9 Gramm pro Kilogramm Körpergewicht. Auch der Fettanteil der Ernährung spielt eine Rolle, allerdings hängt der Nutzen stark davon ab, ob gesunde oder ungesunde Fettarten angeboten werden. Ungefähr ein Drittel der Ernährung sollte aus Fetten bestehen, was im Schulkindalter 60 bis 70 Gramm Fett täglich entspricht. Vitamine und Mineralstoffe unterstützen die jeweiligen Stoffwechselprozesse.

Mir wurde August, zehn Jahre, von seiner Mutter Elena vorgestellt. August wirkte auf Elena nach der Schule immer wie ein Verhungernder. Er kam mit einem solchen Hunger nach Hause, dass kein Snack ausreichend schien und Elena nach und nach Nachmittagsaktivitäten absagen musste, aus Angst, August würde diese vor lauter Hunger nicht genießen können. Als wir uns gemeinsam Augusts Vormittag ansahen, fiel mir auf, dass die Lebensmittel am Vormittag nicht lang sättigend waren. August frühstückte typischerweise eine kleine Schüssel Cornflakes. In der Schule aß er gern eine Brezel, das Schulmittagessen schmeckte ihm hingegen wenig: Dort aß er meist nur die Beilage in Form von kurzkettigen Kohlenhydraten.
Bei August stimmte zwar die Mahlzeitenstruktur, allerdings enthielten die Mahlzeiten eindeutig zu wenig Nährstoffe. August nahm vor allem Lebensmittel zu sich, die kurzzeitig sättigen, im weiteren Verlauf den Blutzucker aber nicht stabil halten. August war kein großer Frühstücker, hatte aber keine Probleme, das Frühstück etwas anzureichern. Die Cornflakes wurden gegen Haferflocken mit Joghurt eingetauscht, außerdem wurde Obst dazugegeben. Zusätzlich trank er noch einen Smoothie. In der Schule hatte er von nun an langlebigere Snacks dabei: Es aß gern Nüsse und ein belegtes Vollkornsandwich mit Avocadoscheiben. Weil seine Mutter arbeitete, waren uns beim Schulmittagessen die Hände gebunden. Wir lernten aber gemeinsam mehr darüber, welche Lebensmittel seinen Hunger besser stillten. Eine Banane als Nachspeise half ihm für den Heimweg. Das nachmittägliche Snacken wurde von nun an deutlich besser. Und nicht nur das: August konnte sich in der Schule besser konzentrieren.

| Der Kalorienbedarf von Schulkindern | | | | | | |
|---|---|---|---|---|---|---|
| Alter | PAL-Wert 1,4 | | PAL-Wert 1,6 | | PAL-Wert 1,8 | |
| | M | W | M | W | M | W |
| 1 bis 4 Jahre | 1200 | 1100 | 1300 | 1200 | – | – |
| 4 bis 7 Jahre | 1400 | 1300 | 1600 | 1500 | 1800 | 1700 |
| 7 bis 10 Jahre | 1700 | 1500 | 1900 | 1800 | 2100 | 2000 |

Quelle: https://www.dge.de/wissenschaft/referenzwerte/energie/, abgerufen am 07.12.2023. Die Tabelle veranschaulicht die deutlich gesteigerte Kalorienmenge im Schulkindalter. Sie zeigt aber auch, wie stark der Bedarf von der körperlichen Aktivität abhängt: PAL *(Physical Activity Level)* = Maß für die körperliche Aktivität.

## Wachsender Kalorienbedarf und Hunger

Im Schulkindalter steigt der Kalorienbedarf deutlich. Manche aktiven Schulkinder kommen auf einen ähnlichen Grundumsatz wie Erwachsene. Trotzdem ist der Grundbedarf individuell sehr unterschiedlich. Dem hohen Grundbedarf gemäß geben Schulkinder deswegen häufig starke Hungergefühle an. Schulkinder müssen drei- bis viermal täglich essen. Die Portionen sind in der Regel deutlich größer als in der Vorschulzeit. Sie sollten aber nicht nur groß, sondern vor allem auch nährstoffreich sein. Die Nährstoffdichte ist entscheidend, um ein dauerhaftes Hungergefühl oder ständiges Snacken zu verhindern.

Darüber hinaus haben Schulkinder aufgrund des Knochenwachstums einen hohen Kalziumbedarf: Er beträgt zwischen 900 und 1100 Milligramm pro Tag. Aus diesem Grund sollten Eltern die Kalziumaufnahme ihrer Kinder gut im Blick behalten. Die Ballaststoffaufnahme ist in diesem Alter häufig unzureichend, weswegen Eltern auch besonders auf den Obst-und-Gemüse-Anteil sowie den Anteil an Vollkornprodukten in der Ernährung achten sollten.

## Die richtigen Portionsgrößen

Besonders US-amerikanische Studien zeigen den engen Zusammenhang zwischen dem Trend zu wachsenden Portionsgrößen und Übergewicht auf. Kinder essen tatsächlich mehr, wenn ihnen mehr aufgetan wird. Die Kalorienmenge steigert sich abhängig von den servierten Portionen auf 13 bis 39 Prozent zusätzliche Kalorien – und das pro Mahlzeit.[82]

Auch im Schulkindalter gilt der Grundsatz: Du entscheidest, wann, wo und was du deinem Kind servierst – dein Kind entscheidet, ob und wie viel es isst. Trotzdem

## Richtwerte für Portionsgrößen

| Lebensmittelgruppe | 7- bis 9-Jährige, täglicher Bedarf | 10- bis 12-Jährige, täglicher Bedarf | Anmerkung |
|---|---|---|---|
| Getränke | 900 ml Wasser/ungesüßter Tee | 1000 ml Wasser/ungesüßter Tee | Saft: maximal 230 ml täglich[83] |
| Brot/Getreide | 200 g | 250 g | Vorzugsweise Vollkornprodukte |
| Kartoffeln/Nudeln/Reis | 220 g | 270 g | Vorzugweise Vollkornnudeln oder Wildreis |
| Gemüse | 220 g | 250 g | 5 Portionen Obst und Gemüse täglich (1 Portion entspricht in etwa einem gefüllten Handteller) |
| Obst | 220 g | 250 g | Bei Obst und Gemüse je nach Saison wechseln |
| **Fleisch und fleischlose Proteinquellen** | | | |
| Huhn, Schwein, Fisch, Schalentiere, Eier, Hülsenfrüchte | Maximal 40 g Fleisch und Wurstwaren täglich; 80 g Fisch pro Woche, 2–3 Eier pro Woche | Maximal 50 g Fleisch und Wurstwaren täglich, 90 g Fisch pro Woche, 2–3 Eier pro Woche | Hülsenfrüchte und Fisch dürfen 2-mal wöchentlich auf dem Teller landen; bei Fleisch fettarme Sorten bevorzugen |
| Milch- und Milchprodukte | 400 ml | 420 ml | |
| Margarine, Öl, Butter | 30 g | 35 g | Gesunde Fette, wenig Transfette/gesättigte Fettsäuren |
| Kuchen, Süßes | 50 g | 50 g | |
| Marmelade, Zucker | 10 g | 10 g | |
| Energieaufnahme täglich | Ca. 1800 kcal | Ca. 2150 kcal | Kalorienbedarf abhängig von Körpergewicht, Geschlecht, Genetik und Aktivitätslevel |

Quelle: FKE: *Empfehlungen für die Ernährung von Kindern und Jugendlichen – die optimierte Mischkost.* Bochum, 2019.

kannst du die Portionsgröße im Blick behalten und bei Bedarf noch einmal auftun. Wenn du mit deinem Kind außer Haus isst, bestelle die Kinderportion oder erkundige dich explizit nach der Portionsgröße.

Ab etwa drei Jahren kann man mit den Kindern üben, den eigenen Hunger gut einzuschätzen. Am Familientisch darf sich jedes Familienmitglied nach seinem Hunger bedienen. Danach kann gemeinsam besprochen werden, welches Familienmitglied sich am besten eingeschätzt hat. So entwickelt dein Kind ein Gefühl für Mengen und vor allem für zu große Mengen. Der Tabelle auf Seite 169 kannst du Richtwerte für die Portionsgrößen in den verschiedenen Altersgruppen entnehmen. Wie wir bereits gelernt haben, hängt der tatsächliche Bedarf aber auch von anderen Faktoren wie Genetik, Geschlecht und Aktivitätslevel ab.

## Ein Tag im Leben eines Siebenjährigen – ein Vorschlag

**6:30 Uhr, Frühstück:** 1 Scheibe Vollkorntoast mit Spinat-Rührei und dazu ½ Apfel
**10 Uhr, Snack:** 5 Gurkenscheiben, Blaubeeren, etwas griechischer Joghurt
**12:30 Uhr, Mittagessen:** Hummus-Wrap mit Salat, Huhn und Avocado
**15:30 Uhr, Snack:** Haferflocken mit (Mandel-)Milch, Rosinen und Banane
**18:30 Uhr, Abendessen:** Lachs mit Brokkoli, Olivenöl und etwas Brot

In diesen Vorschlag wurden nicht nur die verschiedenen Lebensmittelgruppen integriert, es wurde auch auf sättigende Mahlzeiten und Snacks geachtet. Snacks haben ähnlich wie im Kleinkindalter die Funktion, Heißhungerattacken vorzubeugen, und sollten deswegen je nach Vorliebe des Kindes eine leicht sättigende Wirkung haben. Natürlich finden auch Süßigkeiten ihren Weg auf den Speiseplan deines Kindes. Sie müssen trotzdem kein fester Bestandteil der Ernährung sein, sondern dürfen gelegentlich als kleine Überraschung vorkommen.

Obst und Gemüse darf zu jeder Mahlzeit erscheinen, denn Schulkinder nehmen nach wie vor noch zu wenig Obst und Gemüse zu sich. »5 am Tag« lautet auch im Schulkindalter die Empfehlung bei Obst und Gemüse. Deswegen bietet es sich weiterhin an, völlig selbstverständlich zu jeder Mahlzeit und zu jedem Snack auch etwas Obst und Gemüse zu servieren. Gleichzeitig wird dadurch der oft zu geringe Ballaststoffanteil der Ernährung erhöht.

## Flexibel bleiben

Ein Teil der Ernährungsbegleitung von Kindern wird beinhalten, Strukturen und Gewohnheiten an die Bedürfnisse der Kinder anzupassen und Nährstoffmängeln vorzubeugen. Kinder, die kein Fleisch mögen, können stattdessen Hülsenfrüchte als Eiweiß- und Eisenquelle angeboten bekommen. Andere Kinder akzeptieren wenig Gemüse und Obst und müssen an diese Lebensmittel über alternative Zubereitungsformen (Nudelsauce, Smoothies) herangeführt werden, während man weiterhin an der Exposition mit »echten« Lebensmitteln arbeitet. Bei sehr eingeschränktem Essverhalten und entsprechenden Blutwerten kann es die gesamte Familie sehr entspannen, ein Nahrungsergänzungsmittel anzubieten, während das Kind weiterhin seinen Wohlfühllebensmittel-Kreis erweitert.

Alle Anpassungen und Ersatzprodukte sollten auf keinen Fall den Effekt haben, dass die ständige Exposition mit unbekannten oder unbeliebten Lebensmitteln aufgegeben wird. Im Gegenteil: Supplemente und Nährstoffalternativen dienen zur Überbrückung des noch eingeschränkten Essverhaltens und sollten nicht als Entschuldigung dienen, gewisse Lebensmittel für immer zu verbannen.

## Typische Herausforderungen in der Schulkindzeit

Wie in jeder Altersstufe ist es für Eltern auch in der Schulkindzeit manchmal nicht leicht, für die optimale Ernährung ihrer Sprösslinge zu sorgen. In dieser Phase kommt hinzu, dass sich der Einfluss von außen deutlich vergrößert.

### Zunehmender Einfluss des Freundeskreises

Es ist völlig normal, dass Grundschulkinder nach und nach eine größere Zugehörigkeit zu ihrer Peergroup, ihrem Freundeskreis, empfinden. Der Selbstwert wird unter anderem über die Akzeptanz im Freundeskreis mit definiert. Und wer dazugehören will, trägt nicht nur dieselben Klamotten, sondern hat auch beim Essen ähnliche Vorlieben. Im positiven Sinne kann das dazu führen, dass mäkelige Esser durch den Gruppenzwang mehr experimentieren oder durch ihr noch eingeschränktes Essverhalten nicht auffallen wollen. Es kann aber auch dazu führen, dass »uncoole gesunde Brotzeitboxen« »cooleren Inhalten« nicht standhalten und verschmäht werden. Dass sich Schulkinder auch bei der Ernährung ihrer Peergroup anpassen wollen, ist ein ganz natürlicher Entwicklungsschritt. Deswegen musst du nicht in Panik geraten, denn auch die Schulkinder in Deutschland sind in der Regel gut mit allen wichtigen Nährstoffen versorgt.

**Bleib bei dir und deinem Konzept**

Die volle Bedeutung einer gesunden Ernährung wird dein Kind im Schulalter noch nicht ganz überblicken können und das muss es auch nicht. Deshalb reicht es, ein nicht zu kompliziertes Familienmantra zu wiederholen, etwa: »In unserer Familie essen wir nur echtes Essen«, um einen Großteil der ungesunden Ernährungsbestandteile auszuklammern.

Du kannst jetzt darauf vertrauen, dass dein Kind in den letzten Jahren eine Grundlage erlernt hat, um langsam auf sich selbst zu vertrauen. Kleine Experimente im Freundeskreis sind Teil der Entwicklung und helfen deinem Kind, Grenzen auszuloten. Nach wie vor spielt die innerfamiliäre Essensatmosphäre die größte Rolle.

## Wichtige Nährstoffe im Schulkindalter

| Nährstoff | Funktion | Empfehlung/Tag |
|---|---|---|
| Kalzium | Knochenmineralisation, Muskelfunktion | 4- bis 7-Jährige: 750 mg<br>7- bis 10-Jährige: 900 mg |
| Vitamin D | Knochenmineralisation, Immunsystem, Stoffwechselvorgänge, Muskelkraft | Bei fehlender Synthese 800 IE (1 IE = 0,025 µg) |
| Kalium | Muskelkontraktion, Elektrolyt- und Flüssigkeitshaushalt, Nervenleitgeschwindigkeit | 4- bis 7-Jährige: 1300 mg<br>7- bis 10-Jährige: 2000 mg |
| Eisen | Sauerstofftransport, Sauerstoffspeicherung in der Muskulatur, Energiestoffwechsel | 4- bis 10-Jährige: 8 mg |
| Ballaststoffe | Unterstützung der Verdauung und des Darmmikrobioms, Blutzuckerkontrolle, Gewichtskontrolle | 4- bis 10-Jährige: 14,6 g/1000 kcal |
| Jod | Schilddrüsenhormone, Schilddrüsenfunktion, kognitive Funktionen | 4- bis 7-Jährige: 120 µg<br>7- bis 10-Jährige: 140 µg |

| Quellen | Anmerkung | Nährstoff |
|---|---|---|
| Mineralwasser, Milch, angereicherte Pflanzendrinks, Lachs, Mozzarella, weiße Bohnen, Mandeln, Sesampaste | Gemäß der EsKiMo-Studie nahmen 6- bis 11-jährige Jungen im Durchschnitt zwischen 820 mg und 908 mg sowie 6- bis 11-jährige Mädchen im Durchschnitt zwischen 716 mg und 871 mg Kalzium pro Tag auf.[84] | Kalzium |
| Lachs, Hering, Makrele, Thunfisch, Eier, einige Speisepilze, angereicherte Margarine | Hauptsächliche Synthese über das Sonnenlicht, nicht ausreichend in den Wintermonaten, schlechtere Synthese bei Übergewicht und dunkler Hautfarbe; mehr als 95 % der Kinder und Jugendlichen erreichen den D-A-CH-Referenzwert für Vitamin D nicht. | Vitamin D |
| Weiße Bohnen, Kartoffeln, Süßkartoffeln, Bananen, Spinat, Joghurt | Kaliumverluste entstehen vor allem bei Erbrechen oder chronischen Durchfällen; derzeit werden die empfohlenen Zufuhrmengen von der Mehrheit der Kinder nicht erreicht. | Kalium |
| Fleisch, Weizenkleie, Pinienkerne, Pistazien, Hirseflocken, Linsen | Anfällig für einen Eisenmangel sind Kinder, die sich eisenarm ernähren; besonders gefährdet sind Mädchen in der Menarche. | Eisen |
| Vollkornprodukte, Erbsen, Bohnen, Linsen, Sojabohnen, Artischocken, Äpfel, Mandeln, Kartoffeln | Nur bei den 12- bis 17-jährigen Mädchen wird laut EsKiMo-Studie eine ausreichende Ballaststoffmenge von mindestens 10 g/1000 kcal erreicht. | Ballaststoffe |
| Jodiertes Speisesalz, Schellfisch, Kabeljau, Seelachs, Garnelen, Algen; Milchprodukte wie Milch, Käse; Eier, Spinat, Brokkoli, Nüsse | Die Jodversorgung liegt laut EsKiMo-Studie bei der Mehrheit der Kinder unter den Empfehlungen. | Jod |

Konzentriere dich deswegen darauf, was du bereits in den letzten Jahren getan hast: vorleben, damit nachgeahmt werden kann.

## Essen in der Schule

Spätestens jetzt wird dein Kind mehr und mehr außer Haus essen. Der Fokus bei Schulkindern verlagert sich ganz automatisch auf den Freundeskreis, auf Freizeitaktivitäten und auf das auswärtige Essen.

Während viele Kindergärten und Kinderkrippen in Deutschland durch Caterer versorgt werden, ist das Lebensmittelangebot in Deutschlands Schulen von immens unterschiedlicher Qualität. In manchen Schulen werden Mittagessen und Snacks vorbildlich nach den Empfehlungen der Deutschen Gesellschaft für Ernährung angeboten. In anderen Schulen können Kinder kleine Snacks in der Cafeteria kaufen – diese Snacks sind dann aber leider meist ungesund. Und in wieder anderen Schulen gibt es gar kein richtiges Angebot, sondern nur Süßigkeiten- und Softdrinkautomaten. Ein Viertel aller Schulen in Deutschland bietet keine Zwischenverpflegung an. Der Trend ist seit einigen Jahren allerdings positiv: Immerhin 86 Prozent aller Schulen in Deutschland bemühen sich, den Kindern ein warmes Mittagessen zur Verfügung zu stellen.[85]

### Relativ großer Einfluss

Das Essen in der Schule macht mindestens ein Drittel der Ernährung deines Kindes aus. Dafür hat die Deutsche Gesellschaft für Ernährung im Auftrag des Bundesernährungsministeriums einen Qualitätsstandard entwickelt. In diesem Qualitätsstandard wird nicht nur auf die ideale Zusammensetzung der Ernährung eingegangen, sondern auch auf die ideale Essatmosphäre und -umgebung. Das Wie ist eben genauso entscheidend.[86]

Hintergrund der Initiative war die sogenannte EsKiMo-Studie, die demonstrierte, dass deutsche Kinder zu wenig Obst und Gemüse, dafür aber zu viel Fleisch zu sich nehmen.[87] Abhängig davon, ob sich die Schule deines Kindes an der Initiative beteiligt oder ohnehin an die Empfehlungen der DGE hält, kann die Qualität des Schulessens und damit ein Teil der Ernährung sehr unterschiedlich sein. Brotzeitboxen können dementsprechend bei schlechterer Qualität des Schulessens eine gute Alternative darstellen. Studien zeigen allerdings, dass der Inhalt von Brotzeitboxen gern eine geringe Nährstoffdichte aufweist und die entsprechenden Lebensmittel zu wenig Kalzium und Ballaststoffe beinhalten, dafür aber zu viel Zucker, Fett und Salz.[88]

Halte dich also beim Anrichten der Brotzeitbox am besten an meine FEBO-Regel (siehe S. 125 und S. 156). Verkaufsautomaten sind in aller Regel mit ungesunden, hochverarbeiteten Lebensmitteln ausgestattet und üben auf Schulkinder eine hohe Anziehung aus. Zur gesunden Ernährung tragen sie nicht bei, im Gegenteil: Sie stellen eine Ablenkung von gesünderen Alternativen dar.

Kinder, die nicht zu Hause frühstücken oder nach der Schule in den Hort gehen, nehmen im Zweifel mehr als die Hälfte ihrer Nahrung außerhalb der eigenen vier Wände zu sich. Für Eltern, die versuchen, die Ernährung ihres Kindes zu gestalten, mag es sich deswegen so anfühlen, als kämpften sie gegen Windmühlen. Auf übergeordneter Ebene darf sich politisch sicher noch mehr bewegen. Aber auch auf kleiner Ebene haben die Eltern einen Handlungsspielraum: Verkaufsautomaten können mit gesunden Snacks bestückt werden, zu Kindergeburtstagen kann man mit gutem Beispiel vorangehen und zuckerfreie Partysnacks mitbringen. Gleichzeitig kann der Wunsch nach einem gesunden Mittagessen und einer positiven Essatmosphäre über Elternsprecher immer wieder geäußert werden.

Anna, neun Jahre, verbrachte die Sommerferien in einem Sommercamp und durfte auch anschließend viel bei ihren Freundinnen übernachten. Ihre Mutter Justine beobachtete, dass Anna über die Sommerferien an Gewicht zugenommen hatte. Sie war fast täglich Eis essen, und unter den Freundinnen wurden bei den Übernachtungspartys Chips und andere ungesunde Snacks herumgereicht. Justine wollte den Anfängen wehren und trotzdem das positive Körpergefühl ihrer Tochter nicht stören.
Wie es in diesem Alter oft passiert, hatte sich bei Anna ein ungesundes Essverhalten eingeschlichen. Nicht nur wird zu oft zu ungesunden Lebensmitteln gegriffen, es wird wahrscheinlich auch nicht mehr nur aus Hunger, sondern aus anderen Gründen (Peergroup, Zugehörigkeit etc.) gegessen.
Justines Anliegen, das Essverhalten ihrer Tochter zu verändern, sie aber trotzdem in ihrer positiven Körperwahrnehmung zu unterstützen, war ausgesprochen berechtigt. Besonders Mädchen (aber auch immer mehr Jungen) in diesem Alter befinden sich in einer sehr sensiblen Phase. Eine falsche Gesprächsführung kann Unsicherheiten auslösen und ungesunde Muster verstärken. Ich führte deswegen das Gespräch in Anwesenheit von Anna schnell zu Ende und vereinbarte mit Justine einen neuen Termin unter vier Augen, um ihr einige Impulse an die Hand zu geben. Das Letzte, das ich in dieser Situation wollte, war, Anna zu beschämen oder ihr ein Etikett zu verpassen, auf dem Gewichtszunahme stand.
Mit Justine besprach ich, dass, obwohl Anna vermehrt zu ungesunden, kalorienreichen Lebensmitteln griff, eine Dämonisierung dieser Lebensmittel kontraproduktiv war. Wir besprachen die 90/10-Regel: 90 Prozent der Lebensmittel sollten gesund sein, zehn Prozent ungesunde Lebensmittel in Form von Chips, Süßigkeiten oder Eis waren erlaubt. Dabei sollte Anna mitentscheiden, worauf sie Lust hatte und ob sie sich die zehn Prozent für die Übernachtungsparty aufheben wollte. Justine wollte Anna mehr in die Küchenarbeiten und Mahlzeitenvorbereitungen einbinden und ihr Spaß an der gesunden Ernährung vermitteln und vorleben.

## Medien im Schulkindalter

Im Schulkindalter werden Medien eine immer höhere Anziehung auf Kinder ausüben. Während sich frühere Generationen lediglich über den Fernseher Gedanken machen mussten, ist die heutige Elternschaft mit einem breiten Angebot konfrontiert: Smartphones, Fernsehen, soziale Medien, Computerspiele – so viele Einflüsse können auf unsere Kinder einprasseln, und es kann ausgesprochen überfordernd sein, sie kontrollieren zu wollen.

Mit den Medien einhergehend kommt automatisch Werbung, die speziell auf Kinder ausgerichtet ist. Obwohl politisch endlich ein Werbeverbot für Süßigkeiten erreicht werden soll, sind die Kinder heute ständig mit Werbung dafür konfrontiert. Die auf Kinder ausgerichtete Lebensmittelwerbung hat zum größten Teil ungesunde Lebensmittel wie Süßigkeiten, gesüßte Milchprodukte oder Softdrinks zum Inhalt. Mit bunten Farben und »gesundem Marketing« kann die Werbung auch für Eltern irreführend sein, für die naiveren Kinder ist sie es allemal.

### Gemeinsame Bewertung und Einordnung

Wenn dein Kind also Medien konsumiert – was wohl unumgänglich ist –, solltest du es dir zum Ziel machen, das Kind dabei zu begleiten. So kannst du die Werbung kommentieren und deinem Kind wertvolle Fähigkeiten zur Einordnung an die Hand geben. Tatsächlich konnten die Vorteile einer solchen elterlichen Intervention auch in einer Studie bewiesen werden: Anstatt die Werbung zu reglementieren, ist es effektiver, sie gemeinsam mit dem Kind zu bewerten und einzuordnen.[89]

## Mit Kindern über Ernährung sprechen

Gerade weil die Kinder nun in eine sensible Phase der Körperwahrnehmung eintreten, scheuen sich viele Eltern, mit ihnen über Ernährung zu sprechen. Um deinem Kind Ernährungswissen an die Hand zu geben, ist es wichtig, das richtige Niveau zu treffen. Wenn man die Zusammenhänge beispielsweise zu komplex darstellt, kann dies dazu führen, dass die Informationen bei den Kindern fehlgeleitet und von diesen falsch interpretiert werden.

### Das Kind mitmachen lassen

Am besten hältst du nicht ungefragt Vorträge über Ernährungsthemen, sondern wartest darauf, dass die Neugier von allein entsteht und dein Kind Fragen stellt. Nach und nach kannst du ihm so Wissen über Ernährung vermitteln. Wir lernen am besten über Emotionen und Erfahrungen. Lass also dein Kind an den Arbeiten in der Küche teilhaben und eigenständig Entscheidungen für ein gesundes Familienessen treffen. Binde es beim Einkaufen mit ein und fordere es dabei heraus; lass es beispielsweise ein Gericht erfinden, in dem nur frische Zutaten enthalten sein dürfen, und dann entsprechend einkaufen. Wie bereits erwähnt, sollte eine Dämonisierung von Lebensmitteln und ein Einordnen in »gute« und »schlechte« Lebensmittel jedoch trotzdem vermieden werden.

Schritt für Schritt kannst du dein Kind an die Inhaltsstoffe heranführen, sodass es ein Gefühl dafür bekommt, welche Inhaltsstoffe ein Lebensmittel gesund und welche es ungesund machen können.

Um deinem Kind eine Vorstellung von vollwertiger Ernährung zu vermitteln, bieten sich einfache Bilder an:

- Wenn du eine vollwertige Mahlzeit essen möchtest, sollte dein Teller zur Hälfte mit Obst und Gemüse belegt sein, zu einem Viertel mit einer Eiweißquelle und zu einem Viertel mit Kohlenhydraten.
- Süßigkeiten essen wir mit der 90/10-Regel: Nur maximal zehn Prozent unserer Ernährung sollte aus ihnen bestehen.

Das Alter eignet sich außerdem gut, um die ersten Nährstoffe vorzustellen: Wir brauchen Vitamin D für die Knochen, Vitamin C für unser Immunsystem und so weiter. Du solltest dabei keine zu komplexen Informationen weitergeben, sondern vermitteln, dass jeder Nährstoff seine eigene Funktion hat.

## Körperwahrnehmung – ein heikles Thema

Immer früher spielt der Körperbau bei unseren Kindern eine Rolle, und die kritische Selbstwahrnehmung kann bei Kindern, bei Mädchen mehr als bei Jungen, schon im Grundschulalter beginnen. Manche Kinder kommen bereits in die Pubertät und müssen mit den Veränderungen ihres Körpers zurechtkommen. Vergleiche mit Mitschülern werden angestellt. Tendenziell streben die Mädchen heute nach einem schlanken Körperbau, während sich die Jungen nach breiten Schultern sehnen. Magersucht, Bulimie, ständige Diäten, übermäßiges Essen, Essen als Bestrafung oder Belohnung – Essstörungen, die mit der Körperwahrnehmung zusammenhängen, können in diesem Alter ihren Ursprung nehmen.

Die elterliche Wahrnehmung des Körpers der Kinder kann wesentlich zur Entwicklung kritischer Muster beitragen. Eine Studie hat beispielsweise gezeigt, dass Eltern, die bei ihren Kindern »Gewichtsprobleme« bemängelten, damit zur weiteren Gewichtszunahme ihrer Kinder beitrugen.[90]

Die Eltern können die Körperwahrnehmung ihrer Kinder aber auch positiv beeinflussen. Eine immer größere Rolle spielt dabei sicherlich die Einordnung von »Vorbildern« in der Werbung und den sozialen Medien. Kinder sollten darin geschult werden, verwendete Filter und retuschierte Aufnahmen zu erkennen. Es sollte vermittelt werden, dass sich die Realität des menschlichen Aussehens gewaltig von dieser Scheinwelt unterscheidet.

Halte die Ohren auf, ob dein Kind Probleme mit seinem Körperbild entwickeln könnte, und versuche, ein positives Körperbild zu unterstützen. Dabei wollen wir unseren

Kindern liebevoll weitergeben, dass jeder Mensch seinen eigenen, ganz individuellen Körperbau hat, der nicht besser oder schlechter als der anderer ist. Dein Kind ist gut so, wie es ist. Meiner Meinung nach gehört zur Vermittlung eines positiven Körpergefühls auch die Limitierung von Social Media und Fernsehen.

Mir wurde Miran vorgestellt. Miran ging in die dritte Klasse und war seit der Kleinkindzeit ein mäkeliger Esser. Anders als seine Eltern das erwartet hatten, wurde das Essverhalten ihres Sohnes über die Jahre immer eingeschränkter. Mittlerweile nahm Miran nur noch etwa zehn Lebensmittel zu sich, am liebsten weiße Lebensmittel: Er aß Banane, Toast, Nudeln, Reis, Apfelmus, Reiswaffeln, Pizzarand und Pfannkuchen. In der ganzen Familie drehte sich alles nur noch um dieses Thema. Weil die Auswahl der Lebensmittel sehr eingeschränkt war, nahm ich in einem ersten Schritt Blut ab, um zu sehen, ob Miran ausreichend mit Nährstoffen versorgt war. In einem zweiten Schritt setzte ich mich mit seinen Eltern zusammen und besprach mit ihnen, wie sie mit Mirans Essverhalten umgehen könnten.

Ich konnte bei den Eltern schon etwas Entspannung erreichen, als wir gemeinsam feststellten, dass Miran mit allen Nährstoffen versorgt war. Dass gesundheitlich alles in Ordnung war, half den Eltern auch, meinem ersten Ratschlag nachzukommen: jeglichen Druck aus den Mahlzeiten rauszunehmen. Ich empfahl den Eltern, Mirans Essverhalten nicht zu kommentieren, ihn auch nicht zu loben, wenn er etwas Neues probierte. Denn auch Lob kann sich für diese Kinder wie Druck anfühlen (was, wenn es ausbleibt?). Die Mutter, die hauptsächlich für die Mahlzeiten zuständig war, hörte auf, die Teller vorher anzurichten, sondern ging zum klassischen Familientisch über. Mehrere Schüsseln mit den verschiedenen Lebensmittelbestandteilen wurden herumgereicht, gleichzeitig wurde darauf geachtet, dass sich Miran jedes Mal auf ein Wohlfühllebensmittel verlassen konnte. Miran durfte neue Lebensmittel auf seine Art probieren, was auch bedeutete, dass er sie auf die Zunge legte und wieder aus dem Mund nahm oder ausspuckte. Sobald die Eltern verstanden hatten, dass es sich dabei um einen Akt der Toleranzentwicklung handelte, konnten sie damit entspannter umgehen.

Nach einigen Monaten sah ich Miran mit seinen Eltern zur Kontrolluntersuchung. Die Eltern machten einen viel entspannteren Eindruck und erzählten, die größte Erleichterung sei es, dass sich die Themen in der Familie nicht mehr ausschließlich um Mirans Essverhalten drehten. Miran konnte in vielen kleinen Schritten sein Spektrum erweitern und aß mittlerweile um die 30 verschiedene Lebensmittel. Um Fleisch, Fisch und die meisten Gemüsesorten machte er noch einen großen Bogen. Aber er hatte sich als Eiweiß- und Eisenlieferant mit den Hülsenfrüchten angefreundet, mochte Hummus sehr gern und akzeptierte Gemüse in seiner Pastasauce.

## Ausblick: Die Pubertät – eine besondere Zeit

Die Pubertät bringt noch einmal ihre ganz eigenen Herausforderungen für die Teenager und ihre Eltern mit sich. Stimmungsschwankungen können den Familienalltag prägen, gemeinsame Mahlzeiten werden unbeliebter. Lebensmittel dienen so manchem Teenager nur zur Energiegewinnung und werden stehend zwischen Tür und Angel eingenommen, liebevoll zubereitete Mahlzeiten werden verschmäht. Die Kontrolle der Eltern schwindet. Auch Essstörungen nehmen in diesem Alter oft ihren Anfang und werden leider immer häufiger.

Weil die Pubertät so viele eigene Fragen aufwirft, würde sie den Inhalt dieses Buches sprengen und werden hier nicht behandelt – aber wer weiß, vielleicht bald in meinem nächsten Buch!

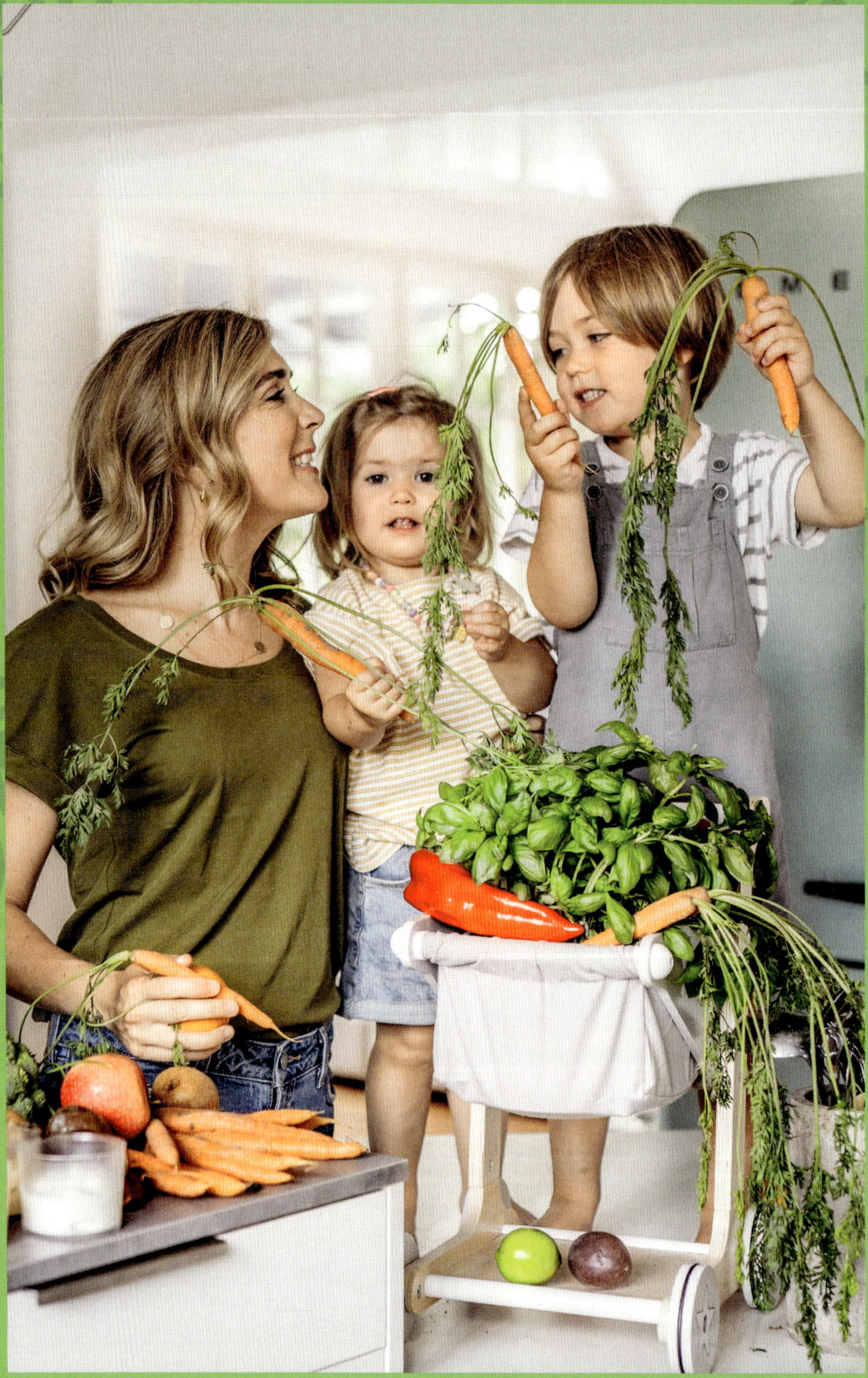

Teil 3

# Die Rezepte

Nun hast du dir sehr viel theoretisches Wissen angeeignet und dir vielleicht hin und wieder gedacht: »Prima – aber funktioniert das im Alltag auch?« Deshalb ist es nun an der Zeit, von der Theorie in die Küchenpraxis überzugehen. In diesem Teil des Buchs findest du zahlreiche Rezeptideen für Babys, Kleinkinder und Schulkinder, vom Frühstück über kleine Zwischenmahlzeiten und ein schnelles Mittagessen bis hin zum köstlichen Abendessen. Viel Spaß beim Kochen mit deinen Kindern – und guten Appetit!

# In die Küche, fertig, los!

Wahrscheinlich schwirrt dir gerade der Kopf vor lauter Informationen. So viele Ratschläge, so viele Dinge, auf die man achten kann ... Doch keine Angst: So kompliziert ist es nicht! Damit du an den kleinen Snacks und großen Mahlzeiten nicht verzweifelst, habe ich dir im dritten Teil dieses Buchs einen Baukasten zusammengestellt. Mit ihm werden die Mahlzeiten nicht nur unkompliziert, sie sind auf jeden Fall auch so aufgebaut, dass dein Kind satt wird und alle wichtigen Nährstoffe erhält.

Du wirst merken, dass er etwas von den klassischen Kindergerichten wie Pommes, Nudeln, Fischstäbchen und Chicken-Nuggets abweicht. Und das aus gutem Grund: Die Mahlzeiten sollen schmecken, aber gleichzeitig reich an Nährstoffen sein, denn diese benötigt ein Kind im Wachstum besonders. Die Mahlzeiten und Snacks hier setzen sich immer aus einem gesunden Fett, einem Eiweiß, einem Ballaststofflieferanten und einem Obst- oder Gemüsebestandteil zusammen. Das kommt dir bekannt vor? Kein Wunder, denn diese Zusammensetzung folgt meiner »goldenen FEBO-Regel« (siehe S. 125), die du schon kennengelernt hast.

Da die ersten der folgenden Rezepte eher auf den Geschmack von Babys und Kleinkindern ausgerichtet sind, sind hier die Portionsgrößen kleiner. Im Anschluss daran stelle ich dir Familienrezepte vor, die auf vier Portionen ausgelegt sind. Diese Rezepte sollen den Familienalltag erleichtern und zeigen, dass »Kinder«- und »Erwachsenenessen« kombiniert werden können.

Am besten nimmst du meine Vorschläge zum Anlass, möglichst viel auszuprobieren und zu variieren. Obst und Gemüse werden vor der Zubereitung natürlich immer gewaschen, um die Rezeptbeschreibungen kurz und übersichtlich zu gestalten, wird dies in den einzelnen Rezepten nicht noch mal erwähnt.

## Der Mahlzeitenbaukasten

Such dir aus jeder Kategorie ein Lebensmittel aus und mindestens ein Lebensmittel aus der Obst- oder Gemüseabteilung und bastle so vielseitige und gesunde Mahlzeiten für dich und deine Familie!

## Gesundes Fett

| | |
|---|---|
| **Früchte** | Avocado, Kokosnuss, Oliven … |
| **Öle** | Olivenöl, Rapsöl, Avocadoöl … |
| **Fetter Fisch** | Lachs, Thunfisch, Makrele, Hering, Sardine … |
| **Milchprodukte** | Joghurt, Käse, Milch, Ghee, Butter … |
| **Nüsse** | Nüsse oder ihre Produkte (Nussmus, Nussbutter …) |
| **Samen und Kerne** | Chiasamen, Kürbiskerne … |

## Eiweiß

| | |
|---|---|
| **Mageres Fleisch** | Huhn, Lamm, Rind … |
| **Meeresfrüchte und Fisch** | Fisch, Garnelen … |
| **Hülsenfrüchte** | Linsen, Bohnen, Kichererbsen … |
| **Sojaprodukte** | Tofu, Edamame, Tempeh, Seitan … |
| **Milchprodukte** | Joghurt, Hüttenkäse, Milch, Hartkäse … |
| **Eier** | In jeder Form |
| **Samen und Kerne** | Chiasamen, Hanfsamen, Kürbiskerne … |
| **Nüsse** | Nüsse oder ihre Produkte (Nussmus, Nussbutter …) |

## Ballaststoffe

| | |
|---|---|
| **Obst** | Beeren, Pfirsiche, Orangen, Äpfel … |
| **Gemüse** | Süßkartoffel, Spinat, Brokkoli, Kohl, Erbsen … |
| **Vollkornprodukte** | Haferflocken, Vollkornbrot, Vollkornpasta, Quinoa, (Natur-)Reis … |
| **Hülsenfrüchte** | Linsen, Bohnen, Kichererbsen … |
| **Samen und Kerne** | Chiasamen, Kürbiskerne, gemahlene Leinsamen … |

## Haferflocken mit Banane und Avocado

**Kalium, Magnesium und gesundes Fett**

### Zutaten für 2 Portionen

- 50 g Haferflocken
- ½ Banane
- ½ Avocado
- Nussmus nach Wahl

### Zubereitung

- Die Haferflocken mit 100 Milliliter Wasser in einen Topf geben und bei mittlerer Hitze 5 bis 10 Minuten kochen.

- In der Zwischenzeit Banane und Avocado schälen, Avocado vom Stein befreien. Beides in grobe Stücke schneiden und diese mit dem Nussmus in den Mixer geben. Zu einer Masse pürieren und anschließend unter die gekochten Haferflocken heben.

## Himbeerpfannkuchen für BLW-Babys

**Vitamin C, B-Vitamine und Eisen**

### Zutaten für 2 Portionen

- 100 g Haferflocken
- 100 g (Vollkorn-)Weizenmehl
- 2 TL Backpulver
- 180 ml Vollmilch
- 1 Ei (Größe L)
- 2 TL Biorapsöl + etwas mehr zum Ausbacken
- 100 g frische Himbeeren

### Zubereitung

- Haferflocken, Mehl und Backpulver in einer Schüssel vermengen. In einer zweiten Schüssel Milch, Ei und Rapsöl verrühren. Die trockenen Zutaten zu den feuchten geben und alles noch einmal gründlich vermengen. Anschließend die Himbeeren unter den Teig heben.

- Etwas Öl in einer Pfanne erhitzen und den Teig darin bei mittlerer Hitze portionsweise auf beiden Seiten zu goldbraunen Pfannkuchen ausbacken.

# Lachsbratlinge

## Gesundes Fett, Vitamin C und B-Vitamine

### Zutaten für 4 Portionen

- 500 g Lachsfilet
- 3 Handvoll frischer Spinat
- 2 Eier
- Gewürze nach Wahl, z. B. gemahlener Kreuzkümmel, frisch geriebene Muskatnuss, 1 abgezogene und fein geschnittene Knoblauchzehe; die Gewürzintensität langsam steigern
- Biorapsöl zum Braten

### Zubereitung

- Den Lachs mit einer Gabel in kleine Stückchen zerteilen. Den Spinat klein schneiden.
- Lachs, Spinat, Eier und Gewürze in einer Schüssel vermengen. Aus der Masse kleine Bratlinge formen.
- Das Öl in einer Pfanne erhitzen und die Bratlinge darin auf beiden Seiten etwa 5 Minuten braten. Nach Belieben mit Vollkornbaguette servieren. Dieses Rezept ist auf 4 Portionen ausgelegt, damit du einen Teil der Bratlinge unterwegs anbieten kannst.

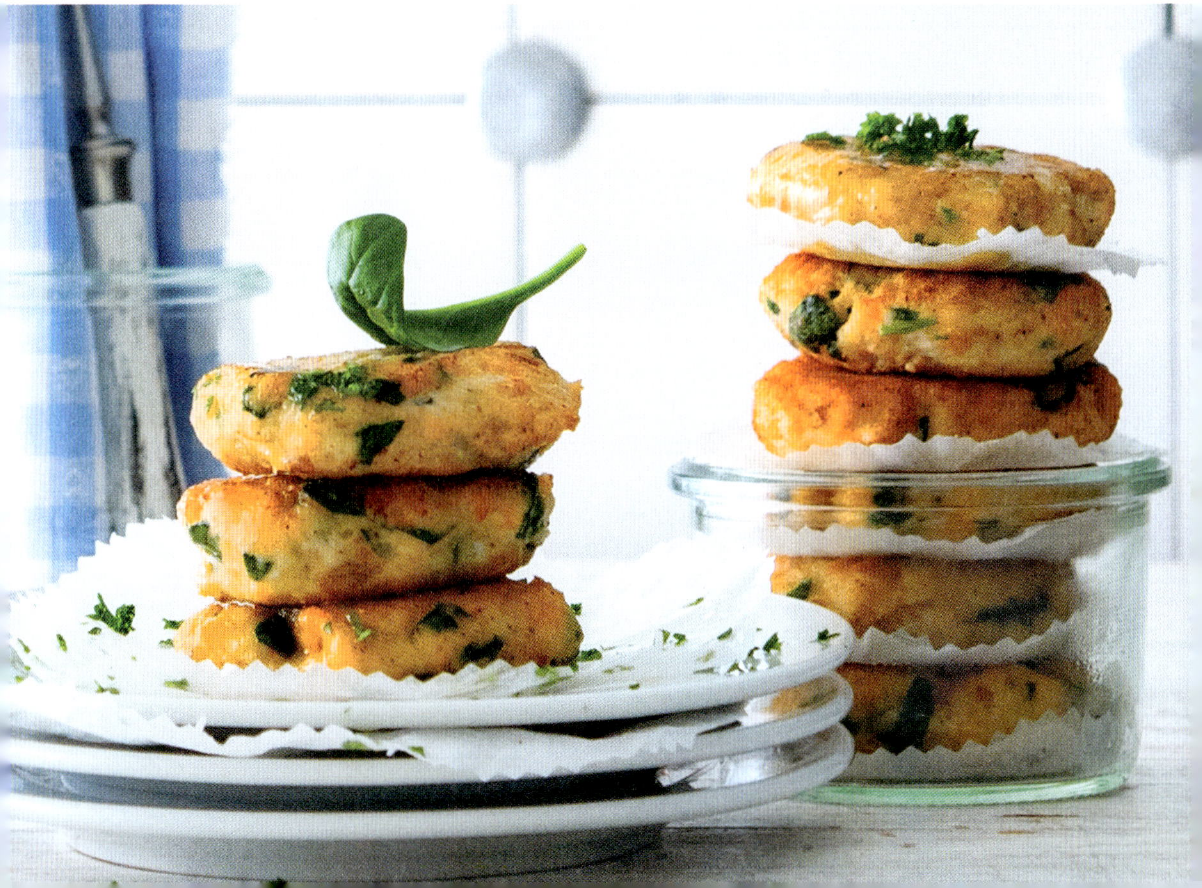

## Leinsamen-Blaubeer-Waffeln

**Ballaststoffe und Omega-3-Fettsäuren**

### Zutaten für 2 Portionen

- 1 TL Butter
- 120 ml Vollmilch
- 100 g Vollkornweizenmehl
- 125 g griechischer Joghurt
- 2 Eier
- 3 TL gemahlene Leinsamen
- 1 TL Backpulver
- 100 g frische Blaubeeren

### Zubereitung

- Das Waffeleisen mit der Butter einfetten und erhitzen. Die restlichen Zutaten bis auf die Blaubeeren in der Küchenmaschine zu einem Teig verrühren. Anschließend die Blaubeeren unterheben.
- Den Teig portionsweise in das Waffeleisen geben und zu goldbraunen Waffeln backen.

## Pasta mit grüner Sauce

**Vitamin C, E und K sowie Mineralstoffe**

### Zutaten für 2 Portionen

- 1 Kopf Brokkoli
- 10 Kirschtomaten
- 500 g Vollkornnudeln
- 2 Handvoll frischer Spinat
- 100 ml Vollmilch
- 2 Handvoll geriebener Parmesan
- 2 TL Butter

### Zubereitung

- Den Brokkoli in Röschen teilen, die Kirschtomaten vierteln.
- Den Brokkoli in 6 Minuten weich garen, anschließend die Nudeln nach Packungsanleitung kochen.
- Brokkoli, Spinat, Milch, Käse und Butter im Mixer zu einer Sauce pürieren. Diese über die Nudeln geben und die Kirschtomaten darauf verteilen.

# Grünes Rührei

## Eiweiß und fettlösliche Vitamine

### Zutaten für 2 Portionen

- 4 Eier
- 2 Handvoll frischer Spinat
- Salz und Pfeffer
- Rapsöl zum Braten

### Zubereitung

- Eier und Spinat verrühren. Leicht mit Salz und Pfeffer würzen. Etwas Rapsöl in einer Pfanne erhitzen und die Eimasse darin zu Rührei braten.

- Das Rührei nach Belieben mit etwas saisonalem Obst anbieten. Zudem kann das Rührei noch mit frischen Spinatblättern sowie frischen Kräutern wie z. B. Basilikumblättern und/oder gehackter Petersilie garniert werden.

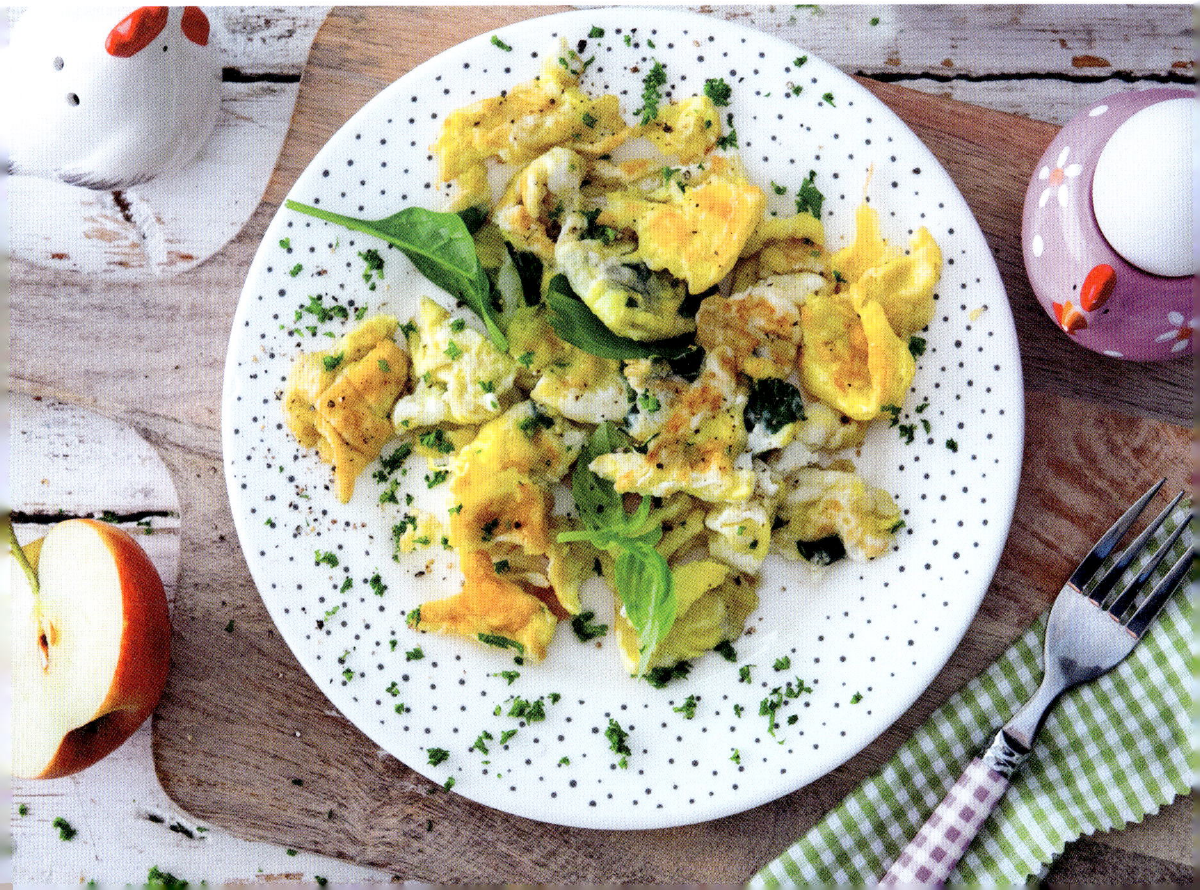

# Süßkartoffeltoast

**Betacarotin**

## Zutaten für 2 Portionen

- 1 Süßkartoffel
- Olivenöl

## Zubereitung

- Die Süßkartoffel gründlich waschen und mit Schale in dünne Scheiben schneiden. Diese jeweils mit etwas Olivenöl bestreichen.

- Die Süßkartoffelscheiben auf einem mit Backpapier belegten Backblech verteilen und etwa 20 Minuten im 200 °C heißen Ofen backen.

- Den Süßkartoffeltoast nach Belieben mit den Lieblingszutaten deines Kindes, z. B. Avocadopüree, Nussbutter, Chiasamen, Bananen- oder Lachsscheiben, bestreichen, bestreuen oder belegen.

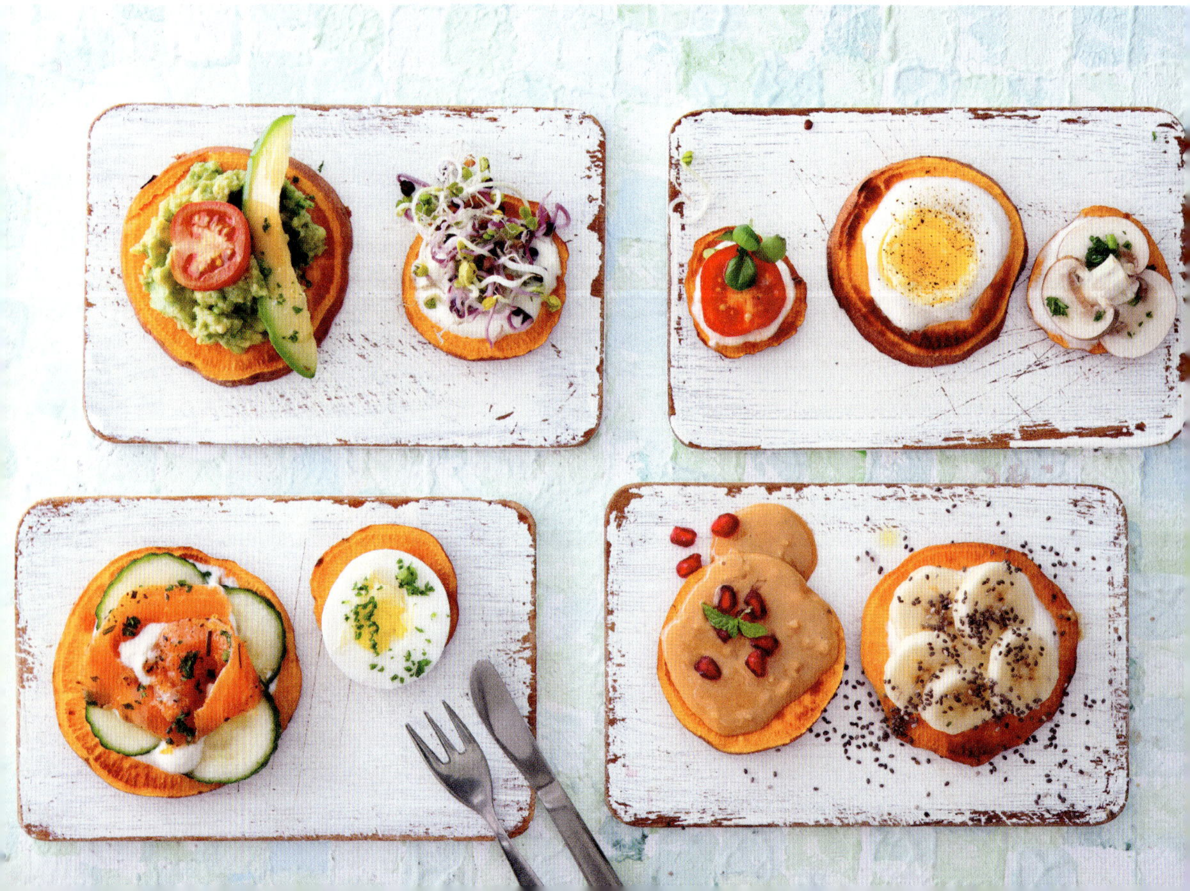

# Garnelen-Mango-Avocado-Salat

**Eiweiß und gesundes Fett**

### Zutaten für 2 Portionen

- 1 Mango
- 1 Avocado
- 1 Salatgurke
- 12 küchenfertige Garnelen
- Saft von 1 Limette

### Zubereitung

- Mango schälen und vom Stein schneiden. Avocado ebenfalls schälen und vom Stein befreien. Mango, Avocado, Gurke und Garnelen in kleine Würfel schneiden und mit Limettensaft beträufeln. Alles gründlich vermengen und nach Belieben mit Brot oder Vollkorncrackern servieren.

# Pfifferlinge mit Rührei

**Eiweiß, Betacarotin und Kalium**

### Zutaten für 2 Portionen

- 250 g frische Pfifferlinge
- ½ Zwiebel
- 1 EL Butter
- Salz und Pfeffer
- etwas gehackte Petersilie
- 2 Eier
- Schnittlauchröllchen
- Vollkornbrot

### Zubereitung

- Die Pfifferlinge gründlich säubern und bei Bedarf kleiner schneiden. Die Zwiebel abziehen und fein hacken.
- Die Butter in einer Pfanne zerlassen und die Zwiebel darin andünsten. Die Pilze dazugeben und mitdünsten. Mit Salz und Pfeffer würzen und mit Petersilie bestreuen.
- Die Eier verquirlen und über die Pilze geben. Unter ständigem Rühren zu Rührei braten. Zum Schluss mit Schnittlauch bestreuen und mit Vollkornbrot servieren.

# Vollkorn-Käse-Sandwich

**Ballaststoffe und Kalzium**

## Zutaten für 2 Portionen

- 2 Scheiben Vollkornbrot
- 2 TL Butter
- 1 TL Pesto
- 1 Scheibe Provolone
- 2 Tomatenscheiben

## Zubereitung

- 1 Scheibe Vollkornbrot mit Butter bestreichen, parallel die restliche Butter bei mittlerer Hitze in einer Pfanne schmelzen lassen und das Brot hineingeben. Die zweite Scheibe Vollkornbrot mit dem Pesto bestreichen und mit Käse sowie Tomatenscheiben belegen. Die zweite Brotscheibe ebenfalls in der Pfanne anbraten.

- Nach etwa 5 Minuten sollte der Käse geschmolzen und beide Brotscheiben goldbraun geröstet sein. Die mit Butter bestrichene Scheibe auf die belegte geben und als Sandwich servieren.

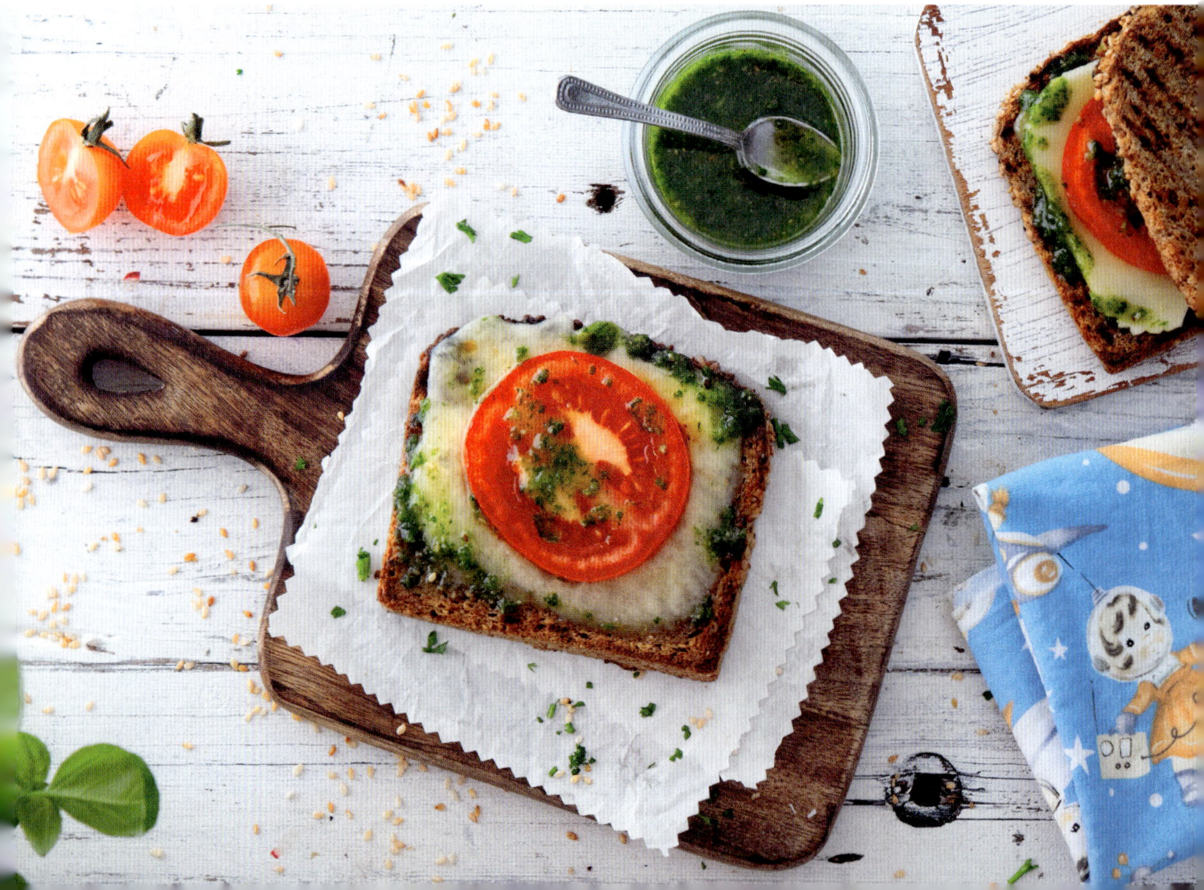

# Energiebällchen

### Eisen und gesundes Fett

**Zutaten für 10 Bällchen**

- 80 g Haferflocken
- 4 EL Trockenfrüchte, z. B. Datteln
- 4 EL Nussbutter
- 1 TL gemahlene Leinsamen
- Kokosraspel

**Zubereitung**

- Alle Zutaten bis auf die Kokosraspel im Mixer zu einer klebrigen Masse verarbeiten. Nach Belieben und je nach gewünschter Konsistenz etwas Honig zugeben.
- Aus der Masse mit den Händen kleine Bällchen formen und diese in Kokosraspeln wälzen. Alternativ können die Bällchen als Nachspeise auch in Kakaopulver gewälzt werden. Die Bällchen halten sich im Kühlschrank bis zu 1 Woche.

# Erdnussbutterbällchen

### Omega-3-Fettsäuren und Vitamine

**Zutaten für 10 Bällchen**

- 4 TL Erdnussbutter
- 1 Handvoll Trockenfrüchte, z. B. Datteln oder Aprikosen
- 80 g Haferflocken
- 1 TL Ahornsirup

**Zubereitung**

- Alle Zutaten im Mixer zu einer klebrigen Masse verarbeiten. Aus der Masse anschließend mit den Händen kleine Bällchen formen. Die Bällchen halten sich im Kühlschrank bis zu 1 Woche.

# Gefüllte Datteln

**Kalium und Magnesium**

### Zutaten für 20 Datteln

- 20 frische Datteln
- Nussbutter nach Wahl, z. B. Erdnussbutter, Mandelbutter
- Samen nach Wahl, z. B. Leinsamen, Hanfsamen, Sesamsamen

### Zubereitung

- Die Datteln längs aufschneiden und entkernen. In jede Dattel 1 Teelöffel Nussbutter geben und die Datteln anschließend wieder schließen. Zum Schluss mit Samen bestreuen.

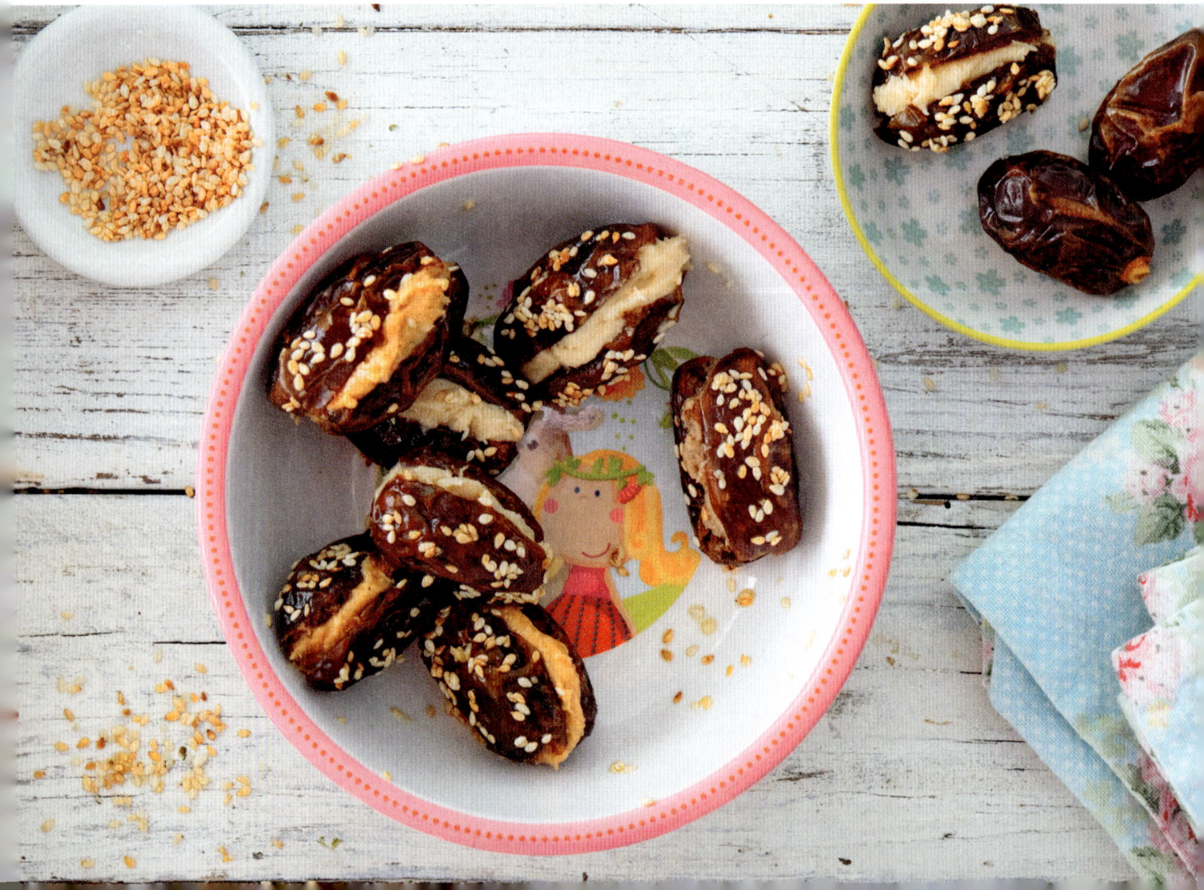

# Süßkartoffelsnack

**Vitamin C, Vitamin E und gesunde Milchsäurebakterien**

### Zutaten für 15 Bällchen

- 150 g Süßkartoffel
- 100 g Speisestärke
- Gewürze nach Wahl, z. B. Süßkartoffelgewürz
- Rapsöl zum Braten
- griechischer Joghurt zum Dippen

### Zubereitung

- Süßkartoffel schälen und in kleine Stücke schneiden. Diese in kochendem Wasser in etwa 25 Minuten weich kochen. Abgießen und mit dem Kartoffelstampfer zu Püree verarbeiten.

- Speisestärke, Gewürze und – je nach Konsistenz – 2 Teelöffel Wasser unterkneten. Den Teig ausrollen und in etwa 2 Zentimeter breite Streifen schneiden. Die Streifen in etwa 2 Zentimeter lange Stücke schneiden und diese zu Bällchen formen.

- Etwas Rapsöl in einer Pfanne erhitzen und die Bällchen darin bei mittlerer Hitze etwa 2 Minuten braten. Mit Joghurt zum Dippen servieren.

# Kokos-Curry-Dip für Obst und Gemüse

**Magnesium, Zink und Eisen**

### Zutaten für ca. 120 g

- 100 g ungesalzene Cashewkerne
- Saft von 1 Limette
- 3 TL Cream of Coconut
- 2 TL Currypulver
- 1 TL Honig

### Zubereitung

- Cashewkerne, Limettensaft, Cream of Coconut, Currypulver und Honig im Mixer zu einem homogenen Dip verarbeiten. Zu Obst und Gemüse der Saison anbieten.

# Birnenchips

**Folsäure**

## Zutaten für 4 Portionen

- 2 Birnen
- Saft von ½ Zitrone
- 3 EL Mandelbutter
- Ceylon-Zimtpulver

## Zubereitung

- Die Birnen halbieren, vom Kerngehäuse befreien und in etwa 4 Millimeter dicke Scheiben schneiden. Die Scheiben auf einem Teller anrichten und mit dem Zitronensaft beträufeln.

- Die Mandelbutter in einem kleinen Topf erwärmen und anschließend mit einem Löffel über die Birnenscheiben geben. Mit Zimt bestäuben und servieren.

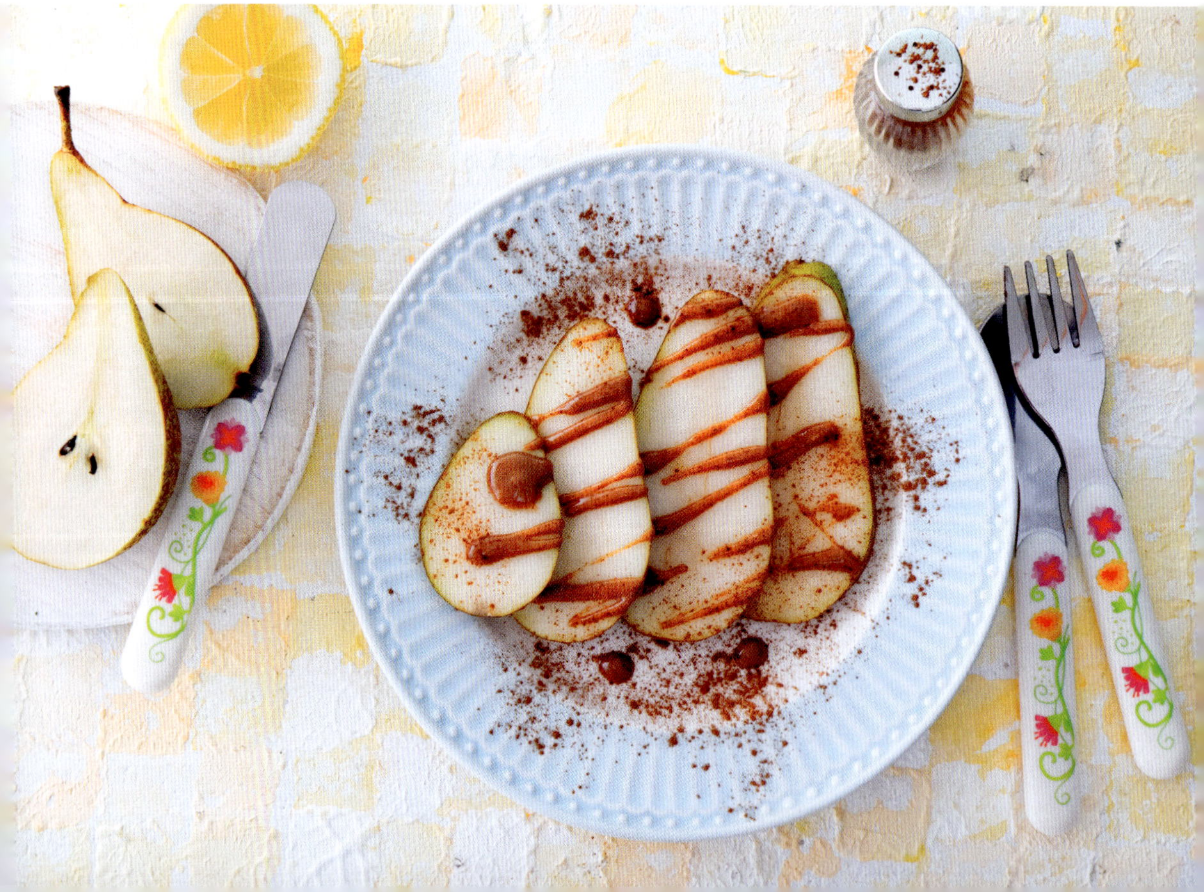

# Süßkartoffelpommes mit Quarkdip

**Kalzium, Vitamin C und Vitamin E**

### Zutaten für 4 Portionen

- 4 mittelgroße Süßkartoffeln
- Olivenöl
- Süßkartoffelgewürz
- 50 g Naturjoghurt
- 100 g Quark
- 1 Schuss kohlensäurehaltiges Mineralwasser
- 2 Radieschen
- Schnittlauchröllchen
- Salz und Pfeffer

### Zubereitung

- Für die Süßkartoffelpommes den Backofen auf 200 °C Umluft vorheizen. Die Süßkartoffeln schälen und in etwa gleich große Wedges schneiden. In einer Schüssel mit etwas Olivenöl und Süßkartoffelgewürz vermengen. Auf einem mit Backpapier belegten Backblech verteilen und in etwa 30 Minuten im Ofen knusprig backen.

- Für den Dip Joghurt, Quark und Mineralwasser verrühren. Die Radieschen putzen und klein schneiden. Mit einigen Schnittlauchröllchen unter die Joghurt-Quark-Mischung rühren und diese mit etwas Salz sowie Pfeffer würzen.

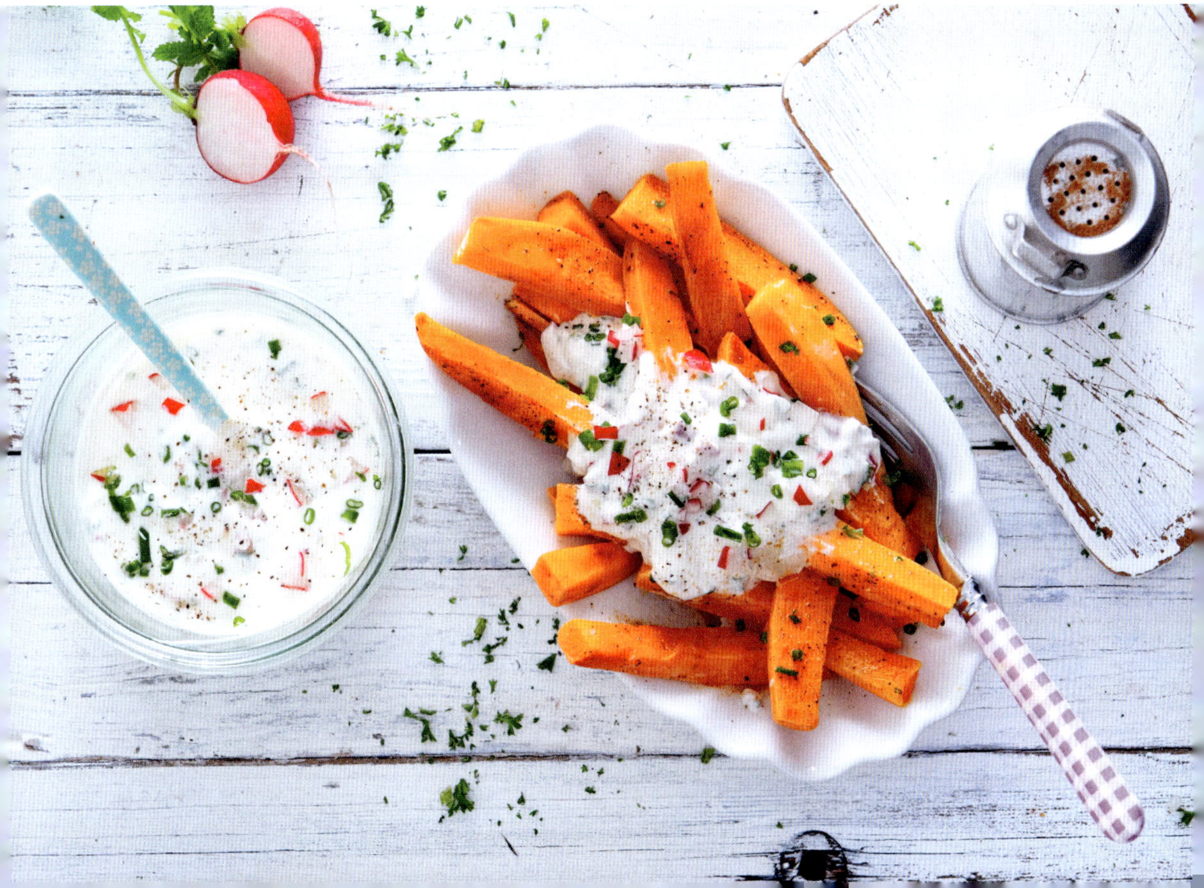

# Mildes, veganes Curry für Kinder

### Ballaststoffe und gesundes Fett

## Zutaten für 4 Portionen

- ½ Zwiebel
- 1 Knoblauchzehe
- 1 Karotte
- 1 rote Paprikaschote
- 1 Dose Kichererbsen
- 200 g Vollkorn-Basmatireis
- Olivenöl zum Dünsten
- ½ TL geriebener frischer Ingwer
- 2 TL Tomatenmark
- 2 TL Currypulver
- ½ Dose Kokosmilch
- 200 ml Gemüsebrühe

## Zubereitung

- Die Zwiebel und den Knoblauch abziehen und klein hacken. Die Karotte und die Paprikaschote putzen und würfeln.

- Die Kichererbsen in ein Sieb abgießen, unter fließendem kaltem Wasser abspülen und anschließend abtropfen lassen. Den Reis nach Packungsanleitung gar kochen.

- In der Zwischenzeit das Olivenöl in einem Wok oder in einem größeren Topf erhitzen. Zwiebel, Knoblauch sowie Ingwer hineingeben und in dem Öl andünsten.

- Tomatenmark und Currypulver dazugeben und kurz mitdünsten. Karotte, Paprika und Kichererbsen hinzufügen und alles unter Rühren 3 Minuten weiterdünsten.

- Zum Schluss mit Kokosmilch und Gemüsebrühe aufgießen und alles weiterköcheln lassen, bis der Reis gar ist.

- Das vegane Curry nach Belieben mit frischen Kräutern wie z. B. gehackter Petersilie bestreut servieren. Den Reis dazu servieren.

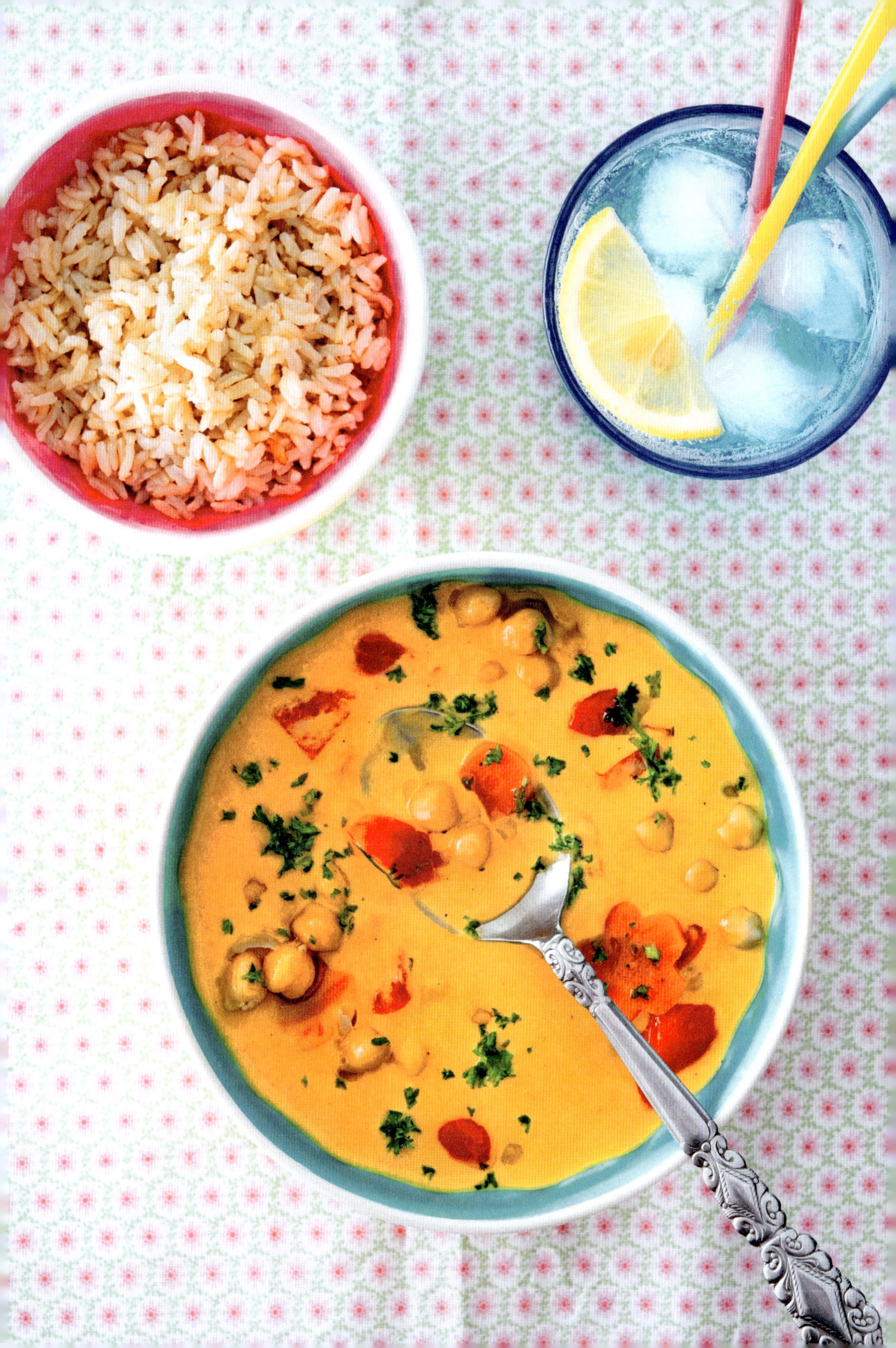

# Rote-Linsen-Suppe

**Eisen und B-Vitamine**

### Zutaten für 4 Portionen

- 200 g rote Linsen
- 3 Frühlingszwiebeln
- 3 Karotten
- Olivenöl zum Dünsten
- 1 EL Tomatenmark
- 1 l Gemüsebrühe
- Salz und Pfeffer

### Zubereitung

- Die Linsen für eine bessere Verträglichkeit über Nacht einweichen und am nächsten Tag abgießen und abspülen. Das Einweichwasser wegschütten.

- Frühlingszwiebeln und Karotten putzen und klein schneiden. Das Öl in einem mittelgroßen Topf erhitzen und Frühlingszwiebeln sowie Karotten darin kurz andünsten. Die Linsen dazugeben und kurz mitdünsten. Das Tomatenmark unterrühren. Die Gemüsebrühe angießen und die Suppe 20 Minuten köcheln lassen. Vor dem Servieren mit dem Stabmixer pürieren und mit etwas Salz sowie Pfeffer würzen. Nach Belieben mit frischen Kräutern und Frühlingszwiebelringen bestreuen.

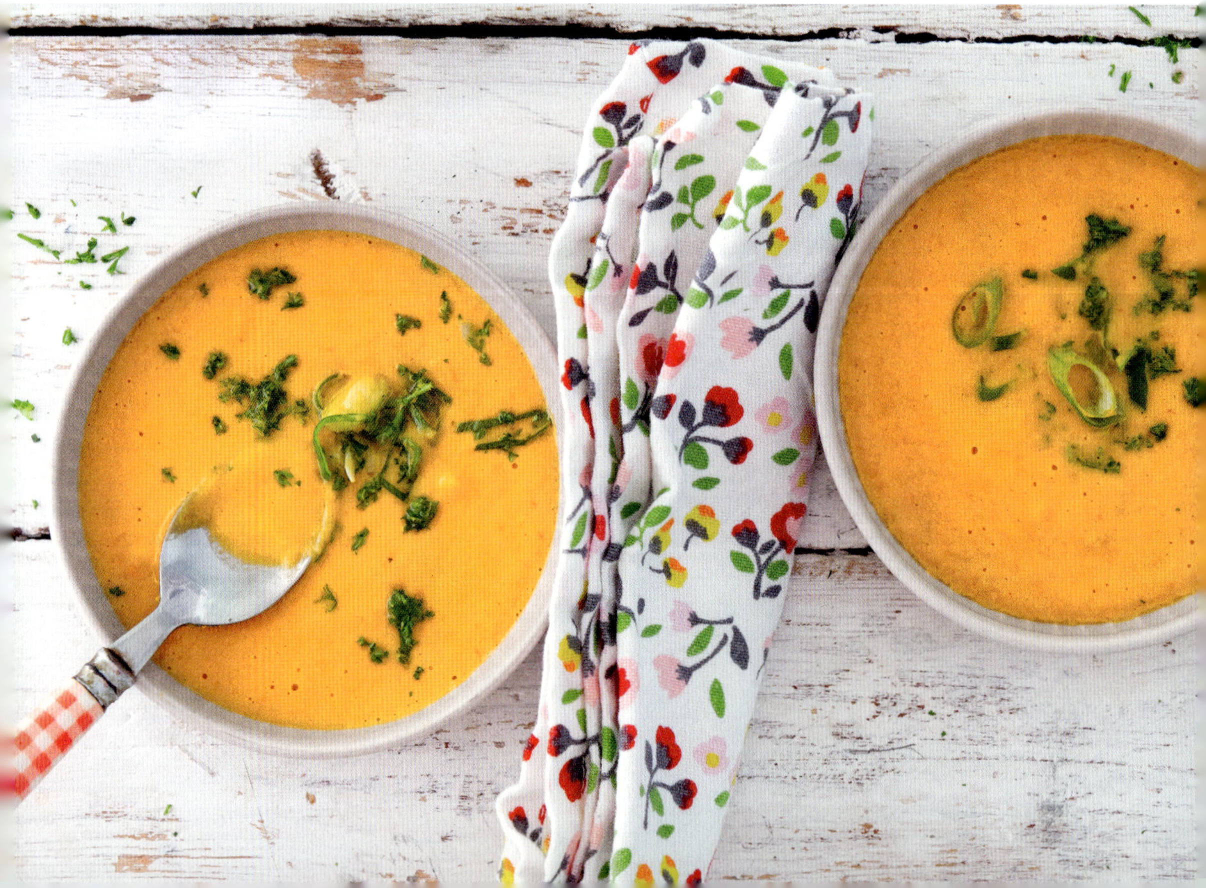

# Orecchiette mit Gemüse

**Vitamin C, Vitamin E und Betacarotin**

### Zutaten für 4 Portionen

- 50 g TK-Erbsen
- 50 g Maiskörner aus der Dose
- 500 g Orecchiette
- 1 Karotte
- 1 Zucchini
- 4 EL Crème fraîche
- 2 EL geriebener Parmesan

### Zubereitung

- Die TK-Erbsen antauen lassen, die Maiskörner abgießen. Die Nudeln nach Packungsanleitung al dente garen.

- In der Zwischenzeit Karotte und Zucchini putzen und in mundgerechte Stücke schneiden. Mit den Erbsen und dem Mais in etwas Wasser weich garen. Abgießen.

- Die Nudeln ebenfalls abgießen und in eine Schüssel geben. Das Gemüse mit der Crème fraîche und dem Parmesan zu den Orecchiette geben und alles gründlich vermengen. Nach Belieben würzen und mit frischen Kräutern bestreut servieren.

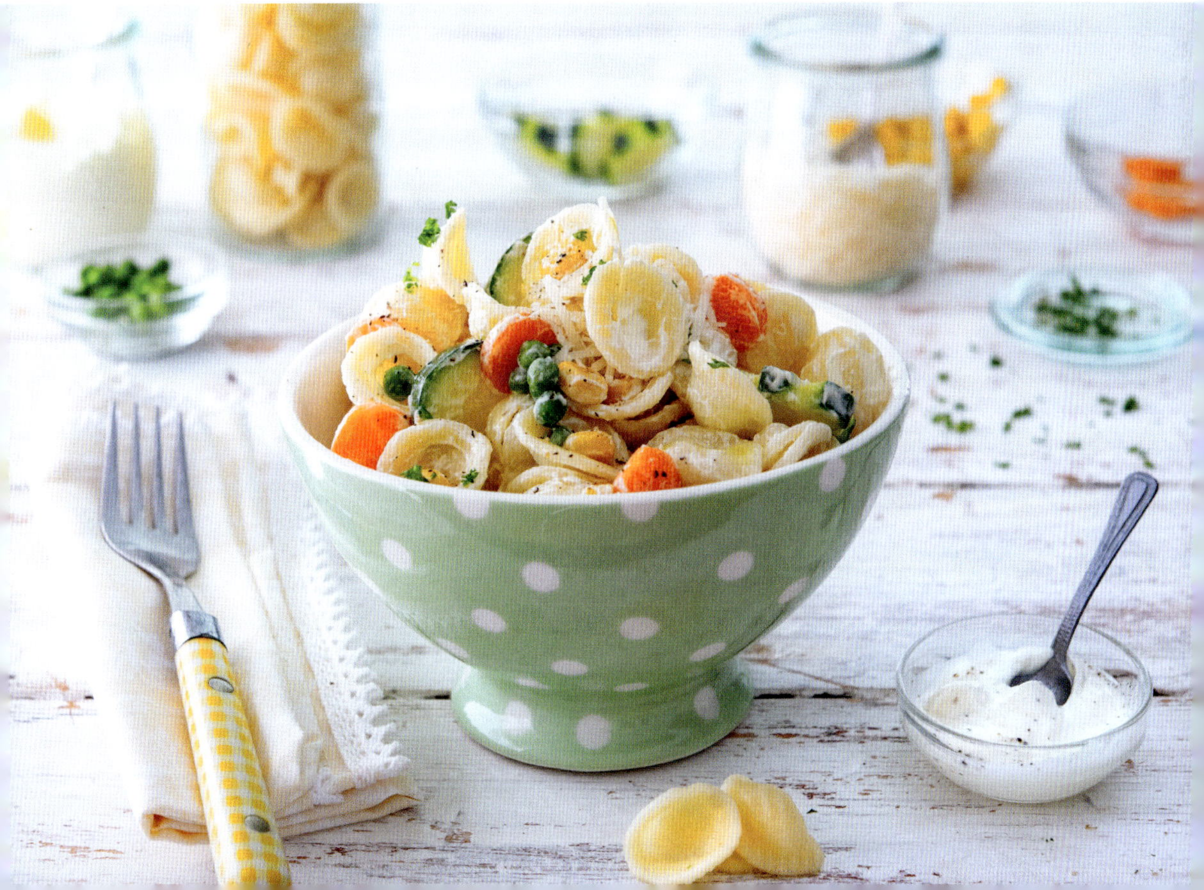

# Kichererbsen-Wraps

**Eisen und Kalzium**

## Zutaten für 4 Portionen

- 1 Dose Kichererbsen
- 2 TL Olivenöl
- 2 TL gemahlene Kurkuma
- 1 TL edelsüßes Paprikapulver
- 1 Avocado
- 100 g Kirschtomaten
- ½ Kopf Eisbergsalat
- 100 g Naturjoghurt
- 4 Weizentortillas
- 100 g Maiskörner

## Zubereitung

- Den Backofen auf 200 °C vorheizen.
- Die Kichererbsen in ein Sieb abgießen, abspülen und in einer Schüssel mit Olivenöl, Kurkuma und Paprikapulver vermengen.
- Auf einem mit Backpapier belegten Backblech verteilen und 25 Minuten im Ofen backen.
- In der Zwischenzeit die Avocado schälen und vom Stein befreien. Avocado, Kirschtomaten und Eisbergsalat in mundgerechte Scheiben, Stücke oder Streifen schneiden.
- Den Joghurt in eine kleine Schüssel geben und glatt rühren. Nach Belieben mit frischen Kräutern und etwas Pfeffer bestreuen.
- Die Kichererbsen aus dem Ofen nehmen. Die Weizentortillas in den Ofen geben und nach Packungsanleitung erwärmen.
- Kichererbsen, Avocadoscheiben, Tomatenstücke, Salatstreifen, Joghurt, Mais und Tortillas auf den Tisch stellen, sodass sich jeder seinen Kichererbsen-Wrap selbst zusammenstellen kann.

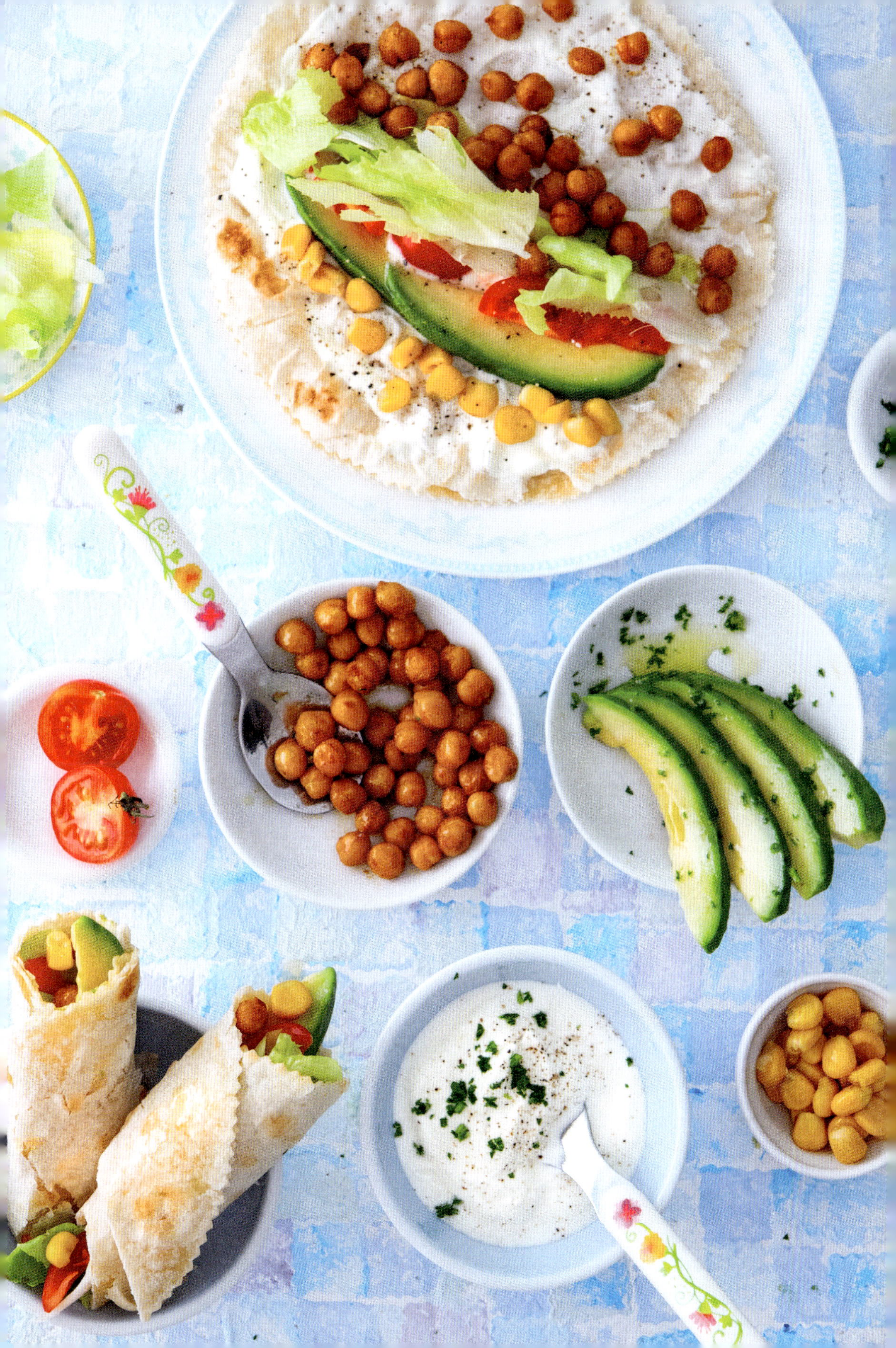

# Tofu-Reis für Kinder

**Eiweiß und B-Vitamine**

### Zutaten für 4 Portionen

- 400 g fester Tofu
- 200 g Vollkorn-Basmatireis
- 2 Frühlingszwiebeln
- 200 g Karotten
- 2 Knoblauchzehen
- 6 TL Sojasauce
- 2 TL Erdnussbutter
- 4 TL Süß-sauer-Sauce
- 2 TL Sesamöl
- Rapsöl zum Braten
- 200 g TK-Erbsen

### Zubereitung

- Den Backofen auf 200 °C Umluft vorheizen. Den Tofu mit Küchenpapier umwickeln und einen schweren Gegenstand wie z. B. eine Pfanne darauflegen, damit die restliche Flüssigkeit austritt.

- Den Tofu anschließend in kleine Würfel schneiden, diese auf einem mit Backpapier belegten Backblech verteilen und 25 bis 30 Minuten im Ofen backen.

- In der Zwischenzeit den Reis nach Packungsanleitung garen. Frühlingszwiebel und Karotten putzen, Knoblauch abziehen. Frühlingszwiebel und Knoblauch klein schneiden, Karotten würfeln.

- Für die Sauce Sojasauce, Erdnussbutter, Süß-sauer-Sauce und Sesamöl verrühren. Den gebackenen Tofu in der Sauce marinieren.

- Etwas Rapsöl in einer Pfanne erhitzen und Knoblauch sowie Frühlingszwiebel darin andünsten. Den Tofu dazugeben und 2 Minuten braten. Erbsen sowie Karotten hinzufügen und alles 3 bis 5 Minuten mitbraten.

- Den gegarten Reis unter die Tofumischung rühren und nach Belieben mit Sojasauce abschmecken sowie mit frischen Kräutern garnieren.

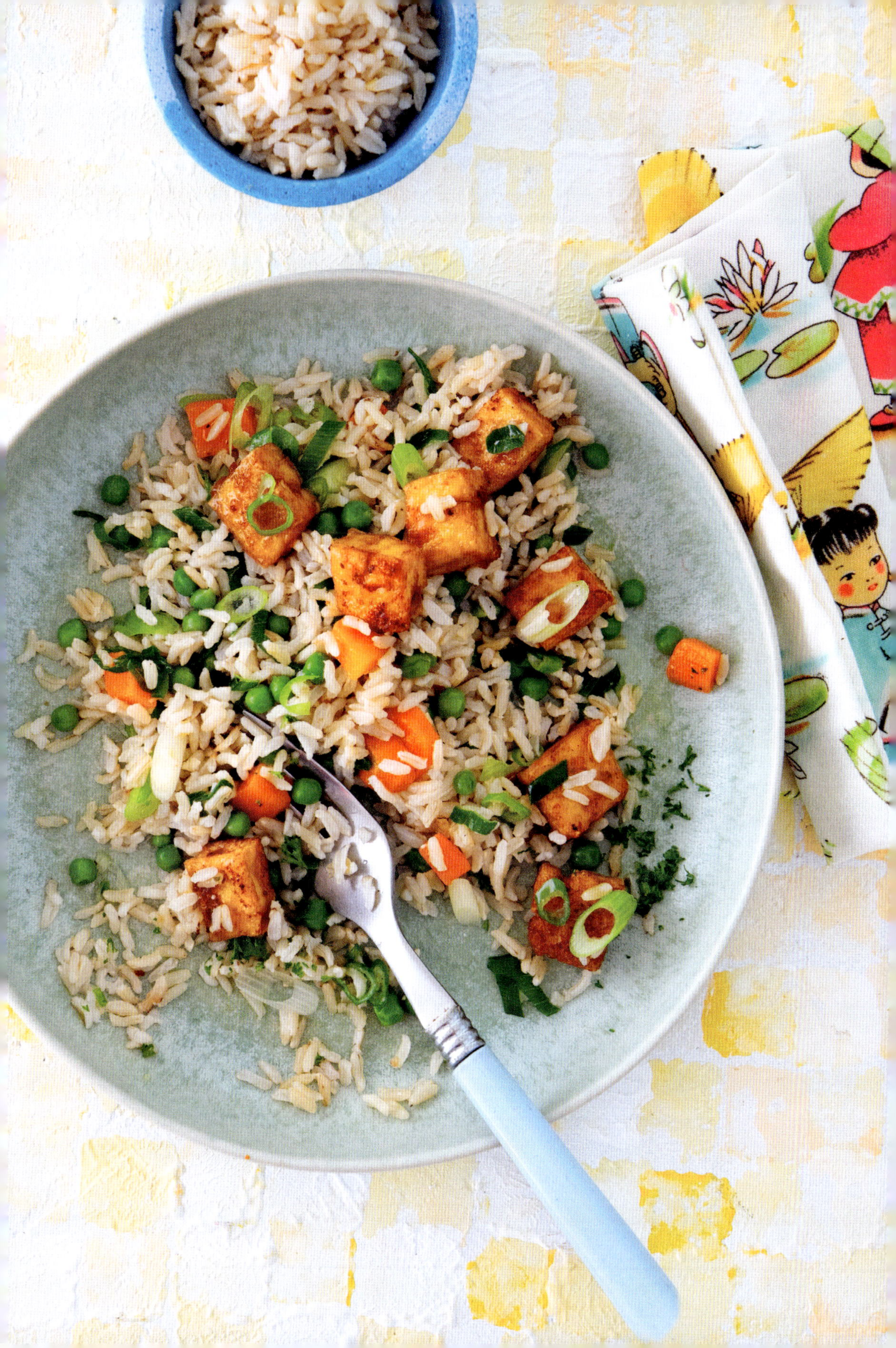

# Hähnchenschenkel aus dem Ofen

**Eiweiß und Vitamin A**

## Zutaten für 4 Portionen

- 8 Hähnchenschenkel
- 1 Kartoffel
- 1 Zucchini
- 1 Paprikaschote
- 300 g frische grüne Bohnen
- 1 EL Olivenöl
- 1 TL italienische Kräuter
- 1 TL edelsüßes Paprikapulver
- 1 TL Meersalz

## Zubereitung

- Den Backofen auf 200 °C Ober-/Unterhitze vorheizen.
- Die Hähnchenschenkel gründlich waschen, mit Küchenpapier trocken tupfen und auf ein mit Backpapier belegtes Backblech legen.
- Die Kartoffel schälen, Zucchini, Paprikaschote und Bohnen putzen. Alles in mundgerechte Stücke schneiden.
- Das Gemüse zwischen den Hähnchenschenkeln auf dem Backblech verteilen und alles mit Olivenöl beträufeln sowie mit italienischen Kräutern, Paprikapulver und Meersalz bestreuen.
- Die Hähnchenschenkel mit dem Gemüse 25 Minuten im Ofen backen. Anschließend auf Tellern verteilen und nach Belieben mit frischen Kräutern garniert servieren.
- Dazu passt beispielsweise ein griechischer Joghurt mit Kräutern als Dip.

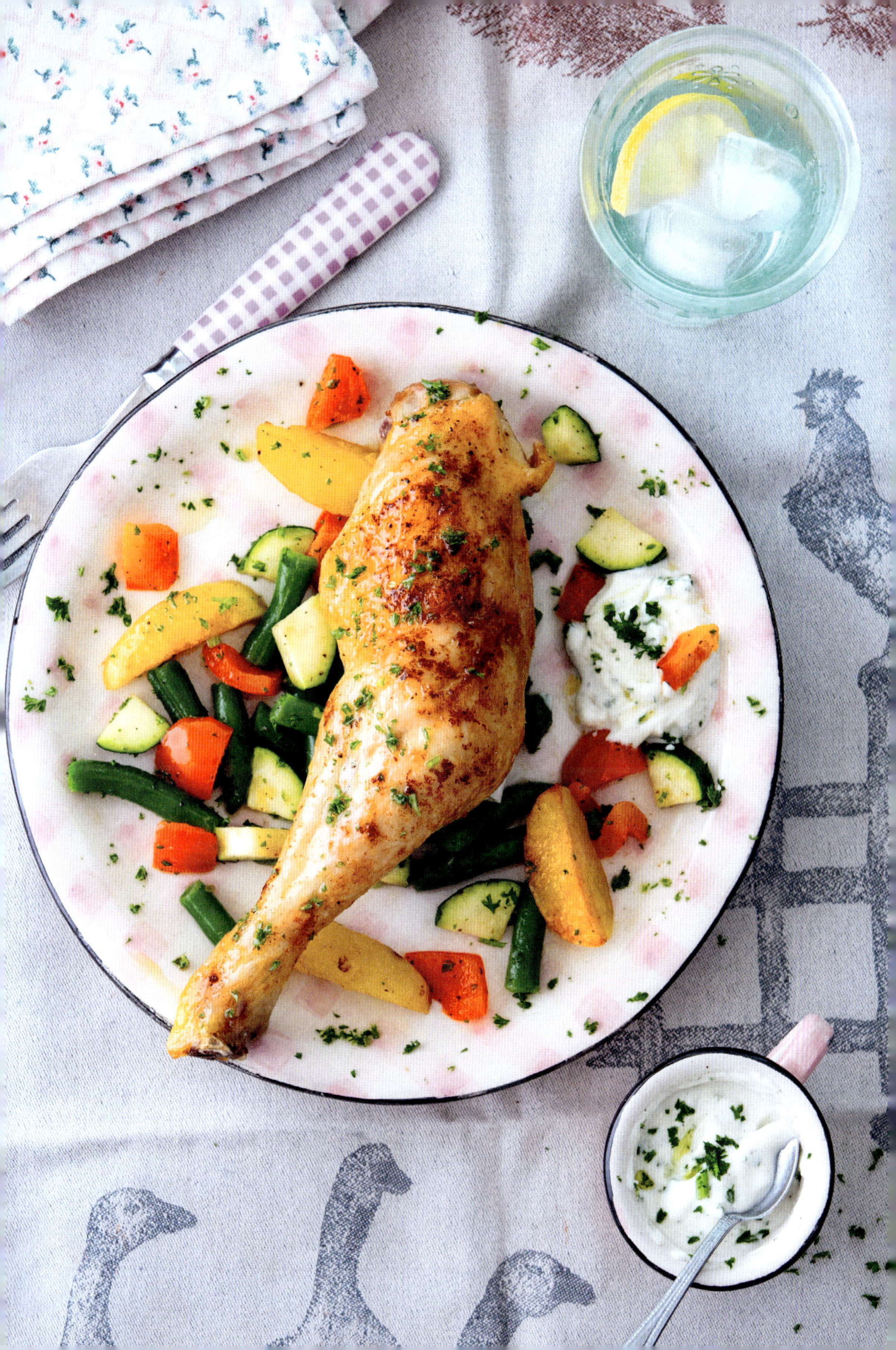

# Penne mit Zitronenbutter und Brokkoli

**Ballaststoffe sowie die Vitamin C, E und K**

### Zutaten für 4 Portionen

- 300 g Brokkoli
- 500 g Vollkorn-Penne
- 30 g Butter
- Saft von 1 Zitrone
- 3 EL Hanfsamen
- Salz und Pfeffer

### Zubereitung

- Den Brokkoli in mundgerechte Röschen teilen.
- Die Nudeln nach Packungsanleitung al dente garen. In den letzten beiden Garminuten den Brokkoli dazugeben. Nudeln und Brokkoli abgießen.
- Die Butter in einer Pfanne zerlassen. Nudeln und Brokkoli hineingeben und mit Zitronensaft sowie Hanfsamen gründlich verrühren. Mit etwas Salz und Pfeffer würzen und je nach Geschmack mit gehackter Petersilie garniert servieren.

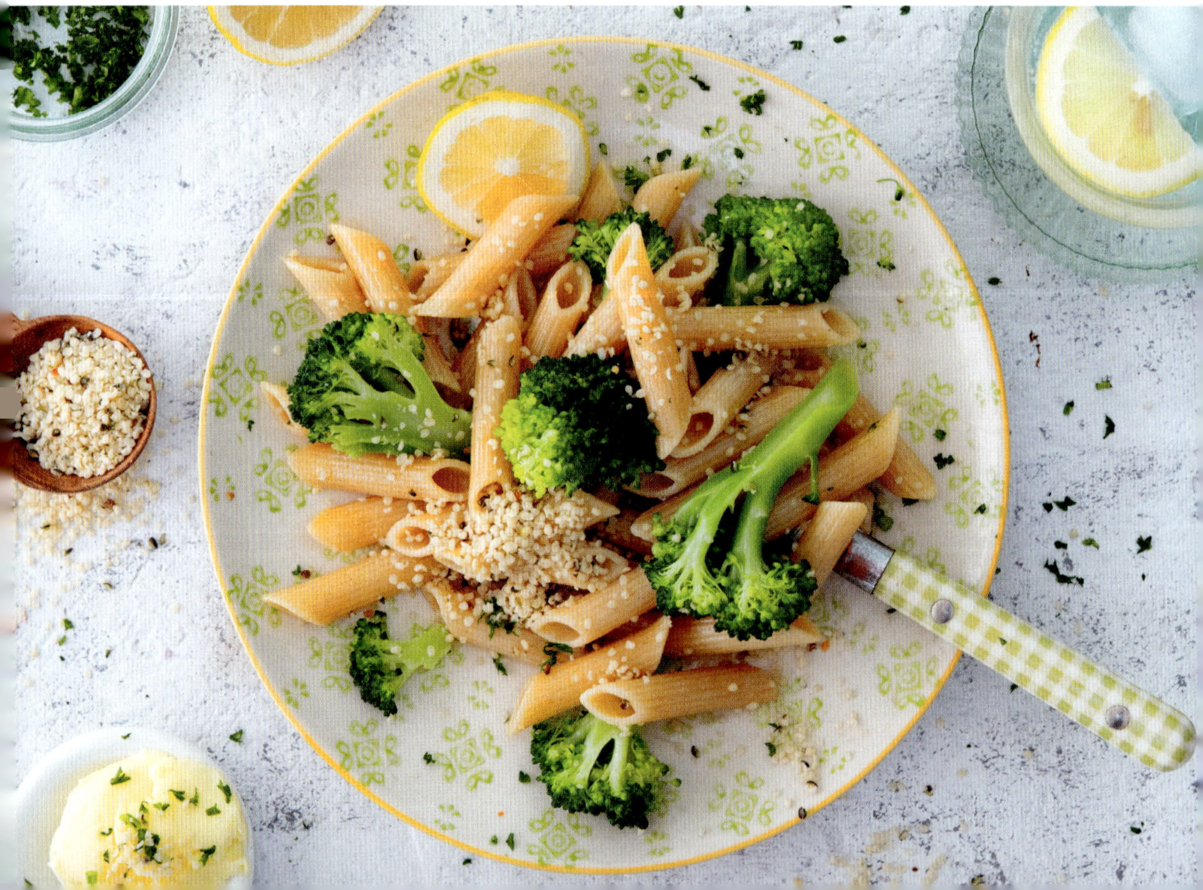

# Kabeljaufilet mit Tomatensauce

**Eiweiß, Vitamin C und Kalium**

## Zutaten für 4 Portionen

- 1 Zwiebel
- 2 Knoblauchzehen
- 4 Tomaten
- 1 Handvoll Kalamata-Oliven
- Rapsöl zum Braten
- 1 EL Kapern
- 1 EL Butter
- 600 g Kabeljaufilet
- Salz und Pfeffer

## Zubereitung

- Zwiebel und Knoblauch abziehen. Zwiebel würfeln, Knoblauch in dünne Scheiben schneiden. Die Tomaten mit kochendem Wasser übergießen und häuten. Anschließend vierteln. Die Oliven in Scheiben schneiden.

- Das Öl in einem kleinen Topf erhitzen und Zwiebel sowie Knoblauch darin andünsten. Die Tomaten dazugeben und mitdünsten. Kapern sowie Olivenscheiben hinzufügen und ebenfalls mitdünsten. Die Butter in einer Pfanne zerlassen und das Fischfilet darin braten. Mit Salz und Pfeffer würzen. Die Tomatensauce darübergeben und nach Belieben mit Kartoffelstampf servieren.

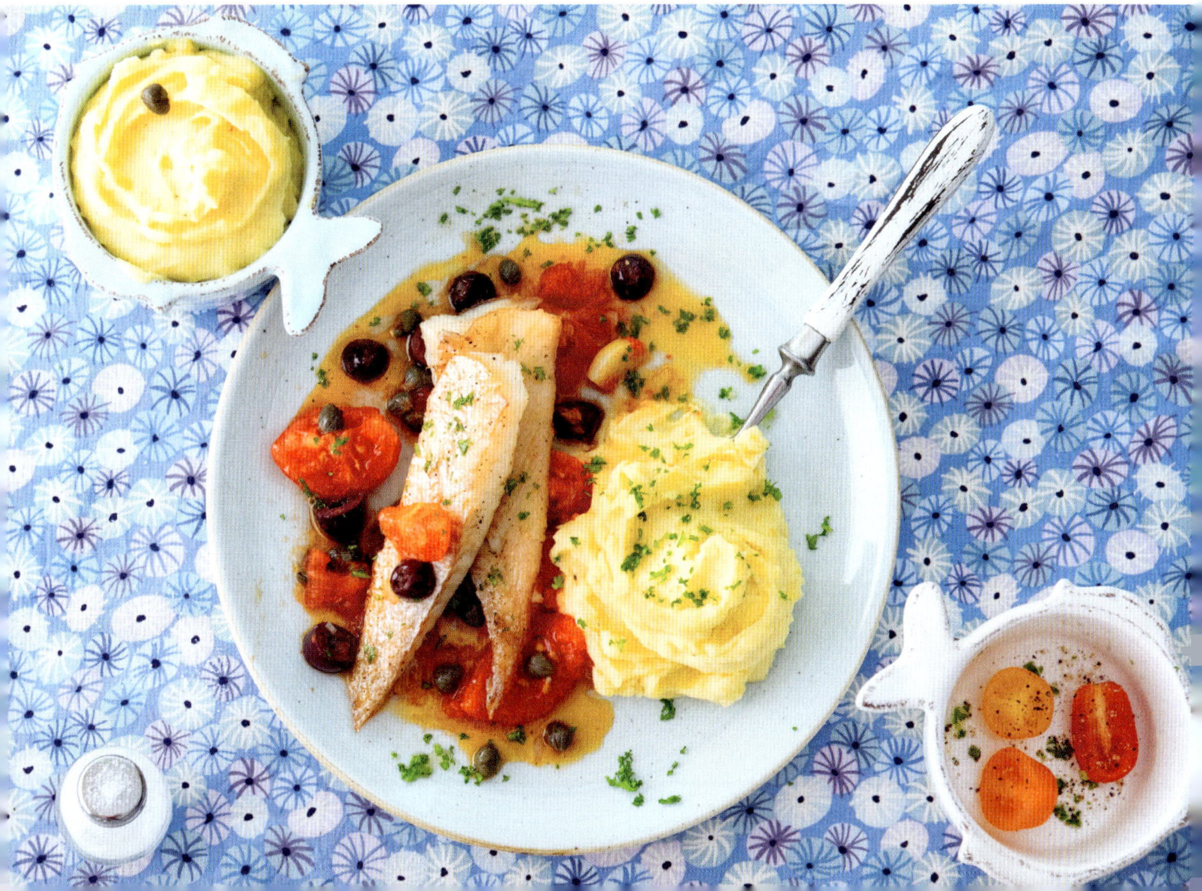

# Senfeier mit Kartoffeln

**Eiweiß und B-Vitamine**

### Zutaten für 4 Portionen

- 12 Kartoffeln
- Salz
- 6 Eier
- 100 g Butter
- 2 EL Mehl
- 100 ml Gemüsebrühe
- 1–2 EL Senf
- Schnittlauchröllchen

### Zubereitung

- Die Kartoffeln schälen und in Salzwasser garen. Die Eier wachsweich kochen und anschließend pellen.

- In der Zwischenzeit die Butter in einem Topf zerlassen und mit dem Mehl verrühren. Unter ständigem Rühren die Gemüsebrühe angießen und so lange weiterrühren, bis eine sämige Sauce entstanden ist. Den Senf unterrühren.

- Kartoffeln und Eier mit der Senfsauce begießen und mit Schnittlauchröllchen bestreuen.

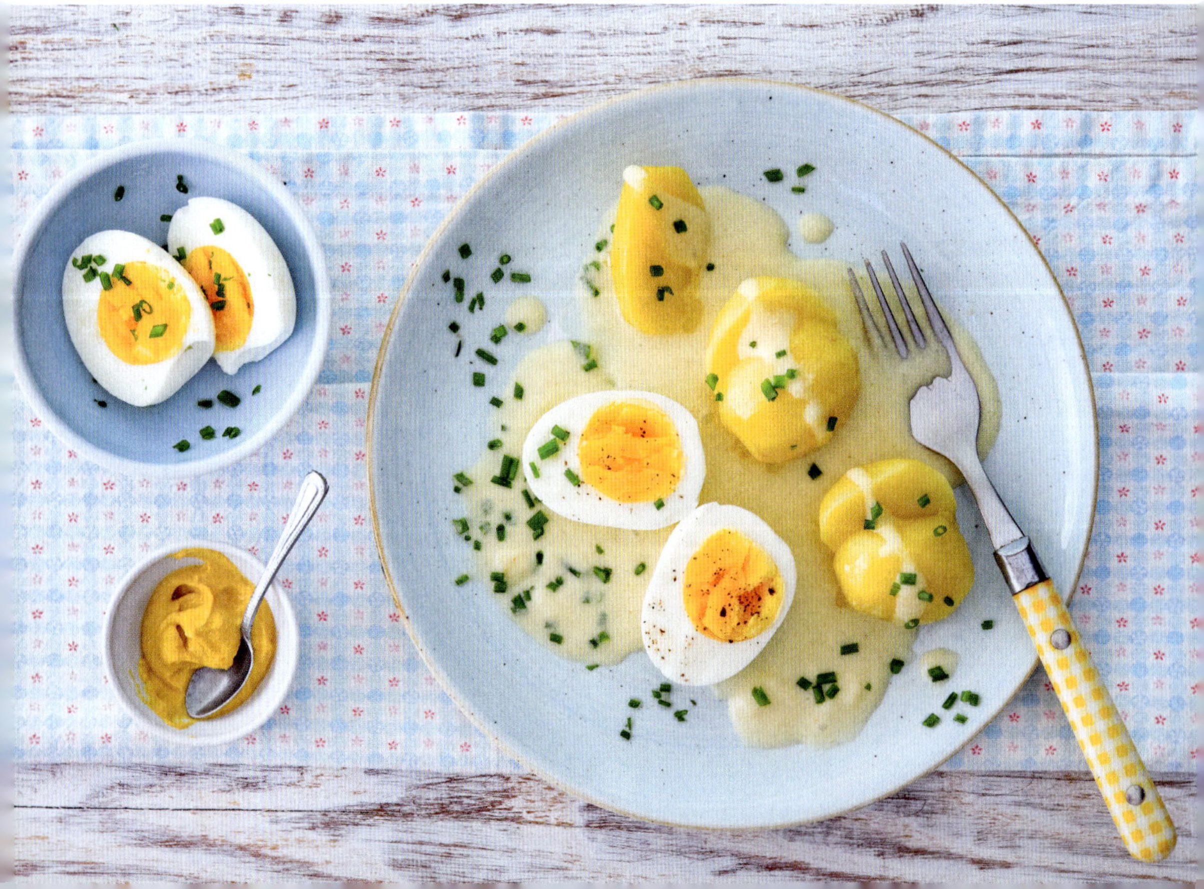

# Omas Hühnersuppe

## Eiweiß und Elektrolyte

### Zutaten für 4 Portionen

- Suppengemüse mit mindestens 3 Karotten
- 1 Biosuppenhuhn
- 300 g Suppennudeln
- 1 Brühwürfel
- gehackte Petersilie zum Bestreuen

### Zubereitung

- Das Suppengemüse putzen und in grobe Stücke schneiden. Mit dem Suppenhuhn in Wasser kochen, bis das Huhn gar ist. Dabei die Karotten nach etwa 30 Minuten aus der Suppe nehmen und beiseitestellen. Die Nudeln nach Packungsanleitung garen. Ist auch das Huhn gar, dieses ebenfalls aus der Suppe nehmen und häuten; das Fleisch von den Knochen streifen und in Stücke zupfen.

- Den Brühwürfel in der Suppe auflösen. Karotten und Hühnerfleisch wieder in die Suppe geben, die Nudeln dazugeben. Alles noch einmal erwärmen, mit Petersilie bestreuen und nach Belieben mit Vollkornbaguette servieren.

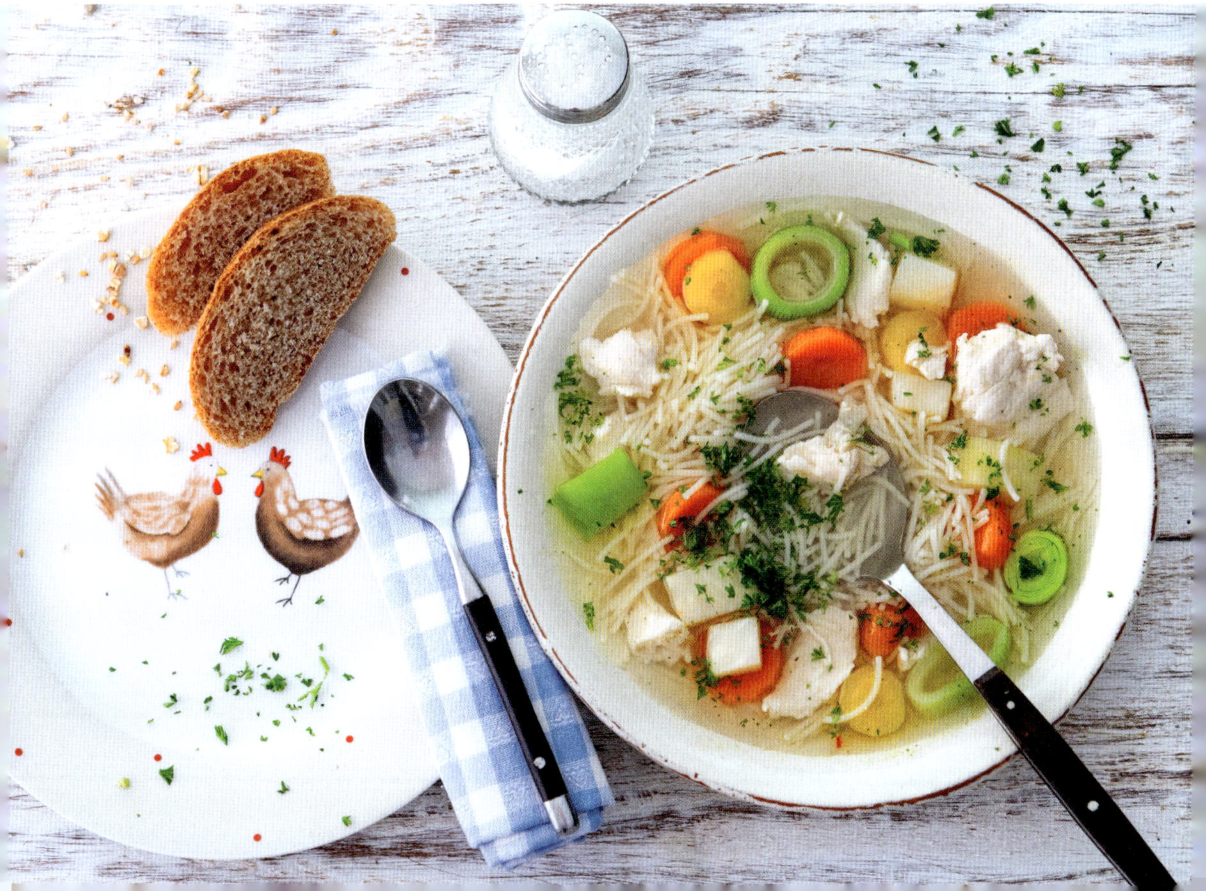

# Fleischpflanzerl mit Wirsinggemüse

**Eiweiß, Vitamin C und Bitterstoffe**

### Zutaten für 4 Portionen

- 2 Zwiebeln
- 2 Knoblauchzehen
- Butter zum Andünsten und Braten
- 1 Brötchen vom Vortag
- etwas Milch
- 600 g mageres Kalbshackfleisch
- 1 Ei
- 3 EL getrockneter Oregano
- 1 TL mittelscharfer Senf
- Salz und Pfeffer
- Rapsöl zum Braten
- 1 kleiner Kopf Wirsing
- 2 TL Schinkenspeckwürfel
- 1 EL Crème légère

### Zubereitung

- Für die Fleischpflanzerl 1 Zwiebel und Knoblauch abziehen und klein hacken. Etwas Butter in einer Pfanne zerlassen und Zwiebel sowie Knoblauch darin andünsten.

- Das Brötchen in etwas Milch einweichen und anschließend ausdrücken. Zwiebel, Knoblauch, Hackfleisch, Ei, Oregano und Senf dazugeben und alles gut vermengen. Mit Salz und Pfeffer würzen.

- Aus der Masse Pflanzerl formen. Etwas Öl in der bereits benutzten Pfanne erhitzen und die Pflanzerl darin rundum goldbraun braten.

- Für das Wirsinggemüse den Wirsing klein schneiden und in Salzwasser blanchieren. Abgießen. Die restliche Zwiebel abziehen und ebenfalls klein schneiden.

- Etwas Butter in einem Topf zerlassen und die Schinkenspeckwürfel darin anbraten. Die Zwiebel dazugeben und glasig dünsten. Den Wirsing sowie etwas Wasser hinzufügen und alles etwa 1 Stunde köcheln lassen. Dabei immer wieder prüfen, ob noch Wasser nachgegossen werden muss.

- Die Crème légère unterrühren und das Wirsinggemüse mit Salz sowie Pfeffer würzen. Zu den Fleischpflanzerln servieren.

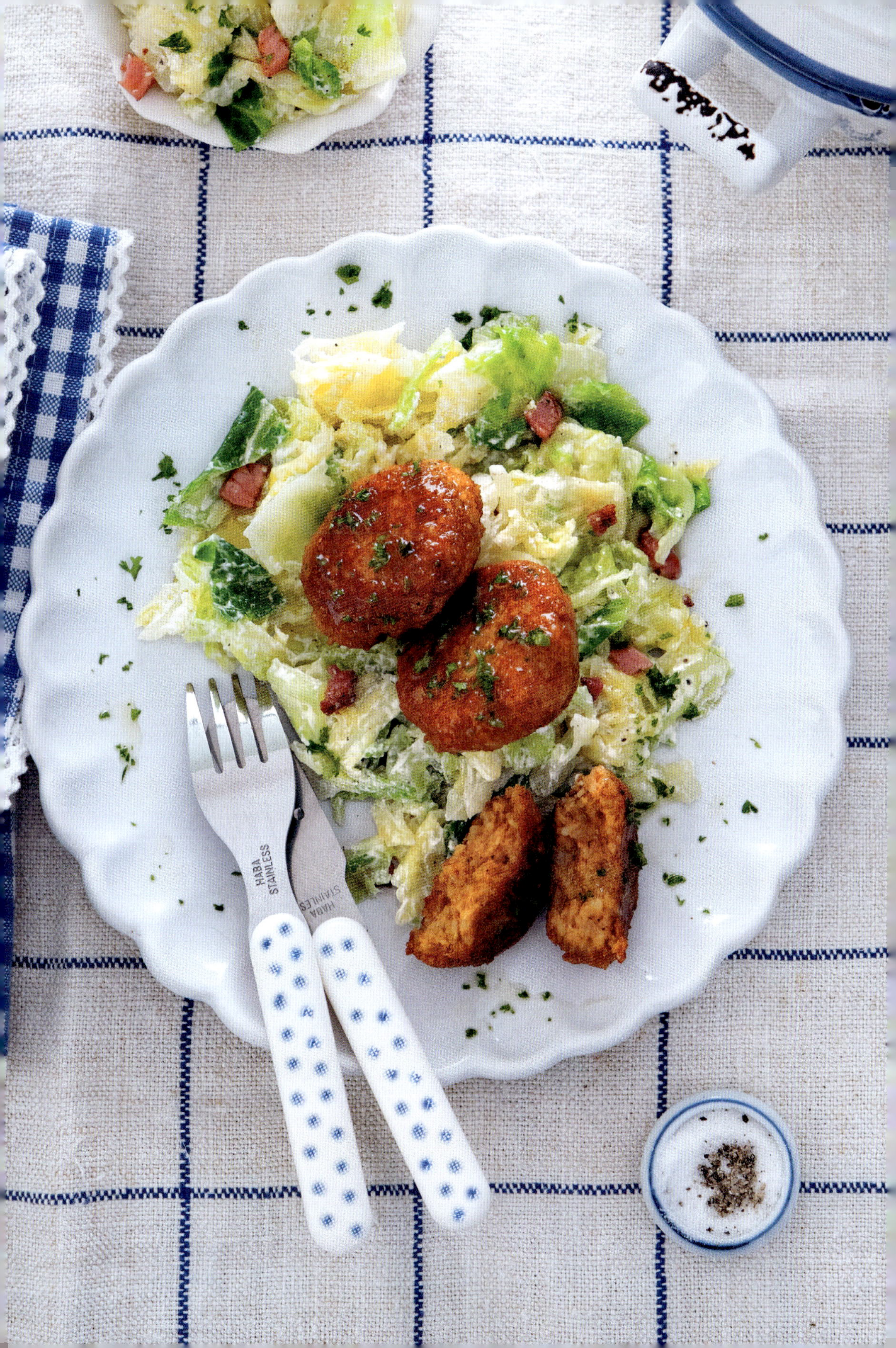
HABA STAINLESS
HABA STAINLESS

# Tomaten-Kalbsgulasch

**Eiweiß, Vitamin C und Kalium**

### Zutaten für 4 Portionen

- 1 kg mageres Kalbfleisch (Nuss, Schnitzel oder Hüfte)
- 1 EL Mehl
- 4 Tomaten
- 1 Zwiebel
- 2 Knoblauchzehen
- Sonnenblumenöl zum Braten
- edelsüßes Paprikapulver
- Salz und Pfeffer
- 1 TL Tomatenmark

### Zubereitung

- Das Kalbfleisch in mundgerechte Würfel schneiden und mit Mehl bestäuben. Die Tomaten mit kochendem Wasser übergießen und häuten. Anschließend vierteln. Zwiebel und Knoblauch abziehen und fein schneiden.

- Das Öl in einem Topf erhitzen und Zwiebel sowie Knoblauch darin andünsten. Das Fleisch dazugeben und scharf anbraten. Mit 1 bis 2 Tassen Wasser ablöschen und anschließend alles zugedeckt köcheln lassen.

- Nach 30 Minuten die Tomatenviertel dazugeben und anschließend alles weitere 30 Minuten zugedeckt köcheln lassen.

- Den Deckel vom Topf nehmen, damit die Sauce etwas einkochen kann. Das Kalbsgulasch mit Paprikapulver, Salz, Pfeffer und Tomatenmark würzen und nach Belieben mit Tagliatelle oder Kartoffelstampf servieren.

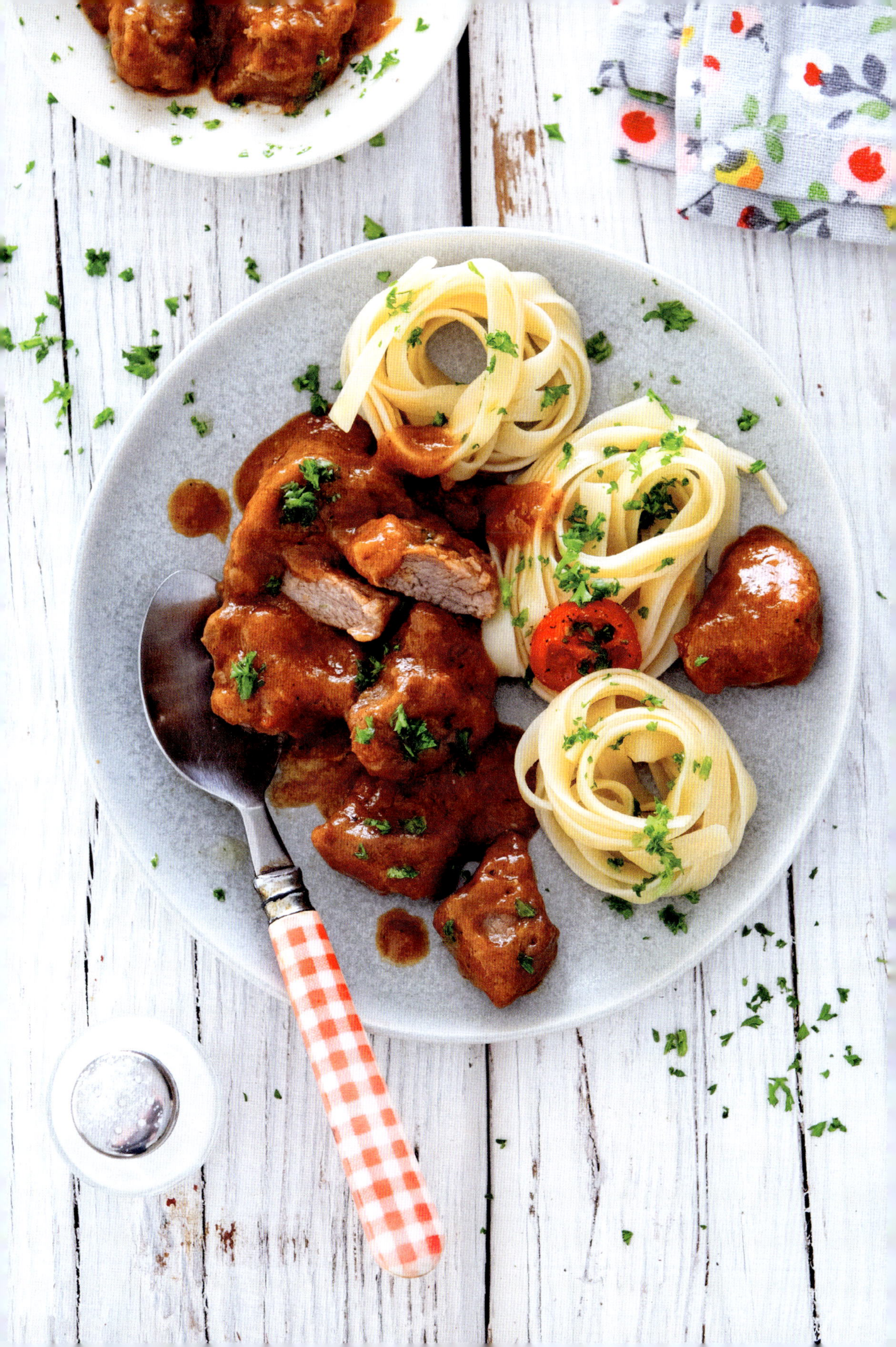

# Fischpflanzerl mit Salat

**Eiweiß, Vitamin A, Vitamin C und B-Vitamine**

### Zutaten für 4 Portionen

- 200 g festkochende Kartoffeln
- 1 Bund Frühlingszwiebeln
- 400 g weißes Fischfilet, vorzugsweise Rotbarsch oder Kabeljau
- ½ Bund Petersilie
- 50 g Semmelbrösel
- 1 Ei
- Saft von 1 Zitrone
- Salz und Pfeffer
- Rapsöl zum Braten
- 1 Kopfsalat

### Zubereitung

- Die Kartoffeln schälen, in grobe Stücke schneiden und weich kochen. Anschließend abgießen und stampfen.

- Während die Kartoffeln kochen, die Frühlingszwiebeln putzen und in sehr feine Ringe schneiden. Den Fisch grob in Stücke schneiden und in der Küchenmaschine pürieren. Die Petersilienblättchen von den Stängeln zupfen und fein hacken.

- Kartoffelstampf, Frühlingszwiebelringe und Fischpüree in eine Schüssel geben. Semmelbrösel, Ei, Petersilie und Zitronensaft dazugeben und alles gründlich vermengen. Mit Salz und Pfeffer würzen.

- Aus der Kartoffel-Fisch-Masse Pflanzerl formen. Etwas Öl in einer Pfanne erhitzen und die Fischpflanzerl darin rundum goldbraun braten.

- Die Kopfsalatblätter auf Tellern anrichten, nach Belieben mit etwas Olivenöl und Zitronensaft anmachen und die Fischpflanzerl dazulegen.

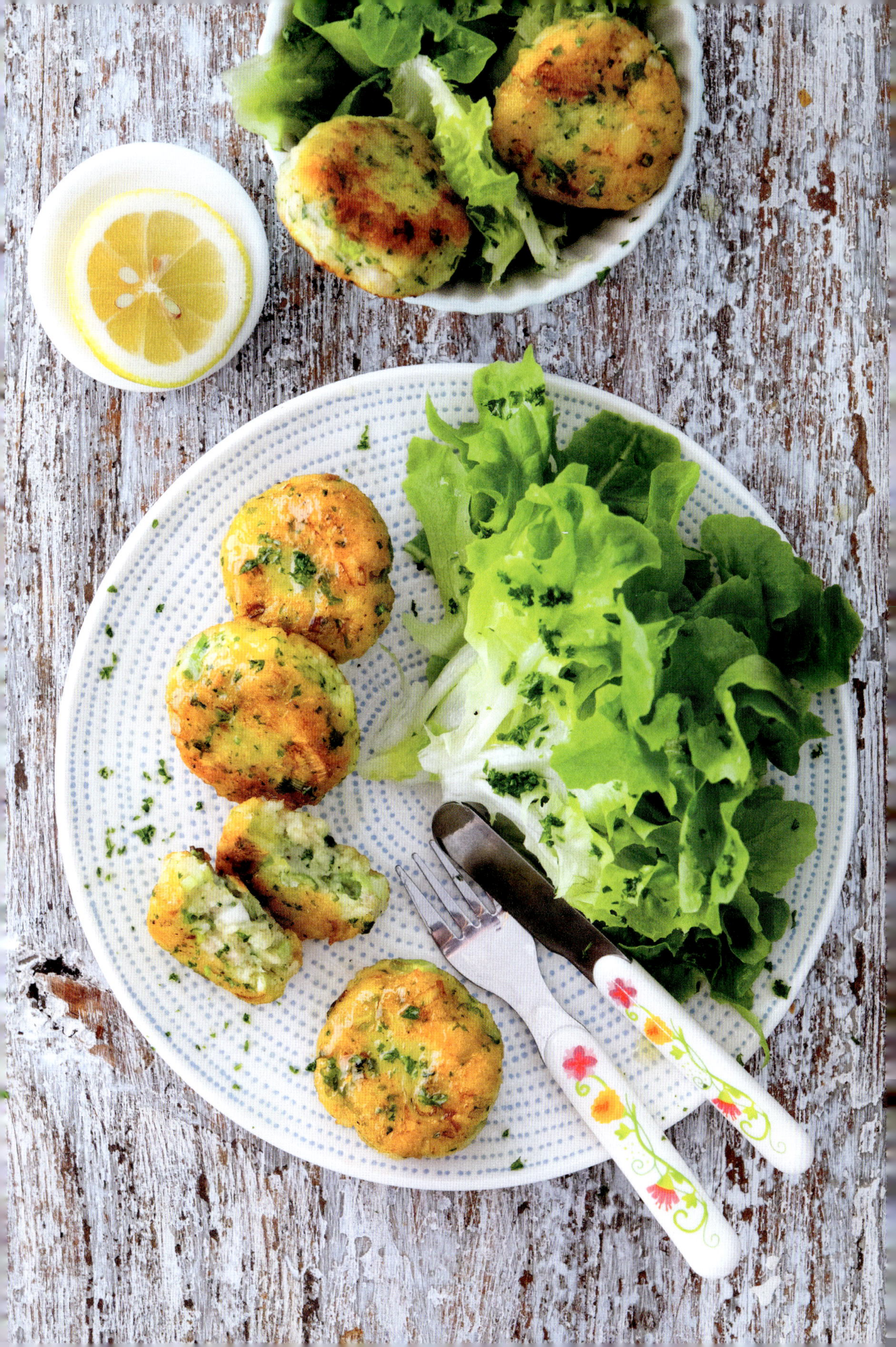

# Anmerkungen


1 Hibbeln, J. R., Davis, J. M., Steer, C., Emmett, P., Rogers, I., Williams, C., Golding, J.: »Maternal seafood consumption in pregnancy and neurodevelopmental outcomes in childhood (ALSPAC study): an observational cohort study«. In: *Lancet,* 2007, London, 369 (9561), 578–585.

Oken, E., Wright, R. O., Kleinman, K. P., Bellinger, D., Amarasiriwardena, C. J., Hu, H., Rich-Edwards, J. W., Gillman, M. W.: »Maternal fish consumption, hair mercury, and infant cognition in a U. S. Cohort«. In: *Environmental Health Perspectives,* 2005, 113 (10), 1376–1380.

2 Waterland, R., Garza, C.: »Potential mechanisms of metabolic imprinting that lead to chronic disease«. In: *The American Journal of Clinical Nutrition,* 1999, 69 (2), 179–197.

3 Daniels, L., Taylor, R. W., Williams, S. M., Gibson, R. S., Fleming, E. A., Wheeler, B. J., Taylor, B. J., Haszard, J. J., Heath, A. L. M.: »Impact of a modified version of baby-led weaning on iron intake and status: a randomised controlled trial«. In: *British Medical Journal,* 2018, 8, e019036.

Morison, B. J., Taylor, R. W., Haszard, J. J., et al.: »How different are baby-led weaning and conventional complementary feeding? A cross-sectional study of infants aged 6–8 months«. In: *British Medical Journal,* 2016, 6, e010665.

4 Winzenberg, T., et al.: »Effects of Calcium supplementation on bone density in healthy children: meta-analysis of randomised controlled trials«. In: *British Medical Journal,* 2006, 775–778.

5 Witte, A. V., Kerti, L., Hermannstädter, H. M., Fiebach, J. B., Schreiber, S. J., Schuchardt, J. P., Hahn, A., Flöel, A.: »Long-chain omega-3 fatty acids improve brain function and structure in older adults«. In: *Cerebral Cortex,* 2014, 24 (11), 3059–3068.

6 De Lorgeril, M., Renaud, S., Mamelle, N., Salen, P., Martin, J. L., Monjaud, I., Guidollet, J., Touboul, P., Delaye, J.: »Mediterranean alpha-linolenic acid-rich diet in secondary prevention of coronary heart disease«. In: *Lancet,* 2004 (8911), 1454–1459.

7 Lenihan-Geels, G., Bishop, K. S., Ferguson, L. R.: »Alternative sources of omega-3 fats: can we find a sustainable substitute for fish?« In: *Nutrients,* 2013, 5 (4), 1301–1315.

8 Kromeyer-Hauschild, K., Wabitsch, M., Kunze, D., et al.: »Perzentile für den Body-mass-Index für das Kindes- und Jugendalter unter Heranziehung verschiedener deutscher Stichproben«. In: *Monatsschrift Kinderheilkunde,* 2001, 149, 807–818.

MGRS Multicentre Growth Reference Study Group: »WHO Child Growth Standards based on length/height, weight and age«. In: *Acta Paediatrica,* 2006, 450, 76–85.

9 https://www.dge.de/wissenschaft/stellungnahmen-und-fachinformationen/positionen/position-zur-veganen-ernaehrung/, abgerufen am 17.08.2023.

10 Keller, M., Müller, S.: »Vegetarische und vegane Ernährung bei Kindern – Stand der Forschung und Forschungsbedarf«. In: *Forschende Komplementärmedizin,* 2016, 23 (2), 81–88.

11 Alexy, U., Fischer, M., Weder, S., Längler, A., Michalsen, A., Sputtek, A., Keller, M.: »Nutrient Intake and Status of German Children and Adolescents Consuming Vegetarian, Vegan or Omnivore Diets: Results of the VeChi Youth Study«. In: *Nutrients,* 2021, 13 (5), 1707.

Weder, S., Hoffmann, M., Becker, K., Alexy, U., Keller, M.: »Energy, Macronutrient Intake, and Anthropometrics of Vegetarian, Vegan, and Omnivorous Children (1–3 years) in Germany (VeChi Diet Study)«. In: *Nutrients,* 2019, 11 (4), 832.

12 Rizzo, G., Laganà, A. S., et al.: »Vitamin B12 among Vegetarians: Status, Assessment and Supplementation«. In: *Nutrients,* 2016, 8 (12), 767.

Pawlak, R., Lester, S. E., Babatunde, T.: »The prevalence of cobalamin deficiency among vegetarians assessed by serum vitamin B12: a review of literature«. In: *European Journal of Clinical Nutrition,* 2015, 68 (5), 541–548.

13 Alexy, U., Fischer, M., Weder, S., Längler, A., Michalsen, A., Sputtek, A., Keller, M.: »Nutrient Intake and Status of German Children and Adolescents Consuming Vegetarian, Vegan or Omnivore Diets: Results of the VeChi Youth Study«. In: *Nutrients,* 2021, 13 (5), 1707.

14 Warensjö, E., Byberg, L., Melhus, H., Gedeborg, R., Mallmin, H., Wolk, A., Michaëlsson, K.: »Dietary Calcium intake and risk of fracture and osteoporosis: prospective longitudinal cohort study«. In: *British Medical Journal,* 2011, 342.

15 Gelesen bei Carolin Wiedmann (Kinderärztin, Zusatzbezeichnung Ernährungsmedizin) alias plantpowerpediatrician auf Instagram.

16 Lenihan-Geels, G., Bishop, K.S., Ferguson, L.R.: »Alternative sources of omega-3 fats: can we find a sustainable substitute for fish?« In: *Nutrients,* 2013, 5 (4), 1301–1315.

17 Bundesinstitut für Risikobewertung BfR (Hrsg.): Jodversorgung in Deutschland wieder rückläufig – Tipps für eine gute Jodversorgung. (2020) https://www.bfr.bund.de/cm/343/jodversorgung-in-deutschland-wieder-ruecklaeufig-tipps-fuer-eine-gute-jodversorgung.pdf, abgerufen am 29.04.2020.

Buyken, A.E., Alexy, U., Kersting, M., Remer, T.: »Die DONALD Kohorte. Ein aktueller Überblick zu 25 Jahren Forschung im Rahmen der Dortmund Nutritional and Anthropometric Longitudinally Designed Study [The DONALD cohort. An updated overview on 25 years of research based on the Dortmund Nutritional and Anthropometric Longitudinally Designed Study]«. In: *Bundesgesundheitsblatt, Gesundheitsforschung, Gesundheitsschutz,* 2012, 55 (6–7), 875–884.

18 Remer, T., Johner, S.A., Thamm, M.: »DONALD – ein Sensor für die Jodversorgung in Deutschland: Vergleich der Jodversorgung von Kindern mit Daten aus KiGGS & DEGS«. In: *ErnährungsUmschau,* 2016, 8, M470–M473.

19 Hey, I., Thamm, M., Thamm, R.: »Monitoring der Jodversorgung bei Kindern und Jugendlichen, Studie zur Gesundheit von Kindern und Jugendlichen in Deutschland (KiGGS Welle 2)«, Robert-Koch-Institut 2019.

Teas, J., Pino, S., Critchley, A., Braverman, L.: »Variability of Iodine Content in Common Commercially Available Edible Seaweeds«. In: *Thyroid,* 2004, 14 (10), 836–841.

20 Günther, K. *Eisenmangel beheben mit natürlichen Lebensmitteln: Ratgeber für alle Ernährungstypen.* Springer, Heidelberg, 2019.

21 https://apps.who.int/iris/bitstream/handle/10665/177094/9789241564960_eng.pdf?sequence=1, abgerufen am 30.12.2022.

22 Seshadri, S., Shah, A., Bhade, S.: »Haematologic response of anaemic preschool children to ascorbic acid supplementation«. In: *Human Nutrition. Applied Nutrition,* 1085, 39 (2), 151–154.

23 García-Casal, M.N., Layrisse, M., Solano, L., Barón, M.A., Arguello, F., Llovera, D., Ramírez, J., Leets, I., Tropper, E.: »Vitamin A and beta-carotene can improve nonheme iron absorption from rice, wheat and corn by humans«. In: *Journal of Nutrition,* 1998, 128 (3), 646–650.

24 De Brito, N.J., Rocha, É.D., de Araújo Silva, A., Costa, J.B., França, M.C., das Graças Almeida, M., Brandão-Neto, J.: »Oral zinc supplementation decreases the serum iron concentration in healthy schoolchildren: a pilot study«. In: *Nutrients,* 2014, 6 (9), 3460–3473.

25 Hurrell, R., Egli, I.: »Iron bioavailability and dietary reference values«. In: *The American Journal of Clinical Nutrition,* 201091 (5), 1461S–1467S.

26 Saper, R.B., Rash, R.: »Zinc: an essential micronutrient«. In: *American Family Physician,* 2009, 79 (9), 768–772.

Yin, Y., Li, Y., Li, Q., et al.: »Evaluation of the relationship between height and zinc, copper, iron, calcium, and magnesium levels in healthy young children in Beijing, China«. In: *Biological Trace Element Research,* 2016.

27 Melina, V., Craig, W., Levin, S.: »Position of the Academy of Nutrition and Dietetics: Vegetarian Diets«. In: *Journal of the Academy of Nutrition and Dietetics,* 2016, 116 (12), 1970–1980.

28 https://www.dge.de/wissenschaft/faqs/zink/, abgerufen am 06.01.2023.

29 DGE (Hrsg.): Ausgewählte Fragen und Antworten zu Zink. (2019) www.dge.de/wissenschaft/weitere-publikationen/faqs/zink/, abgerufen am 17.08.2023.

30 Rittenau, Niko: *Vegan-Klischee ade: Wissenschaftliche Antworten auf kritische Fragen zu pflanzlicher Ernährung.* Becker Joest Volk Verlag, Hilden, 2020.

31 Crowe, F.L., Steur, M., Allen, N.E., Appleby, P.N., Travis, R.C., Key, T.J.: »Plasma concentrations of 25-hydroxyvitamin D in meat eaters, fish eaters, vegetarians and vegans: results from the EPIC-Oxford study«. In: *Public Health Nutrition,* 2011, 14 (2), 340–346.

32 Chan, J., Jaceldo-Siegl, K., Fraser, G.E.: »Serum 25-hydroxyvitamin D status of vegetarians, partial vegetarians, and nonvegetarians: the Adventist Health Study-2«. In: *The American Journal of Clinical Nutrition,* 2009, 89 (5), 1686S–1692S.

33 Heseker, H., Stahl, A.: »Vitamin A: Physiologie, Funktionen, Vorkommen, Referenzwerte und Versorgung in Deutschland«. In: *ErnährungsUmschau,* 2010, 10, 481–489.

34 Lietz, G., Oxley, A., Boesch-Saadatmandi, C., Kobayashi, D.: »Importance of β,β-carotene 15,15'-monooxygenase 1 (BCMO1) and β,β-carotene 9',10'-dioxygenase 2 (BCDO2) in nutrition and health«. In: *Molecular Nutrition and Food Research,* 2012, 56, 241–250.

35 Westphal, A., Böhm, V.: »Carotenoids. Properties, distribution, bioavailability, metabolism and health effects«. In: *ErnährungsUmschau,* 2015, 196–207.

36 https://www.verbraucherzentrale.de/wissen/projekt-klartext-nem/vitamine-und-mineralstoffe-wie-laesst-sich-ein-naehrstoffmangel-feststellen-80117, abgerufen am 18.07.2023.

37 Bergmann, C. G., Heinrich, J., Niemann, H.: »Aktueller Stand zur Verbreitung von Allergien in Deutschland«. In: *Allergo Journal,* 2016, 25, 22–26.

38 Gernert, S., Lange, L.: »Allergene und Kreuzallergien«. In: Die *Monatsschrift Kinderheilkunde,* 2017, 165, 124–130.

39 Lange, L.: »Allergologische Diagnostik bei atopischem Ekzem im Kindesalter: Wann sinnvoll, wann überflüssig?« In: *Pädiatrische Allergologie*, Sonderheft Neurodermitis, 2017, 17–24.

40 Brettschneider, A. K., von der Lippe, E., Lange, C.: »Stillverhalten in Deutschland – Neues aus KiGGS Welle 2«. In: *Bundesgesundheitsblatt – Gesundheitsforschung – Gesundheitsschutz,* 2018, 61 (8), 920–925.

Lange, C., Schenk, et al.: »Verbreitung, Dauer und zeitlicher Trend des Stillens in Deutschland«. In: *Bundesgesundheitsblatt – Gesundheitsforschung – Gesundheitsschutz,* 2007, 5/6, 624–633.

41 Harris, H.A., Fildes, A., Mallan, K. M., Llewellyn, C. H.: »Maternal feeding practices and fussy eating in toddlerhood: a discordant twin analysis«. In: *The International Journal of Behavioral Nutrition and Physical Activity,* 2016, 13, 81.

42 Schröder, P. C., Li, J., Wong, G.W., Schaub, B.: »The rural-urban enigma of allergy: what can we learn from studies around the world?« In: *Pediatric Allergy Immunology,* 2015, 26 (2), 95–102.

Kramer, M. S., Kakuma, R.: »Maternal dietary antigen avoidance during pregnancy or lactation, or both, for preventing or treating atopic disease in the child«. *Evidence-Based Child Health,* 2014, 9, 447–483.

43 Aronsson, A., et al.: »Association of Gluten Intake During the First 5 Years of Life With Incidence of Celiac Disease Autoimmunity and Celiac Disease Among Children at Increased Risk«. In: *JAMA,* 2019, 322, 514–523.

Stellungnahme der Ernährungskommission der Deutschen Gesellschaft für Kinder- und Jugendmedizin (DGKJ): »Zeitpunkt der Beikosteinführung und Risiko für Allergien und Zöliakie: Update«. In: *Monatsschrift Kinderheilkunde,* 2016.

44 Adgent, M., et al.: »A Longitudinal Study of Estrogen-Responsive Tissues and Hormone Concentrations in Infants Fed Soy Formula«. In: *The Journal of Clinical Endocrinology & Metabolism,* 2018, 103, 1899–1900.

Pressemitteilung Bundesverband der Kinder- und Jugendärzte: »Säuglingsnahrung aus Sojamilch nicht empfehlenswert«. Meldung vom 30.05.2018.

45 Fangupo, L., et al.: »A Baby-Led Approach to Eating Solids and Risk of Choking«. In: *Pediatrics,* 2016, 138 (4), e20160772.

Morison, B. J., et al.: »How different are baby-led weaning and conventional complementary feeding? A cross-sectional study of infants aged 6–8 months«. In: *British Medical Journal,* 2016, 6 (5), e010665.

46 Koletzko, B.: *Kinder- und Jugendmedizin.* 13. Auflage. Springer, Heidelberg, 2007, S. 10.

47 Kast-Zahn, A., Morgenroth, H.: *Jedes Kind kann schlafen lernen.* GU, München, 2013.

48 https://www.hipp.de/beikost/ratgeber/babys-gesundheit-entwicklung/schlafen/braucht-mein-baby-nachts-nahrung/, abgerufen am 06.06.2023.

49 https://www.kinder-verstehen.de/mein-werk/artikel/schlafprobleme-aus-sicht-der-evolution/, abgerufen am 06.06.2023.

50 https://www.who.int/europe/de/news/item/03-08-2022-foods-for-infants-and-young-children-a-matter-of-concern.

51 Goodlin-Jones, B. L., Burnham, M. M., Gaylor, E. E., Anders, T. F.: »Night waking, sleep-wake organization and self-soothing in the first year of life«. In: *Journal of Developmental and Behavioral Pediatrics,* 2001, 226–233.

52 Hopkins, D., Steer, C. D., Northstone, K., Emmett, P. M.: »Effects on childhood body habitus of feeding large volumes of cow or formula milk compared with breastfeeding in the latter part of infancy«. In: *The American Journal of Clinical Nutrition,* 2015, 102 (5), 1096–1103.

53 Winzenberg, T., et al.: »Effects of calcium supplementation on bone density in healthy children: meta-analysis of randomised controlled trials«. In: *British Medical Journal,* 2006, 333, 775–778.

54 https://www.dge.de/gesunde-ernaehrung/faq/ausgewaehlte-fragen-und-antworten-zu-protein-und-unentbehrlichen-aminosaeuren/#c3500, abgerufen am 17.08.2023.

55 Koletzko, B., von Kries, R., Closa, R., Escribano, J., Scaglioni, S., Giovannini, M., et al.: »Lower protein in infant formula is associated with lower weight up to age 2: a randomized clinical trial«. In: *The American Journal of Clinical Nutrition,* 2009, 89 (6), 1836–1845.

56 Koletzko, B., Girardet, J. P., Klish, W., Tabacco, O.: »Obesity in children and adolescents worldwide: current views and future directions–Working Group Report of the First World Congress of Pediatric Gastroenterology, Hepatology, and Nutrition«. In: *Journal of Pediatric Gastroenterology and Nutrition,* 2002, 35, 205–210.

57 Andres, A., et al.: »Developmental Status of 1-Year-Old Infants Fed Breast Milk, Cow's Milk Formula, or Soy Formula«. In: *Pediatrics,* 2012, 129 (6), 1134–1140.

Adgent, M.A. et al.: »A longitudinal study of estrogen-responsive tissues and hormone concentrations in infants fed soy formula«. In: *The Journal of Clinical Endocrinology & Metabolism,* 2018, 1; 103 (5), 1899–1909.

58 https://static1.squarespace.com/static/5e5066168bf5a551ea5c4429/t/5e51a743fe69f273e6c60205/1582409540251/Steps-To-Eating.pdf. Steps to eating. Copyright 1995/2010 Kay, A., Toomey, Ph.D., abgerufen am 21.02.2023.

59 https://www.fitkid-aktion.de/fachinformationen/medien, abgerufen am 05.03.2022.

60 Deutsche Gesellschaft für Ernährung (2019). Der DGE-Ernährungskreis – Beispiel für eine vollwertige Lebensmittelauswahl. https://www.dge-ernaehrungskreis.de/start/, abgerufen am 10.03.2022.

Deutsche Gesellschaft für Ernährung (2012). Einsatz von Milch und Milchprodukten in den DGE-Qualitätsstandards im Kontext von Altersgruppen und einer nachhaltigen Ernährung. Wissenschaftliche Hintergründe.

61 Vanderhout, S., et al.: »Relation between milk-fat percentage, vitamin D, and BMI z score in early childhood«. In: *American Journal of Clinical Nutrition,* 2016, 104 (6), 1657–1664.

62 Heyman, M.B., Abrams, S.A., Section on Gastroenterology, Hepatology, and Nutrition, & Committee on Nutrition: »Fruit Juice in Infants, Children, and Adolescents: Current Recommendations«. In: *Pediatrics,* 2017, 139 (6), e20170967.

63 Suglia, S.F., Solnick, S., Hemenway, D.: »Soft drinks consumption is associated with behavior problems in 5-year-olds«. In: *Journal of Pediatrics,* 2013, 163 (5), 1323–1328.

64 Tabbers, M., Dilorenzo, C., Berger, M., et al.: »Evaluation and treatment of functional constipation in infants and children: evidence-based recommendations from ESPGHAN and NASPGHAN«. In: *Journal of Pediatric Gastroenterology and Nutrition,* 2014, 58, 258–274.

65 Candy, D.C., Edwards, D., Geraint, M.: »Treatment of faecal impaction with polyethelene glycol plus electrolytes (PGE + E) followed by a double-blind comparison of PEG + E versus lactulose as maintenance therapy«. In: *Journal of Pediatric Gastroenterology and Nutrition,* 2006, 43, 65–70.

66 Baseler, M., van der Brink, A.: *Die Kackwurstfabrik.* Klett Kinderbuch, Stuttgart, 2018.

67 Claße, M.: »Obstipation«. In: *Monatsschrift Kinderheilkunde,* 2015, 163, 269–282.

68 Koletzko, B., Koletzko, S.: »Gedeihstörung und Untergewicht«. In: *Monatsschrift Kinderheilkunde,* 2008, 156, 803–816.

Braegger, C., Decsi, T., Dias, J.A., Hartman, C., Koletzko, B., Koletzko, S., et al.: »Practical approach to pediatric enteral nutrition, comment by the ESPGAN committee on nutrition«. In: *Journal of Pediatric Gastroenterology and Nutrition,* 2010, 51, 110–122.

69 Korsten-Reck, U., Kromeyer-Hauschild, K., et al.: »Freiburg Intervention Trial for Obese Children (FITOC): results of a clinical observation study«. In: *International Journal of Obesity,* 2005, 29 (4), 356–361.

Schienkiewitz, A., Brettschneider, A.K., Damerow, S., Schaffrath-Rosario, A.: »Übergewicht und Adipositas im Kindes- und Jugendalter in Deutschland – Querschnittergebnisse aus KiGGS Welle 2 und Trends«. In: *Journal of Health Monitoring,* 2018, 3 (1), 16–23.

70 Blair, D.: »The Child in the Garden: an evaluative review of the benefits of school gardening«. In: *Journal of Environmental Education,* 2009, 40 (3), 15–38.

71 Johnson, S.L.: »Developmental and Environmental Influences on Young Children's Vegetable Preferences and Consumption«. In: *Advances in Nutrition,* 2016, 7 (1), 220S–231S.

72 Kuzawa, C.W., Chugani, H.T., Grossman, L.I., Lipovich, L., Muzik, O., Hof, P.R., Wildman, D.E., Sherwood, C.C., Leonard, W.R., Lange, N.: »Metabolic costs and evolutionary implications of human brain development«. In: *Proceedings of the National Academy of Sciences of the United States of America,* 2014, 111 (36), 13010–13015.

73 Abrams, S. et al.: »Fruit Juice in Infants, Children, and Adolescents: Current Recommendations«. In: *Pediatrics,* 2017, 139 (6), e20170967.

74 Ethische Aspekte wie die Überfischung der Meere und deren Konsequenzen werden hier nicht besprochen.

Bernstein, A.S., Oken, E., de Ferranti, S., Council on Environmental Health, Committee on Nutrition: »Fish, Shellfish, and Children's Health: An Assessment of Benefits, Risks, and Sustainability«. In: *Pediatrics,* 2019, 143 (6), e20190999.

75 Stiftung Warentest: Nahrungsergänzungsmittel für Kinder: Bestenfalls überflüssig. 2008.

Niedersächsisches Landesamt für Verbraucherschutz und Lebensmittelsicherheit. Nahrungsergänzungsmittel für Kinder, 2013/2014.

76 Piaget, J., Inhelder, B.: *The Psychology of the Child.* Basic Books, New York, 2000.

77 https://www.aerzteblatt.de/nachrichten/105381/Jedes-zehnte-Grundschulkind-geht-ohne-Fruehstueck-zur-Schule, abgerufen am 10.05.2023.

Rampersaud, G.C., Pereira, M.A., Girard, B.L., Adams, J., Metzl, J.D.: »Breakfast habits, nutritional status, body weight, and academic performance in children and adolescents«. In: *Journal of the American Dietetic Association,* 2005, 105 (5), 743–762.

78 Wang, Y., Beydoun, M.A., Li, J., Liu, Y., Moreno, L.A.: »Do children and their parents eat a similar diet? Resemblance in child and parental dietary intake: systematic review and meta-analysis«. In: *Journal of Epidemiology and Community Health,* 2011, 65 (2), 177–189.

79 Fulkerson, J.A., Story, M., Neumark-Sztainer, D., Rydell, S.: »Family meals: perceptions of benefits and challenges among parents of 8- to 10-year-old children«. In: *Journal of the American Dietetic Association,* 2008, 108 (4), 706–709.

80 Burrows, T., Goldman, S., Pursey, K., Lim, R.: »Is there an association between dietary intake and academic achievement: a systematic review. Journal of human nutrition and dietetics«. In: *The Official Journal of the British Dietetic Association,* 2017, 30 (2), 117–140.

81 Rampersaud, G.C., Pereira, M.A., Girard, B.L., Adams, J., Metzl, J.D.: »Breakfast habits, nutritional status, body weight, and academic performance in children and adolescents«. In: *Journal of the American Dietetic Association,* 2005, 105 (5), 743–762.

82 Fisher, J.O., Kral, T.V.: »Super-size me: Portion size effects on young children's eating«. In: *Physiology & Behavior,* 2008, 94 (1), 39–47.

83 Auerbach, B., et al.: »Fruit Juice and Change in BMI: A Meta-analysis«. In: *Pediatrics,* 2017, 139 (4), e20162454.

84 Mensink, G.B., Bauch, A., Vohmann, C., Stahl, A., Six, J., Kohler, S., Fischer, J., Heseker, H.: »EsKiMo – Das Ernährungsmodul im Kinder- und Jugendgesundheitssurvey (KiGGS) [EsKiMo – the nutrition module in the German Health Interview and Examination Survey for Children and Adolescents (KiGGS)]«. In: *Bundesgesundheitsblatt, Gesundheitsforschung, Gesundheitsschutz,* 2007, 50 (5–6), 902–908.

85 Bundesministerium für Ernährung und Landwirtschaft: Qualität in der Schulverpflegung – Bundesweite Erhebung, Abschlussbericht, 2015.

86 https://www.bmel.de/DE/themen/ernaehrung/gesunde-ernaehrung/kita-und-schule/qualitaetsstandards-schulverpflegung.html, abgerufen am 24.04.2023.

87 Mensink, G.B.M., Haftenberger, M., Brettschneider, A.K., et al.: »EsKiMo II – die Ernährungsstudie als Modul in KiGGS Welle 2«. In: *Journal of Health Monitoring,* 2017, 2 (S3): 38–46.

88 Vernarelli, J.A., O'Brien, B.A.: »Vote for School Lunches: School Lunches Provide Superior Nutrient Quality than Lunches Obtained from Other Sources in a Nationally Representative Sample of US Children«. In: *Nutrients,* 2017, 9 (9), 924.

89 Buijzen, M.: »The effectiveness of parental communication in modifying the relation between food advertising and children's consumption behaviour«. In: *The British Journal of Developmental Psychology,* 2009, 27 (Pt 1), 105–121.

90 Robinson, E., Sutin, A.R.: »Parental Perception of Weight Status and Weight Gain Across Childhood«. In: *Pediatrics,* 2016, 137 (5), e20153957.

# Register

## Impressum

1. Auflage 2024



**Hinweis**
Die Ratschläge/Informationen in diesem Buch sind von Autorin und Verlag sorgfältig erwogen und geprüft, dennoch kann eine Garantie nicht übernommen werden. Eine Haftung der Autorin bzw. des Verlags und seiner Beauftragten für Personen-, Sach- und Vermögensschäden ist ausgeschlossen.

**Bildnachweis**
Peoplefotografie: Susanne Krauss Photographie
Rezeptfotografie: Udo Einenkel
Bildredaktion: Sabine Kestler

Projektleitung: Sarah Gast
Lektorat: Dr. Ulrike Kretschmer, München
Korrektorat: Susanne Schneider, München
Umschlaggestaltung, Innenlayout, Grafiken: OH, JA! (www.oh-ja.com), München
Satz: Dr. Alex Klubertanz, Haßfurt
Herstellung: Timo Wenda
Druck und Bindung: Pixartprinting, Lavis

Printed in Italy

FSC® www.fsc.org MIX Papier | Fördert gute Waldnutzung FSC® C147178

Penguin Random House Verlagsgruppe FSC® N001967

ISBN 978-3-517-10265-8

www.suedwest-verlag.de